在版编目(CIP)数据

水安全保障技术典型案例：水专项饮用水安全
成果综合示范应用及成效 / 任海静等编著. —
国建筑工业出版社，2023.11
三五"水体污染控制与治理科技重大专项重点图

978-7-112-29153-3

①饮… Ⅱ. ①任… Ⅲ. ①饮用水—给水卫生—案
Ⅳ. ①R123.5

国家版本馆 CIP 数据核字(2023)第 174985 号

本书为"'十三五'水体污染控制与治理科技重大专项重点图书"之一，是"水体污染控制与治理"科技重大专项"饮用水安全保障"主题成果之一。

"水体污染控制与治理"科技重大专项组织 15 年来，在京津冀区域、黄河下游地区、长江下游地区、太湖流域、珠江下游地区、南水北调受水区等典型流域/区域的重点城市部署了一批饮用水安全保障引领科技研究项目，取得一批科技成果，开展了一批工程示范，支撑了当地城市饮用水安全保障规划设计、工程建设和运行管理。本书选择以上重点流域/区域的 10 个代表性城市，总结这些城市在饮用水安全保障领域的科技需求、水专项解决的关键核心技术、科技成果的示范应用，以及城市供水的综合成效。

本书可为城市供水行业管理人员和科研技术人员提供技术参考，也可为科技管理人员提供大型科研项目组织实施管理的经验借鉴。

责任编辑：于 莉 杜 洁
文字编辑：李鹏达
责任校对：芦欣甜
校对整理：孙 莹

"十三五"水体污染控制与治理科技重大专项重点图书

饮用水安全保障技术典型案例

——水专项饮用水安全保障科技成果综合示范应用及成效

任海静 等编著

*

中国建筑工业出版社出版、发行（北京海淀三里河路 9 号）

各地新华书店、建筑书店经销

北京红光制版公司制版

天津画中画印刷有限公司印刷

*

开本：787 毫米×1092 毫米 1/16 印张：19½ 字数：449 千字

2023 年 12 月第一版 2023 年 12 月第一次印刷

定价：**108. 00** 元

ISBN 978-7-112-29153-3

(41879)

"十三五"水体污染控制与治理科技专

饮用水安全保障技术典

——水专项饮用水安全保障科技成

应用及成效

任海静 等编著

中国建筑工业出版社

"十三五"水体污染控制与治理科技重大专项重点图书
（饮用水安全保障主题成果）

编 委 会

主　　　任：邵益生　杨　敏
副　主　任：尹大强　张土乔　张金松　贾瑞宝　崔福义
　　　　　　郄燕秋　刘书明
编　　　委：刘锁祥　樊仁毅　胡嘉东　贾瑞宝　杨书平
　　　　　　肖　磊　安　伟　张　燕　陶　涛　张仪萍
　　　　　　楚文海　张志果　林明利　孔祥娟　田永英
　　　　　　任海静　石春力　薛重华　焦贝贝　王双玲
　　　　　　倪晓棠　马一祎
本书主编人员：任海静
本书编写人员：石春力　焦贝贝　颜合想　杨晓亮　申书媛
　　　　　　　方　磊　李　甜　黄　鑫　马一祎　孟祥焘
　　　　　　　黄海伟　倪晓棠　于　栋　蒋梦然　顾军农
　　　　　　　尚宇鸣　李玉仙　梁建奎　王　敏　张晓岚
　　　　　　　韩　梅　赵　蓓　李　礼　潘俊杰　翟元鑫
　　　　　　　王　彬　姜　蕾　张　东　樊仁毅　王　铮
　　　　　　　杨　坤　刘　爽　刘辛悦　严　棋　姜巍巍
　　　　　　　朱宜平　沈玉琼　张立尖　钱　勇　蒋福春
　　　　　　　纪永超　华建良　谢喜平　徐兴中　张　雪
　　　　　　　杨　运　姜　君　夏星宇　张佳晨　王子祎
　　　　　　　胡　侃　笪跃武　胡淑圆　袁　君　陈　燚
　　　　　　　肖　磊　刘书明　王兴双　张　燕　柳景青
　　　　　　　郑飞飞　刘宏远　王为东　查人光　朱海涛
　　　　　　　叶　萍　张金松　安　娜　邹苏红　卢小艳
　　　　　　　韩小波　徐廷国　黄明珠　刘　水　邹振裕

3

林显增　　岑启航　　邓俊杰　　植淑华　　王　茜
罗晓敏　　谭丽红　　罗贤达　　贾瑞宝　　孙韶华
王明泉　　宋武昌　　马中雨　　潘章斌　　李桂芳
陈发明　　冯桂学　　宋　艳　　辛晓东　　陈兴厅
王瑞彬　　陈　峰　　徐　慧　　纪洪杰　　于海宽
张　萍　　于　洁（排名不分先后）

序　言（一）

"水体污染控制与治理"科技重大专项（简称水专项）作为一项民生科技重大专项，是国家科研项目中探索新型举国体制开展关键核心技术攻关的重要实践。重大专项的组织实施管理，充分体现了举国体制办大事的科技管理机制体制创新。水专项组织实施历经"十一五""十二五""十三五"三个五年规划，各级管理部门不断探索工作机制、完善管理方法，创新了一套符合我国国情、中央地方协同、政产学研用"大兵团"联合攻关的重大项目组织实施机制，形成了一套较为完整的大型科研项目的管理体系。

水专项组织实施 15 年，具有以下几个特点：项目课题多、研究人员多、涉及范围广、产生影响大。15 年来，水专项共立项 510 个项目（课题），全国参与水专项科研人员 4 万余名，高水平科研团队逾百个，研究单位涉及高等院校、科研院所、供排水企业以及水务设备产品生产企业等不同领域、不同属性的多个单位。水专项的综合示范应用，从"十一五"期间的"三河三湖一江一库"，到"十二五"期间的太湖、巢湖、滇池、辽河 4 大重点流域，再到"十三五"期间的太湖流域、京津冀区域，基本覆盖全国主要水系流域及周边重点城市。水专项组织实施的 15 年，也是各地，尤其是京津冀、太湖流域、长江下游、珠江流域等地饮用水水质大幅度提升、城市人居环境得到极大改善的 15 年，切实解决了当地民生问题。

水专项科技研发项目的顶层设计，坚持需求牵引、问题导向和目标导向。需求牵引，即以满足老百姓对更好人居环境和更高品质饮用水的需求为工作方向；问题导向，即以解决水环境污染问题和城乡供水安全问题为出发点；目标导向，即支撑全国范围，特别是重点流域，实现水环境改善和饮用水安全为总体目标。住房和城乡建设部作为水专项的牵头组织单位之一，主要负责"城市水污染控制与水环境综合整治技术研究与示范"和"饮用水安全保障技术研究与综合示范"两个主题的组织实施，立足研究构建城市水污染控制技术体系和饮用水安全保障技术体系，在重点流域重点地区开展综合示范，通过科技水平和管理能力的进步，带动城市水体污染控制、城市水环境改善和城市供水安全保障，从而整体提升群众人居环境质量、提高供水水质，满足城市高质量发展要求和百姓生活品质需求。

自 2007 年正式组织实施以来，水专项采取科技研发和治水工程紧密结合的模式，集合全国优势科研力量，调动地方各级行政管理部门积极性，通过科技支撑和示范引领，带动全国城市供水能力整体提升、污水处理厂整体升级改造、黑臭水体有效治理，有效支撑了《水污染防治行动计划》实施，推动了行业技术水平整体进步。水专项的实施，为我国水环境治理领域培养储备了大量科技人才、管理人才和工程人才。水专项培养的优秀人才中获得国家杰出青年、优秀青年科学基金的、入选百千万人才工程的以及获得长江学者等称号的人才近100人，博士硕士近万人，全国供水企业、污水处理厂、水质监测部门、地方管理部门等机构接受培训的人员近万人。通过示范工程和依托工程的建设运营，大幅度提高了地方技术人员的实践能力。

在"饮用水安全保障"领域，水专项构建了"从源头到龙头"全流程饮用水安全保障技术体系，在太湖流域、长三角地区、南水北调受水区、珠江下游等重点区域/流域进行技术示范和规模化应用，支撑当地饮用水水质提升与安全达标，直接受益人口超过1亿人。水专项有效化解了南水北调水进京后可能导致的供水管网"黄水"风险，保障了首都供水安全；提升了上海市供水应急保障能力，有效保障近3000万人口超大城市的供水安全；为深圳市饮用水水质提升提供技术支持，实现盐田区23万人自来水直饮。在水专项的技术支持下，全国城市饮用水水质达标率由2009年的58.2%提高到目前的96%以上，为"让群众喝上放心水"作出了重要贡献。本书选择了具有代表性的10个城市，系统梳理总结了水专项在这些城市开展的科技研究和工程示范，以及取得的成效。该书可为地方城市供水行业管理人员和科研技术人员提供技术参考，也可为国家大型科技项目的管理人员提供组织实施管理的经验借鉴。

回顾过去，从2012年开始，本人参与到水专项这一具有历史意义的国家科技重大专项的组织实施管理工作中，感受水专项的管理工作者们、科研工作者们，以及地方工程规划建设者们，发挥求真务实的精神，迎难而上，不断攻关；也目睹在水专项的科技支撑下，城镇水务行业科技水平不断进步，各地水环境质量逐步改善，城市供水水质大幅度提升。水专项的全体工作者，向党和国家交出了高水平的答卷。

展望未来，无论是错综复杂的国际形势，还是人民群众对美好人居环境的需求，水处理领域的广大科技工作者们都要继续牢记"以人民为中心"的思想，不断探索，加强实践，用科技力量释放城市发展新动能，用科技力量为城市提供可持续发展驱动力，用科技力量为人民群众谋幸福。

郭理橘

住房和城乡建设部标准定额司原副司长
住房和城乡建设部水专项实施管理办公室原副主任
2023年3月2日

序　言（二）

　　饮用水是人类生存最基本的需求，城乡供水是最重要的基础设施和公共事业。党中央、国务院历来高度重视饮用水安全问题，要求"让人民群众喝上放心水"。但在饮用水源普遍污染和突发事故频发背景下，保障饮用水安全面临着系统性的问题和挑战，亟需整体性的解决方案和体系化的科技支撑。

　　2006 年，国家启动了"水体污染控制与治理"科技重大专项（简称水专项）的顶层设计和实施方案的编制工作。2007 年 12 月 26 日，国务院常务会议审议通过了《水体污染控制与治理科技重大专项实施方案》。随后，水专项正式进入实施阶段，直至 2022 年水专项成果评估验收结束，历时 3 个五年规划共 15 年的时间。水专项是新中国成立以来，我国首次推出的以科技创新为先导的，为水污染治理、水环境管理和饮用水安全保障提供全面科技支撑的科技重大专项，是《国家中长期科学和技术发展规划纲要（2006—2020年)》确定的 16 个国家科技重大专项之一。

　　水专项是重大的科技工程和民生工程，探索"新型举国体制"的组织实施模式，发挥我国制度优势，行政与技术协同推进，集中力量办大事。在行政管理层面，2007 年成立了由科学技术部、国家发展和改革委员会、财政部等 10 个部委机构组成的领导小组，明确由环境保护部和住房和城乡建设部牵头组织实施，各相关省市政府也成立了相应的管理机构。在技术管理层面，水专项成立咨询专家组、总体专家组、主题专家组、流域专家组，按相关要求负责对专项、主题、项目、课题等不同层面的技术指导或咨询。

　　水专项设立的"饮用水安全保障技术研究与综合示范"主题，针对我国饮用水水源普遍污染、突发事故频繁发生、供水安全隐患多、监管体系不健全等突出问题，在 15 年的时间里，组织全国近百家单位、近万名科研人员参加技术攻关和应用示范，系统构建了"全流程饮用水安全保障技术体系"，形成了一批关键技术、成套技术、重大装备、标准规范等成果，并在典型示范和推广应用中取得显著成效。

　　"全流程饮用水安全保障技术体系"由三个序列组成：一是"从源头到龙头"多级屏障工程技术，涵盖水源保护、水厂净化、管网输配、二次供水等关键环节，主要服务于供水规划、设计与建设；二是"从中央到地方"多级协同管理技术，涉及水质监测、风险评估、预警应急、安全管理等诸多方面，主要服务于企业运维管理、政府监督管理和社会应急管理；三是"从书架到货架"材料设备制造技术，包括净水材料、监测设备及其集成化装备的制造技术，主要服务于相关行业的制造类企业。

水专项在实施过程中，坚持目标导向和问题导向，坚持服务于国家重大战略，关注并回应民众诉求。"全流程饮用水安全保障技术体系"在太湖流域、长三角地区、京津冀区域等国家重大战略地区进行示范应用，明显提升了北京、上海、深圳等超大城市的饮用水安全保障能力，直接受益人口超过1亿人，惠及人口5亿多人，增强了人民群众的获得感和幸福感。

在太湖流域和长三角地区，水专项形成了针对太湖水、江河水、河网水等三类水源特征的整体解决方案，通过净水工艺技术创新、验证和工程示范，显著提升了环太湖地区的饮用水质量，彻底解决了长期困扰上海市的饮用水嗅味问题，有效避免了无锡市及太湖周边城市因蓝藻暴发可能造成的大面积停水危机，攻克了嘉兴市因取用高氨氮高有机物污染河网原水在低温期的水质稳定达标难题。

在京津冀示范区和黄河下游地区，水专项系统优化了南水北调受水区的多水源配置、供水设施布局和净水技术工艺，有效化解了水源切换后供水管网大面积出现"黄水"的风险，保障了首都的供水安全；为济南、东营等城市合理配置黄河水、长江水和当地水资源，优选净水工艺提供了重要支撑；并在雄安新区积极探索未来城市水系统的构建模式和现代化标准。

在粤港澳大湾区，水专项针对珠江下游地区水源污染、咸潮上溯以及湿热气候条件下深度处理工艺生物安全性等问题，开展了适应性技术研究和工程示范，为广州、深圳、珠海、东莞等城市供水安全保障提供了技术支撑，深圳市盐田区实现23万人自来水直饮。粤港澳大湾区"共饮一江水"，澳门、香港地区也间接受益。

在应急救援方面，水专项针对突发污染事故和其他灾害风险，制定了应急预案编制指南，建立了突发事故应急监测方法库（490种）、应急处理技术库（172种污染物），并为40多起突发水源污染事故的成功应对，提供了强有力的技术支撑；支撑建成国家供水应急救援中心及八大基地，在芦山地震、恩施洪水等灾区的应急供水中起到"安定民心"的特殊作用。

在国际合作方面，水专项自主研发的部分技术和设备产品已经在"一带一路"沿线的斯里兰卡、柬埔寨、缅甸、孟加拉国、尼泊尔等国家推广应用，取得较好国际影响。中德政府间科技合作项目在提升水厂及管网运行效能方面取得重要进展。

为了加强水专项成果的宣传、扩散和推广，住房和城乡建设部水专项实施管理办公室组织编制了《"十三五"水体污染控制与治理科技重大专项重点图书》。其中，本书系统梳理了水专项"饮用水安全保障技术研究与综合示范"主题在全国重点流域/区域的重点城市开展的技术研发内容和综合示范成效。本书定位准确，内容丰富，逻辑清晰，重点突出，可读性好。书中收集的工程案例，是地方城市开展饮用水安全保障工程建设的一手资料，展示了水专项代表性的研发成果、生产一线的实践经验以及地方城市的应用成效，具有很好的示范性。他山之石可以攻玉。希望通过本书的出版发行，能给各地城市和自来水公司开展城乡供水工程规划设计和建设管理提供经验借鉴。也希望广大科技人员、工程规划设计人员、工程建设管理人员能把水专项形成的优秀成果推广出去，并在此基础上，不断创新完善，继续发扬光大，推动我国饮用水安全保障技术不断提升。

国际欧亚科学院院士
水专项技术副总工程师
水专项饮用水安全保障主题专家组组长
2023 年 3 月 2 日

前　　言

　　"水体污染控制与治理"科技重大专项（简称水专项）是根据《国家中长期科学和技术发展规划纲要（2006—2020 年）》设立的 16 个科技重大专项之一，于 2007 年由国务院正式批复组织实施。水专项围绕"三河（辽河、海河、淮河）、三湖（太湖、滇池、巢湖）、一江（松花江）、一库（三峡库区）"等重点流域开展研究与应用示范，旨在解决制约我国社会经济发展的水污染重大瓶颈问题，通过集中攻克一批节能减排迫切需要的水污染防治关键技术，构建我国流域水污染治理技术体系、水环境管理技术体系和饮用水安全保障技术体系，为重点流域污染物减排、水质改善和饮用水安全保障提供强有力科技支撑。

　　水专项共设 6 个主题，研究方向分别为：湖泊富营养化控制与治理技术及综合示范、河流水环境综合整治技术研究与综合示范、城市水污染控制与水环境综合整治技术研究与示范、饮用水安全保障技术研究与综合示范、流域水污染防治监控预警技术与综合示范、水体污染控制与治理战略与政策研究。水专项的实施分为三个阶段：第一阶段为 2007—2010 年，主要任务为控源减排；第二阶段 2011—2015 年，主要任务为减负修复；第三阶段 2016—2020 年，主要任务为综合调控。

　　水专项实施 15 年，形成了中央地方协同、政产学研用的科研项目联合攻关模式，构建了水污染治理、水环境管理、饮用水安全保障技术体系，在太湖、京津冀等流域/区域开展综合示范，全面带动了我国治污工作的理念创新、科技创新和制度创新，为我国重点流域水环境改善、城市供水安全提供了强有力的技术支撑，为打赢污染防治攻坚战、建设美丽中国做出重要贡献。

　　在饮用水安全保障领域，水专项主要针对我国饮用水水源普遍污染、水污染事件频繁发生、饮用水监管体系不健全、饮用水安全保障存在严重缺陷等突出问题，结合典型流域/区域的水源污染和供水系统的特征，通过关键技术研发、技术集成和应用示范，研发水源保护、净化处理、安全输配的饮用水安全保障技术，以及水质监控、风险评估、运行管理、应急处置的监督管理技术，全面提升我国饮用水安全保障技术水平，强化管理部门监管能力，为保障人民群众的饮用水安全和身体健康提供科技支撑。

　　经过 15 年的努力，水专项在饮用水安全保障领域突破 60 项关键/核心技术，集成 19 项成套技术，建成 164 项示范工程、19 个产业化基地，形成政策建议 24 份，获得授权专利 399 项，发布标准 60 项。水专项构建了"从源头到龙头"全流程饮用水安全保障技术体系。在京津冀区域、黄河下游地区、长江下游地区、太湖流域、珠江下游地区、南水北调受水区等典型流域/区域的重点城市开展技术示范和规模化应用，支持当地饮用水水质提升与安全达标，直接受益人口超过 1 亿人。在监督管理方面，水专项系统支撑了城市供水水质督察和规范化考核，实现全国 667 个城市和 1472 个县城全覆盖，促进饮用水安全保障能力整体提升。

根据住房和城乡建设部水专项实施管理办公室的部署，水专项"十三五"期间组织编写《"十三五"水体污染控制与治理科技重大专项重点图书》。本书是其中之一，重点梳理水专项饮用水安全保障领域的科技成果在全国重点流域和区域的相关城市开展技术研究和综合示范的典型应用案例，系统总结凝练水专项饮用水安全保障综合实施成效，以及水专项对这些城市饮用水安全保障工作发挥的科技支撑作用。

任海静负责本书的组织编写、修改完善和审阅定稿；水专项办相关工作人员负责基础资料的整理；各城市供水公司技术专家负责当地科技成果的梳理和总结凝练。各章节编写人员主要来自以下单位：第 1 章，住房和城乡建设部科技与产业化发展中心（包括水专项办借调工作人员）；第 2 章，北京市自来水集团有限责任公司；第 3 章，上海城市水资源开发利用国家工程中心有限公司；第 4 章，苏州市自来水有限公司；第 5 章，无锡市水务集团有限公司；第 6 章，常州通用自来水有限公司、清华大学；第 7 章，浙江大学、浙江嘉源环境集团股份有限公司；第 8 章，深圳市水务（集团）有限公司；第 9 章，佛山市水业集团有限公司；第 10 章，山东省城市供排水水质监测中心、济南水务集团有限公司；第 11 章，东营市自来水公司。

本书收集整理的水专项成果，是水专项饮用水安全保障的科技工作者和工程实践人员15 年辛勤工作的结晶。编著此书，是希望尽可能地系统梳理水专项这一具有历史性意义的国家级重大科研项目在饮用水安全保障领域取得的成绩，记录水专项多年的组织实施管理的实践经验，为今后的科学技术人员和科技管理工作者提供借鉴，为我国水污染治理和科技创新发展略尽绵薄之力。在此，向长期以来奋斗在水专项科研一线的科研工作者们和工程实践者们，致以崇高的敬意。

本书的编写工作得到住房和城乡建设部水专项实施管理办公室各位领导、同事，以及水专项饮用水安全保障主题专家组各位专家的大力支持，并得到水专项饮用水安全保障主题相关项目（课题）研究单位、工程示范应用单位的密切配合，在此表示衷心的感谢。特别向水专项饮用水安全保障主题专家组的邵益生研究员（组长）、杨敏研究员（副组长）、尹大强教授（专家成员）表示感谢，感谢三位专家提供的诸多指导和帮助。

向水专项组织实施管理十五年来所有指导和帮助过我的前辈和朋友，表示感谢！

因编者水平有限，书中难免有错误或遗漏，敬请广大读者不吝指正。

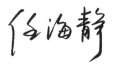

住房和城乡建设部科技与产业化发展中心
住房和城乡建设部水专项实施管理办公室
2023 年 2 月 20 日

目　　录

第1章 概　述

1.1　水专项科技攻关与综合示范的组织实施模式

1.1.1　探索新型举国体制下重大科研项目的组织实施模式

我国水体环境污染涉及面广，历史遗留问题多，污染成因复杂，治理周期长，解决难度大，群众关注度高。水污染的治理工作涉及工业污染、农业污染、人类生活污染，并受水资源、水环境、水生态、水安全等多重因素的影响。为了有效提升我国水污染治理的技术水平，按照《国家中长期科学和技术发展规划纲要（2006—2020 年）》的部署，2007年，国家正式启动了"水体污染控制与治理"科技重大专项（简称水专项），通过科技攻关，为国家水污染治理工作提供技术支撑。水专项的实施，紧密结合国家经济社会发展战略、环境污染控制目标和地方城市重大治污工程的科技需求，以改善重点流域/区域的水环境质量、保障饮用水安全为核心目标，进行水处理技术的自主创新与集成创新，解决关键共性技术问题，并在重点流域进行推广应用，减少重点流域的水污染问题。

水环境污染的复杂成因和多种制约因素，以及重大专项的实施目标，决定了水专项不能靠传统的科研管理方式，也不能靠单一部门或科学家们单打独斗。水专项需要建立一种新的科技攻关模式，由中央管理部门、地方政府、科研机构、各地水处理企业、设备产品生产企业等多个主体通过协同创新，开展关键技术攻关、综合示范验证和成果推广应用。

为了实现这一目标，水专项的行政管理人员和科技管理人员，经过15年的实践，不断探索新型举国体制下重大科研项目的组织实施模式，统筹协调和优化整合科技资源和行政资源，不断优化完善多方协同工作机制，形成了一套较为完整的大型科研项目组织实施体系。水专项充分调动政、产、学、研、用各方主体积极性，先后有 20 多个省级管理部门、200 余家科研院所、100 余所高等院校、100 余家企业、近 5 万名科研人员，投入水专项的实施管理、科技创新和综合示范工作中。这支强有力的科研队伍，充分发挥科技创新的示范引领作用，带动各地水污染治理水平提升。15 年的实践证明，协同创新是新时期组织实施大型科技攻关项目的有效方式。总体而言，水专项的组织实施，具有以下几个方面的特点：

1）参与主体多。从纵向角度，国家多个行政管理部门参与到水专项的决策和组织实施过程中，地方政府提出科技攻关需求并参与科研项目的立项和全过程管理，城市供水排水管理单位（公司）则是技术示范验证和应用落地的实施主体。从横向角度，三个五年规划，每个阶段同时组织近百个科研项目和课题，研究单位涉及高等院校、科研院所、地方供排水公司和水务设备产品生产企业等不同领域、不同属性的多个单位，研究人员包含科技研究人员、技术人员和工程人员等近万人。

2）涉及范围广。水专项在每个阶段都有明确的综合示范应用流域/区域。"十一五"期间重点关注"三河三湖一江一库"（辽河、海河、淮河、太湖、滇池、巢湖、松花江、三峡库区）八大重点流域；"十二五"期间聚焦太湖、巢湖、滇池、辽河四大重点流域；"十三五"期间进一步聚焦到太湖流域和京津冀区域。经过三个五年，基本覆盖了全国主要水系流域及周边重点城市。

3）产生影响大。水专项是具有代表性的民生科技重大专项，其科研任务的部署直接面向民生需求。科技需求源于地方城市，科技成果惠及地方城市。水专项组织实施的十五年，也是全国各地，尤其是京津冀、太湖流域、长三角地区、珠江流域等这些综合示范流域/区域饮用水水质大幅度提升、城市人居环境得到极大改善的十五年。水专项的实施，为国家发展战略的顺利实施发挥了很好的科技支撑作用，带动行业技术水平整体提升，同时也切实解决了当地民生问题。

1.1.2 建立流域统筹、中央地方协同推进的工作机制

为了解决流域层面的水污染控制问题，水专项在技术层面，建立了流域统筹、中央地方协同推进的工作机制，为国家流域污染治理提供技术解决方案。

1）流域统筹、系统治理。水专项探索实践了跨省协同流域治理工作机制，由行业管理部门协调流域综合示范工程的相关省（市），就跨行政区域的水污染、水治理、水管理等问题进行协商，提出技术需求，组织开展科技研究，共同推进流域水质目标管理和监控预警一体化，实现流域内的协同管理。水专项注重加强流域治理技术研发工作的顶层设计，在任务部署上打破了水管理条块分割的限制，秉承"一湖一策""一河一策"的流域综合治理理念，从流域整体性、系统性出发，按照治湖先治河、治河先控污，陆水统筹、"三水"协同治理的技术思路，通过上游水源涵养、中游点面污染源控制、下游河湖治理和生态修复，形成综合解决方案，推动流域水质改善。

2）需求牵引，问题导向。水专项在阶段性的科研任务顶层设计环节，充分考虑水污染防治行动计划、京津冀协同发展、长江经济带发展、海绵城市建设和黑臭水体治理等国家重大发展要求，注重与国家重大战略规划实施的紧密衔接，发挥技术支撑作用。在阶段实施计划编制和立项环节，水专项牵头组织部门会同相关行业管理部门、重点流域/区域内相关省（市）人民政府，召开多轮科技需求座谈会，广泛征集科技需求。同时，组织专家深入重点流域/区域进行实地调研，开展专题讨论，了解地方重点治污工程规划、重大水污染问题和迫切需要解决的科技问题，听取地方城市对科研任务部署的意见建议。

3）上下联动，协同推进。水专项的牵头组织部门会同地方人民政府共同推进科研创新和综合示范工作，建立部省合作备忘录，设立省（市）水专项协调领导小组，实施"地方首长＋首席科学家"分工协作机制，将科学创新与地方治污工程建设、运行、管理紧密

结合，推动科技成果在工程上的落地应用和示范验证，并发挥科技对地方建设的支撑作用。地方城市政府积极推动科技与工程项目的对接，协调科学家们参与工程建设和运行管理；而科学家团队则发挥科技支撑和技术保障作用，针对当地水污染控制的科学问题，开展关键技术研发，指导技术示范应用。

以上海市饮用水安全保障为例，"十三五"期间，上海市进一步加强饮用水水源地管理，在原来长江水源的青草沙水库和陈行水库基础上，增加了金泽水库水源地。金泽水库位于上海市青浦区金泽镇太浦河北岸，水源来水从东太湖和太浦河经 40 余公里干流汇入。金泽水库的投入使用，实现了黄浦江上游水源地的集中归并，是上海市落实"两江并举、多源互补"水资源规划格局、实现上海市西南五区集约化供水的重要举措。为了支撑上海市金泽水库水源地的管理，水专项专门设立科研项目开展技术攻关，探索建立了跨区域、跨部门的流域协同饮用水安全保障业务管理模式：研究应用了多水源信息整合与交换技术、多水源智能调配技术、原水智能调度技术和系统安全技术等，建成跨区域、跨部门金泽水源水质水量监测预警多级网络与业务化平台，并整合了水利部太湖流域管理局、上海市水务局、上海市生态环境局、上海城投原水有限公司、苏州市吴江生态环境局等相关水质监测数据资源，形成了太浦河闸—金泽水库—松浦大桥上下游联动调度方案，实现了跨流域（长江、太湖）、跨省市（上海、江苏）、跨部门（水务、城建、水利）的业务数据互联互通，实现流域层面的水源监测预警与联动调度。

1.1.3　建立政产学研用多方融合、大兵团作战的联合攻关模式

水体污染治理是一项复杂的系统工程，为了调动全国各地涉水管理机构和科研机构的积极性，有效推动水处理技术的科技创新和工程应用，水专项建立了政产学研用多方融合、大兵团作战的联合攻关模式。

1）政产学研用联合的科技攻关模式。水专项的牵头组织部门在专项组织实施过程中，充分发挥部门的行政力量与资源优势，结合行业管理需求和发展方向，统筹行政管理部门、科研机构、水治理工程项目的规划、设计、建设、运行、管理单位，共同开展科技研究和成果应用。水专项综合示范类项目和课题，一般由高等院校、科研院所、环保企业、供排水企业、水务设备产品生产企业等产学研用不同领域单位组建联合体共同申报，科研任务由上述单位共同组织实施、协同攻关，并通过示范工程的实施，确保科技成果在具体工程中落地应用。为了加快水处理设备的国产化和产业化发展，水专项专题设置城市水污染控制关键设备与重大装备、饮用水安全保障关键材料设备产业化项目，优先支持企业为主导的科研团队开展核心技术攻关，形成了一系列具有自主知识产权的设备和产品，部分产品填补了国内空白，打破了长期依赖进口的被动局面。

2）协同创新的技术研发应用队伍。水专项的课题牵头单位中，科研院所占比 40.5%、高等院校占比 26.9%，企业占比 21.8%，其他事业单位占比 10.8%。水专项累计投入各类科研人员近 5 万名，组织全国近千家单位、数万名专业技术人员奋战在科研一线，汇聚了两院院士、杰出青年、长江学者等一批高端领军人才，培养了近百个高水平科

研团队，建成 300 余个科技创新平台基地，形成了一支协同创新的科研技术队伍。通过多年的梯队建设，水专项培养出一支在水污染治理领域具备很好攻关能力的科研队伍，为行业输送了一批优秀人才。通过实地参与示范工程、相关的依托工程及配套工程的建设和运营，为地方培养一批高水平的工程技术人才。

3）多方位多层次的科技成果宣传推广。水专项定期向行业管理部门报送优秀科技成果专报和简报，使行业管理部门了解科技前沿，辅助管理部门开展相关领域的政策制定和管理决策。定期组织召开技术成果交流会、成果宣介会、技术培训会等，面向全国水务主管部门相关负责人，水务集团、供水公司及水质监测单位管理人员和技术人员，高等院校和科研院所研究人员，水务设备产品生产企业管理和技术人员等，开展专项成果的宣传推广和转化应用。行业管理部门定期组织专家总结凝练行业发展共性技术，开通标准绿色通道，推动科技成果上升为行业技术标准和规范，实现科技成果的标准化、规范化、业务化，通过标准引领带动行业技术水平提高。同时，水专项还进一步拓展了国际合作交流渠道，与德国开展了水处理技术和清洁水领域的科技合作，引进吸收德国水处理先进技术；同时，加强对"一带一路"国际水处理技术的输出，国产水处理设备产品在斯里兰卡、柬埔寨、缅甸、孟加拉国和尼泊尔等国家推广应用；除氟除硬技术为斯里兰卡 2000 名村民提供了优质饮用水，为缅甸 3000 名村民构建了生态水源地，为解决孟加拉国高砷地下水问题提供有力支撑，取得了良好的国际影响。

以苏州市饮用水安全保障为例，经过水专项三个五年的实施，苏州市建立了一支强有力的科研攻关团队。"十二五"期间，为支撑苏州市做好全市清水"互联互通"一盘棋工作，实现"多源并重、区域互补"城市供水目标，水专项在苏州市探索建立了"政产学研用"联合攻关模式。苏州市水务局和苏州市供排水管理处等行政管理机构负责整体统筹，同济大学和上海市政设计研究总院（集团）有限公司分别从水净化技术和规划设计技术等方向开展科研攻关，苏州市自来水有限公司等地方供水企业负责技术应用落地。联合攻关小组共包括管理技术人才 100 余名，共同开展科学研究、技术攻关、技术成果转化和示范工程建设。在多方的共同努力下，先后攻克了互联点位优选、管道口径优选、调度方案制定等诸多技术难题，同时也建立了基于水力模型的联合调度平台。目前，苏州市"互联互通"管道已经连接了苏州市区 10 个供水片区的清水管网，调度平台整合了 6 家供水企业的调度部门，实现了应急突发情况下不同供水片区间的清水调配，有效促进苏州市"原水互备、清水互通"供水格局的形成。

1.2 水专项饮用水安全保障科技攻关和综合示范

1.2.1 水专项实施前城市供水发展背景情况

"十五"末期和"十一五"初期，我国水体环境污染严重，城乡供水安全面临严峻挑战。当时，受我国工业化高速发展和城镇化进程快速推进的影响，水资源开发利用强度不断加大，部分地区存在供水水源不足的问题。江、河、湖、库以及地下水等各类淡水资源污染日趋严重，特别是在黄河、长江、珠江等各大流域下游地区，城市化发展进程相对比较快，土地开发强度相对比较高，水体环境污染问题尤为严重。城市供水的地表水源中，氮、磷、有机物、重金属等污染问题普遍存在，藻类暴发和嗅味（即《生活饮用水卫生标准》GB 5749—2006 中的"嗅和味"）突发事件时常发生，个别地区还有病原微生物污染的问题；地下水水源中，局部地区长期受到砷、氟、铁、锰等化学元素超标的影响，硝酸盐和有机物的水体浓度也呈逐步上升的态势。由于水源水质污染问题，导致全国各地城市供水安全存在隐患。

与此同时，全国各地水源污染事件频发。2005 年 11 月，吉林石化分公司双苯厂爆炸造成松花江水污染事件，为防止硝基苯进入供水管网，哈尔滨市被迫停水 4 天，沿岸数百万居民生产和生活受到影响。2006 年，湘江发生镉污染事件，导致湘潭和长沙两市水源受到不同程度的污染。2007 年 5 月，太湖蓝藻事件爆发，导致无锡市大范围停水，造成严重社会影响。各种水源污染事件的发生，给当地居民的供水造成了严重的威胁，影响社会的稳定。

为了保障百姓的饮用水安全，国家于 2007 年 7 月 1 日开始实施《生活饮用水卫生标准》GB 5749—2006。标准中，饮用水水质指标由原来的 35 项增至 106 项，增加了多项微量有机物、消毒副产物等毒理性指标，多项标准限值高于或相当于欧美等发达国家饮用水水质要求。与此同时，国家还配套制定了《全国城市饮用水安全保障规划（2006—2020）》以及饮用水源保护、城市供水设施、农村饮水工程等多个专项规划，对水源保护、净水技术、管网输配、水质监测、预警应急和安全管理等提出了更高的要求。

但是，在上述标准和规划的实施初期，我国绝大多数城市自来水厂的水处理设施相对落后，水厂工艺应对措施和净水技术储备不足，一些重要水处理环节存在技术短板，难以满足高标准水质的发展要求和技术需求。2009 年，按照《生活饮用水卫生标准》GB 5749—2006[①]的水质要求，对全国市、县饮用水水质进行督察（抽检），结果显示我国城市供水水质抽检合格率仅为 58.2%。在当时整体发展背景下，我国的供水行业亟需补齐科技短板，创新净水技术和工艺，并针对不同地区水源特点、不同水质污染问题、不同供水模式、不同发展阶段需求，研究形成针对性强、技术可靠、经济适用的饮用水安全保障关键技术和解决方案，为新国标及其相关规划的实施、为各地水厂工艺技术的升级改造、为百姓饮用水安全，提供更加精准的科技支撑。

1.2.2　水专项饮用水安全保障的科技目标

2007 年启动实施的水专项，恰逢其时，针对我国迫切需要解决的饮用水水源普遍污染、水污染事件频繁发生、饮用水监管体系不健全、饮用水安全保障存在严重缺陷等突出问题，设置了"饮用水安全保障关键技术综合集成与示范"主题（简称饮用水安全保障主题）。饮用水安全保障主题以《生活饮用水卫生标准》GB 5749—2006 为依据，配合《全

---

① 本标准目前已废止，由《生活饮用水卫生标准》GB 5749—2022 替换。

国城市饮用水安全保障规划（2006—2020）》以及其他相关规划的实施，结合典型区域的水源污染和供水系统的特征，通过关键技术研发、技术集成和应用示范，构建水源保护、水厂净化、管网输配、二次供水"从源头到龙头"全流程的饮用水安全保障技术体系和集水质监控、风险评估、运行管理、应急处置于一体的城市供水监管体系，为全面提升我国饮用水安全保障技术水平、促进相关产业发展、强化政府监管能力，提供科技支撑。

饮用水安全保障主题按照水专项"控源减排""减负修复""综合调控"三个实施阶段的总体部署，坚持问题导向和目标导向，面向国家战略和行业需求，分三个阶段设计科研任务，开展科技创新和能力建设。

"十一五"期间，以构建具有区域特色的饮用水安全保障技术体系和基于风险评估监管技术体系为目标，全面开展饮用水安全保障工程技术、监管技术研究和应用示范，在黄河下游、长江下游、珠江下游等重点流域选择代表性城市开展工程示范，又兼顾了典型城市的应用示范，为解决我国其他地区的类似问题提供借鉴。

"十二五"期间，重点开展工程建设、监督管理和产业化三大领域的关键技术研究，进一步推动饮用水安全保障关键材料设备的研发和产业化，在加强太湖流域城市群、南水北调受水区等重点示范区研究的同时，更加注重研发平台、业务化平台、产业化基地以及标准规范等能力建设。

"十三五"期间，水专项以深化完善饮用水安全保障技术体系为目标，紧紧围绕补齐技术短板和全面推广应用两个突破方向，开展研究成果的技术评估、技术验证及标准化、业务化实践，并在太湖流域和京津冀区域开展技术体系的综合示范应用。

1.3 水专项饮用水安全保障科技成果综合示范成效概述

水专项的定位是解决民生问题，其立项初心是服务于国家重大战略，关注并回应民众诉求。水专项的科技管理人员和科技工作者们始终把科技创新的主战场放在国家重大战略发展地区，把科技研发工作放在地方城市的治污第一线。水专项饮用水安全保障主题，经过十五年的努力，针对我国重点流域/区域的水源水质特点，开展系统性研究，形成针对性的解决方案，构建了"从源头到龙头"饮用水安全保障技术体系。水专项组织实施的十五年，为提升我国饮用水安全保障技术水平、提高城乡供水保障能力，提供了有力的支撑。通过技术创新和综合示范应用，京津冀南水北调受水区、黄河下游、太湖流域、长江下游、珠江下游及粤港澳大湾区等重点流域/区域内重点城市的饮用水水质明显改善，直接受益人口超过 1 亿人，间接惠及人口 5 亿多人。

1.3.1 助力京津冀受水区南水北调水源平稳切换，保障首都供水安全

2014 年年底，南水北调中线工程全线贯通，丹江口水库水途经 1276km 渠道输送进京。当城市供水水源切换时，由于水源水质特征的差异，管网内部管壁腐蚀产物层与所输送的水之间的平衡易遭到破坏，从而导致管网内壁的腐蚀产物大量释放，引发管网水质

下降，严重时会导致大面积"黄水"的发生，造成较大的社会影响。科研人员从技术层面预判到这种问题可能带来城市供水危机，行业管理部门在水专项中提前进行相关科研任务的部署。水专项科研团队针对北京市南水北调来水后可能导致的城市供水"黄水"问题开展了专题研究，揭示了"黄水"发生机理，创新性地提出了管网"黄水"预测指数，并据此绘制出水源切换后城市供水管网"黄水"风险分布图，形成"黄水"控制综合技术解决方案。成果应用于北京市供水区域，成功避免了大面积"黄水"的发生，有效保障了南水进京后的首都供水安全。

1. 揭示水源切换时供水管网"黄水"发生机理

北京市供水管网规模庞大，管网布局错综复杂，管道材质、管龄以及管道内壁腐蚀状态不尽相同。为了应对南水北调水进京可能产生的供水安全问题，水专项提前布局，于 2009 年设立了专项研究课题，在南水北调源头丹江口水库建立了管网试验基地，从北京市不同供水区域截取水管开展模拟实验，研究丹江口水质作用于不同腐蚀状态的管道时管垢的变化。研究发现，呈瘤状、壁厚且磁铁矿/针铁矿（M/G）大于 1 的腐蚀垢，水源切换后不易发生"黄水"；而薄腐蚀层或呈中空瘤状且成分 M/G 比例小于 1 的管垢，水源切换后易发生"黄水"。研究进一步探明，供水管道中形成的管垢状态与长期输配的水质有关。如果水中 HCO_3^- 浓度低、溶解氧和消毒剂浓度高，形成的管垢较多且为坚硬壳层的瘤状垢，Fe_3O_4 成分占比高；如果 HCO_3^- 浓度高、溶解氧和消毒剂浓度低，形成的管垢为薄层垢或中空瘤状垢，α-FeOOH 成分占比高。同时，科研人员还发现，管垢腐蚀产物释放与输配水中的硫酸盐、氯化物、碱度、余氯、溶解氧、硝酸盐等水质指标有密切关系。

2. 提出水源切换供水区域水质风险识别技术

对于北京市超大型供水管网，依据管垢稳定性判断"黄水"风险，工作难度极大。如何找到快速判断的方法是实现水源切换时供水管网"黄水"控制的关键。水专项研究团队结合"黄水"发生机理，对研究获得的 6 万多个数据进行归纳分析，提出了 2 项综合性水质腐蚀性判定指数的修正模型和水质差异度模型的计算方法，以此形成了融合水质参数的供水管道管垢稳定性评价技术，在管垢样品采集困难、样品量少、代表性受限等情况下，有效控制"黄水"预测偏差，显著提高了工作效率。水专项科研人员在北京市不同供水区域内选取了 28 处典型管道进行了方法验证，"黄水"预测准确率达 80% 以上。结合机理分析，科研人员绘制了北京市城区水源切换供水管网"黄水"敏感区域分布图，针对不同风险等级制定相应对策，在高风险区域增设 161 个供水管网终端水质监测点，覆盖 3500 多个居民小区，提高检测频率。同时，水专项指导北京市供水管理部门制定了"分区域、分时段、逐步增量、渐进扩大"的水质保障原则，编制了基于"由外至内、分区域供水"和"逐步增加外调水与本地水配水比例"的供水系统调度方案。目前，水专项研发的水质腐蚀性判定指数的修正模型和水质差异度模型的计算方法已纳入新修订的国家标准《室外给水设计标准》GB 50013—2018，对指导多水源供水城市开展管网水质稳定性判断具有重要意义。

3. 形成北京市公共供水区域"黄水"控制技术方案

水专项针对北京市多水源、多水厂、多工艺供水格局下的供水厂出厂水水质特征，系统分析影响供水管网水质稳定性的风险因素，构建了以出厂水水质控制为核心的水厂-管网协同控制技术，建立了水源频繁切换条件下预防和控制管网"黄水"的综合技术方案。"黄水"控制措施主要包括：根据水源水质腐蚀性特征和管垢稳定性特征实行水源的合理调度调配；明确不同区域管网稳定性特征，对稳定性强的供水管网区域采用一次性100%的水源置换；对稳定性弱的管网区域，水源切换初期应调节管网入水的腐蚀性（如不同水源混合降低管网入水的拉森指数）；对于管网稳定性强和管网稳定性弱的交界区域，控制各水厂供水压力（流量）；调控管网进水中的消毒剂剂量，促进稳定性管垢形成；对水源切换的敏感区域，通过水质化学稳定性相关参数和消毒剂联合调控，降低管网进水的腐蚀性，同时提高管网自身管垢稳定性。

自2014年12月南水北调水进京以来，北京市已接纳"南水"41.1亿 m^3，占北京市城区供水总量的70%。目前全市供水水质良好，受益人口超过1200万人。水专项系统优化南水北调受水区的多水源配置、供水设施布局和净水技术工艺，有效化解了水源切换后供水管网大面积出现"黄水"的风险。在科技研究和成果示范应用的基础上，水专项编制了《南水北调受水区城市供水安全保障技术指南》，指导北京、天津、石家庄、保定等京津冀地区的南水北调受水区重点城市合理配置黄河水、长江水和当地水资源，为当地城市在水源切换条件下选择净水工艺、维持管网水质稳定提供了重要技术指引，为南水北调受水区的城市供水水质安全发挥了重要科技支撑作用。

1.3.2 提升山东省供水安全保障能力，支撑黄河下游地区高质量发展

山东省地处黄河下游，是我国北方严重缺水地区。黄河水是当地最大的客水资源和重要饮用水源。黄河水整体呈现微污染特征，引黄水库富营养化严重，水质高藻高嗅味问题日益凸显。此外，南水北调东线水、引黄河水等客水资源与本地地表水、地下水联合调配使用，多水源供水引发的原水水质波动大、水厂工艺不适配、管网水质稳定性差等问题突出，饮用水全流程安全保障科技支撑能力不足。

水专项自"十一五"实施以来，在山东省先后部署了"黄河下游地区饮用水安全保障技术研究与综合示范"等10余项项目（课题/任务），在饮用水安全保障领域，系统开展了"全流程多级屏障"及"全过程协同管理"两大成套技术的应用集成与综合示范，建成我国首座大型超滤膜水厂及省市两级水质监测预警业务化平台，核心成果已在山东省39座示范工程水厂推广应用，总制水规模每天290余万立方米，出水水质稳定达到并优于《生活饮用水卫生标准》GB 5749—2006要求；全省供水水质督察实现县级以上城镇全覆盖，设市城市供水厂出厂水合格率达到100%，受益人口6000余万人，为保障黄河流域供水安全提供了整体解决方案和工程范例。

1. 攻克大型膜法水厂工艺集成应用等技术难题，支撑全省城镇供水安全保障能力整体提升

1）水专项破解了适于引黄水源水质特点的膜组合工艺关键技术难题，建成了国内首座大型超滤膜水厂。针对引黄水库微污染水质特征和高藻高嗅味问题，水专项科研团队探

究了超滤膜前预处理、超滤膜运行与膜污染控制、炭泥回流-超滤强化去除溶解性有机物等以超滤膜为核心的膜法水处理关键技术，相关技术支撑市政设计单位和工程单位设计建成了国内首座大型超滤组合处理工艺饮用水厂——东营南郊水厂。该水厂规模为 10 万 m^3/d，于 2009 年 12 月建成通水，全部采用国产超滤膜组件。水厂出厂水质稳定达到《生活饮用水卫生标准》GB 5749—2006 要求，其中藻类去除率 100%，嗅味物质未检出，浊度稳定在 0.1NTU 以下。在评估该水厂示范建设成效的基础上，水专项科研人员还研发形成了超滤膜-常规处理组合、超滤-纳滤/反渗透双膜法组合、膜污染控制与运行维护等成套化组合工艺技术，建立了针对大型超滤膜水厂集膜工艺装备研发、系统集成、示范应用和行业推广于一体的膜科技创新平台，对推动我国具有自主知识产权的膜技术产业发展具有重要意义。

2) 水专项建立了基于多水源掺混供水条件下的多级屏障集成应用技术，提出了适于黄河下游地区饮用水安全保障的整体解决方案。随着对外来"客水"依赖度越来越高，以引黄水为主的多水源调蓄和掺混供水成为山东省城镇主要供水方式。针对多水源掺混供水引起的原水水质波动大和管网水质不稳定等问题，水专项科研团队优化建立了基于水质风险识别的多水源联合调度模型，提出了基于铁释放控制的管网水质保障技术方案。针对现有工艺对不同类型水源适配性差等问题，科研人员分别研发了针对高藻湖库水的浮沉/浮滤强化除藻技术、针对高溴离子湖库水的 $O_3/UV/H_2O_2$ 高级氧化溴酸盐控制技术、地下水卤代烃曝气吹脱去除技术、高硬度地下水诱晶软化技术等。上述关键技术及其成套化集成工艺分别用于济南鹊华水厂（20 万 m^3/d）、胜利油田耿井水厂（20 万 m^3/d）和平阴县田山水厂（3 万 m^3/d）等示范工程建设，以及济南、东营和济宁等市管网示范区 5 处。示范水厂和管网示范区的水质稳定达到《生活饮用水卫生标准》GB 5749—2006 的要求。水专项研发的黄河下游地区饮用水安全保障整体解决方案为当地供水安全提供了有力的技术支撑。

在水专项成果的支持下，山东省住房和城乡建设厅先后发布并实施《山东受水区湖库型水源水质保障技术指南》等 5 部政府规范性文件和《水库型水源给水厂工艺改造技术导则》DB37/T 2677—2015 等 4 项地方标准，推进水专项成果在山东省域范围内的推广应用。相关技术的推广应用，解决了长期困扰山东省供水安全的藻类及嗅味物质、消毒副产物、地下水高硬度等水质问题，显著提升了当地供水水质，济南、东营等示范城市市民热线的水质投诉率下降 80% 以上。水专项成果示范应用成效受到各级政府主管部门和供水企业的高度认可。

2. 构建省市两级监测预警业务化平台，全面提升饮用水安全监管技术能力

1) 水专项在山东省示范建设了省-市两级监测预警业务化平台。水专项科研团队针对城市供水安全监管缺乏技术支撑、监管平台建设缺乏顶层设计、信息"孤岛"及标准化滞后等行业突出问题，系统开展监测预警平台顶层架构、多源数据融合、标准化建设和规范化管理等集成应用研究。研究成果纳入《城镇供水管理信息系统 供水水质指标分类与编码》CJ/T 474—2015 等 2 部行业标准、《城镇供水水质在线监测系统技术规范》DB37/T 5042—2015 等 21 项地方标准和《城镇给水水质监测预警技术指南》T/CECS 20010—

2021等5部团体标准，支撑了山东省省市两级城市供水水质监测预警业务化平台建设和管理。目前，平台完成了全省129个水质在线监测站点的数据接入、158家县级以上供水企业主力水厂水质检测数据的上报管理，月均接收约110万条在线实时数据，基本实现了全省域的城市供水水质信息共享，有效提高了山东省供水工作的管理效率和管理水平。

2）创新水质监管体制机制。在水专项科技成果的支撑下，山东省建立了省级供水水质监测中心，组建了山东省城市供水监测网，建立了省市两级水质督察运行管理机制，发布实施了山东省城市供水水质检测机构能力等级评定标准和运行管理制度。全省28家A/B级和132家C级水质实验室全部纳入省供水监测网统一管理。上述管理措施有力支撑了全省供水水质督察的常态化和规范化，以及考核的精准化，提升了全省城镇供水水质监测监管能力。

3. 建设技术研发与评估平台，为黄河流域城镇供水技术进步提供持续支撑

水专项在济南、东营、济宁等城市支撑建设了给水处理综合技术研发基地和中试验证系统，包括水源水质提升、水厂工艺比选和管网稳定性评估等中试试验装置，为黄河流域城市供水系统全流程水质风险评估预警、水源优化调配、工艺技术选择和运行管理优化提供了评估验证和成果推广平台。水专项科研团队还组织开展了净水材料、净水设备、自控检测仪表等关键装备行业调研和评估验证，规范了监测评估标准化程序，在济南建成了适于我国供水行业特点的材料设备评估验证基地，目前臭氧发生器、膜组件、紫外消毒装置和净水材料等4大类12种产品128项参数具备了国家级计量认证CMA检测资质。

水专项实施期间，山东省定期组织专项技术成果的推广和技术培训，累计培训供水专业技能人员3000余人，供水行业从业人员专业素养和技能水平获得整体提升。水专项支撑了山东省"十一五"示范城市供水项目改造建设、"十二五"和"十三五"城市供水设施改造与建设规划、山东省城乡饮用水水质改善三年行动计划（2018—2020年）等政府规范性文件的编制与发布实施。在水专项成果的技术支持下，截至2020年，山东省城市新建扩建供水能力223.51万 m^3/d，改造供水能力315.01万 m^3/d，水厂深度处理能力占全省总供水能力的41%。水专项饮用水安全保障综合性技术集成应用和示范推广，全面提升了黄河下游地区城镇饮用水安全保障能力。

1.3.3 支撑江苏省城镇供水能力跨越发展，太湖流域饮用水安全保障成效显著

太湖流域是我国社会经济发展最快速、人口高度集聚的地区之一，也是我国水环境污染最严重区域之一。水专项实施前，周边城市饮用水安全保障工作面临水源污染严重、净水工艺不适应、输配系统存在安全隐患、应急保障措施不完善等一系列问题，不能满足城乡居民对饮用水安全的期待。尤其是2007年发生的太湖蓝藻水华事件，导致个别城市出现全市停水危机，在全社会造成了极大的震动。

水专项自2007年正式实施以来，以解决龙头水质安全问题为目标，在太湖流域沿线城市组织政产学研用联合攻关，开展了"从源头到龙头"饮用水安全保障的关键技术研究和示范应用。水专项针对太湖流域饮用水安全保障技术需求，开展了备用水源建设与多水

源调度、净水工艺提升、城乡统筹供水管网与二次供水水质保障、全过程监控预警与应急保障等方面的科技攻关,取得一系列技术突破,形成了以臭氧-活性炭为核心的饮用水安全多级屏障成套技术,有力地支撑了当地饮用水安全保障能力整体提升。目前,水专项技术成果在江苏太湖地区应用总规模达 1335 万 m³/d。在水专项的支持下,江苏省已经基本实现后备水源全覆盖、深度处理全覆盖、城乡统筹供水全覆盖和应急保障全覆盖,支撑了江苏省供水行业饮用水安全保障能力的跨越式发展,惠及人口超过 7000 万人。在应对太湖大面积蓝藻暴发方面,太湖沿线各城市已经在技术和工程上做好了充足的准备,避免了类似 2007 年太湖蓝藻暴发带来的水危机事件再次发生。

针对以太湖水为主要水源的城市,包括无锡、苏州、宜兴、常州等,水专项科研团队结合太湖原水水质特征,研究突破了一批核心关键技术,形成了适用太湖原水特点的"从源头到龙头"饮用水安全保障技术体系,在城市内建立了多个综合示范区,将水源保护、水厂工艺、管网运维、二次供水保障等多项关键核心技术进行应用示范,支撑龙头水稳定达到《生活饮用水卫生标准》GB 5749—2006 水质要求,建立了可复制、可推广的供水安全保障技术方案。

1. 通过技术突破,全面提升供水水质

水专项针对太湖地区水源特征,形成了"从源头到龙头"饮用水安全保障多级屏障工艺与解决方案。

1)水专项开发了备用水源与原水预处理协同的多水源优化调度技术,建立了保障精准调度的水源"水量-水质"模型,显著提升了水源水质和水量保证率。水专项科研人员研发了以控藻为目标的预处理技术、深度处理溴酸盐控制技术,建立了以臭氧-生物活性炭为核心的协同净化与多级屏障饮用水处理新工艺,有效解决水源高有机物、高藻、高嗅味处理的难题,大幅提升了供水厂的出厂水水质。

2)水专项建立了管网的水力水质模型和供水分界面确定方法,开发了保障管网生物稳定性的出厂水 AOC 控制技术、"管网叠压+水箱增压"二次供水技术、紫外/次氯酸钠组合二次消毒技术和基于管网综合水龄指数的综合水力调度技术,有效保障了龙头水水质稳定。

3)水专项开发了供水全过程的动态监控与预警系统,实现了对藻类爆发等水质问题的预警和快速响应,建立了清水通道技术及其运行平台,合理调度各供水片区间清水,有力提升了城市供水应急保障能力。

以上技术在无锡、苏州、吴江、宜兴等城市以太湖水为水源的 13 座水厂(水处理规模 470 万 m³/d)及其供水区域进行综合示范,其中包括我国首座大规模臭氧-活性炭-超滤膜深度处理水厂示范工程——无锡中桥水厂(水处理规模 15 万 m³/d),各城市受益人口超过 1000 万人。技术成果在江苏省太湖沿线 13 个市县进行推广应用,整体提升了江苏太湖流域饮用水安全保障能力,基本消除了饮用水藻类、嗅味等广大群众反映强烈的水质问题。2017 年,太湖蓝藻水华最大面积达到 1396km²(2007 年蓝藻暴发面积为 927km²),但太湖沿线各个城市的饮用水稳定达标,龙头水无嗅无味,有效避免了太湖藻类爆发可能导致的饮用水危机。

2. 通过标准引领，供水行业实现规范化发展

在全面提升饮用水安全保障工程技术水平的同时，水专项重视技术成果的凝练，并推动成果的规范化和标准化发展。在水专项的支持下，江苏省住房和城乡建设厅先后编制并发布了《江苏省城镇供水水源突发性污染应急处理指导手册（试行）》《江苏省城镇供水厂臭氧-生物活性炭工艺运行管理指南（试行）》《居民住宅二次供水工程技术规程》DB32/T 4284—2022、《江苏省城市供水服务质量标准》DGJ32/TC 03—2015、《太湖流域江苏地区城乡统筹区域联网供水运行技术导则》《城镇供水厂生物活性炭失效判别和更换标准》DB32/T 4245—2022、《江苏省城市供水水质数据与填报指南》等一系列的标准、指南、指导手册和规程，引领全省供水行业技术发展。同时，江苏省先试先行，在水专项研究成果的基础上，江苏省人民政府组织编制了《江苏省城市自来水厂关键水质指标控制标准》DB32/T 3701—2019，对供水水质提出了更高要求。在保障饮用水水质达到《生活饮用水卫生标准》GB 5749—2006 的基础上，要求全省县级及以上城市自来水厂的关键水质指标必须达到水质要求更高的江苏省内控标准，推动城市供水从"合格水"转向"优质水"，努力满足人民群众对优质饮用水的迫切愿望

3. 通过机制创新，加强水专项成果的推广应用

在水专项部省合作备忘录的实施框架下，江苏省行业管理部门在水专项综合示范科研项目和课题的配套经费落实、研究任务部署与审查、管理组织协调等方面，发挥了重要的支撑作用。江苏省注重对水专项先进技术和科技成果的推广应用，成立专门机构负责成果推广应用，取得显著成效。截至 2021 年年底，全省自来水厂深度处理能力达到 3247.5 万 m³/d，占全省总供水能力比例为 98.7%，太湖流域沿线水厂实现深度处理全覆盖；全省所有自来水厂均具备应急处理能力，各地均已建成第二水源、应急备用水源，或实现水源互备、清水互通；居民住宅小区老旧二次供水设施改造基本完成；全省城乡统筹区域供水实现全覆盖。目前，江苏省已全面构建了"水源达标、备用水源、深度处理、严密检测、预警应急"的供水安全保障体系，促进了全省供水安全保障能力的全面提升和跨越式发展，惠及人口超过 8000 万人。

1.3.4 助推上海饮用水高质量发展，支撑长三角地区供水安全保障

上海濒江临海，地处长江流域和太湖流域下游，河网稠密，水量充沛，但水质相对较差，属典型的水质型缺水城市。2007 年之前，上海市供水存在水源水质不佳、水厂工艺处理保障不足、输配水质不稳定、二次供水运维粗放、水龄过长等一系列问题，面临有机物、藻类、嗅味等季节性水质超标的风险，龙头水水质不能稳定达标，与居民期盼存在较大差距。

自 2008 年起，在水专项的持续支持下，上海市开展了"从源头到龙头"饮用水安全保障关键技术研究与示范，在关键水质指标识别、城市多水源综合调配、水厂处理工艺优化提升、超大城市供水管网输配稳定、二次供水运行优化与监管等方面取得了一系列技术

突破，构建了超大城市饮用水安全保障技术体系，颁布了一批技术与管理标准，培养了一支"政、产、学、研、用"相结合的饮用水安全保障科技队伍，有力支撑了上海市饮用水安全。

通过水专项技术研发和成果推广应用，上海市已形成了多水源联合调度系统，全面推进了水厂深度处理工艺改造，完成了城乡一体集约化供水工程建设，阶段性完成了居民二次供水设施改造，并进行了高品质饮用水的探索和实践，形成了一条具有上海特色的、适合超大型城市的饮用水安全保障技术路线。目前，上海市饮用水质量显著提升，嗅味问题有效解决，饮用水口感明显改善，饮用水水质综合合格率由 2010 年 91.77% 提高到 2020 年 99.79%，有力保障了上海市特大城市的供水安全，助推上海卓越全球城市的高质量发展，为长三角地区饮用水安全保障起到引领作用。

1. 破解多项超大城市饮用水安全保障关键技术难题，显著提升城市饮用水水质

为支撑上海市饮用水安全保障和品质提升，水专项在"十一五"至"十三五"期间先后在上海部署 10 余项项目（课题/任务），通过"点、线、面"递进方式，逐步实现科技成果集成和综合示范应用："十一五"期间聚焦"点"，着重关注水源、水厂、管网及二次供水各个环节的关键技术突破和示范，重点保障出厂水水质稳定达标。"十二五"期间将"点"连成"线"，着重关注黄浦江和青草沙两条供水线"从源头到龙头"的饮用水安全保障技术集成和示范，重点保障示范区 150 万人口龙头水水质稳定达标。"十三五"期间由"线"扩展到"面"，着重关注成果系统集成和推广应用，选择上海区域内原水水质相对较差的金泽水源供水区开展综合示范，补齐关键技术短板，重点保障金泽水源供水区以及推广应用区域的龙头水水质达标，基本实现上海饮用水安全保障全面覆盖和高品质饮用水目标。通过研究、集成、示范和应用，上海市已经形成了"从源头到龙头"的超大城市饮用水安全保障的技术体系和综合管理方案。

1）水专项破解了超大城市多水源水量水质综合调配技术难题。"十一五"期间，针对长江口咸潮入侵频繁而业务化预警技术匮乏的窘境，水专项通过技术研发，突破了河口水库咸潮风险评估预警关键技术，构建了长江河口水源地咸潮预警预报业务化平台和多级水质监测预警预报业务化系统，实现了取水口咸潮短期预警（一周）和中期预报（三个月），整体提升了长江口水源"避咸蓄淡"安全保障能力，科学指导了青草沙水库、陈行水库、东风西沙水库的运行管理，为沿海城市河口淡水资源的开发利用提供了上海范例和上海经验。"十二五"期间，水专项针对上海市水源及原水系统突发风险问题，研究形成了多水源联合调度技术方案，建成了上海多水源调度可视化平台。该平台在应急工况下，调配水量达 700 万 m³/d，实现了由单水源调度向多水源调度、由经验调度向科学调度的转变。"十三五"期间，水专项支持上海市建设黄浦江上游金泽原水智能调度系统，通过与"十二五"调度平台对接，应急工况下调配水量达 1000 万 m³/d，实现上海西南五区原水互补、清水联动。

2）水专项破解了藻类和嗅味（简称藻嗅）复合污染控制和臭氧化过程中溴酸盐抑制技术难题。嗅味问题是长期困扰上海市供水行业的一个难题。水专项通过多年持续科技攻关，有效解决了该问题。针对水库藻源性嗅味问题，形成了库区水动力调控藻嗅、厂前氧化与吸附削减藻嗅、水厂臭氧生物活性炭强化去除藻嗅等工艺技术方案，并在青草沙水库和陈行水库的水源供水系统中应用，有效保障了出厂水稳定达标。针对黄浦江水源复杂嗅味与有机污染共存的难题，集成嗅味物质识别技术，形成了嗅味、有机物协同净化技术方案，有效解决嗅味去除的技术难题。针对制水过程中溴酸盐风险问题，研发了溴酸盐抑制技术，提出了"混凝沉淀-(硫酸铵)-臭氧-活性炭"为核心的深度处理工艺方案，在上海临江水厂（60 万 m^3/d）开展示范，并在 14 座水厂（水处理规模 446 万 m^3/d）推广应用。

3）水专项破解了管网输配与二次供水水质保障技术难题。上海市作为超大城市，管网复杂，管线超长，存在管道清洗和管理难度大、末端供水水质不稳定的问题。水专项技术成果全面支撑上海市管网水质保障和精细化管理。在管网水质方面，开展管道状态检测、气水两相冲洗、多级加氯消毒等多项技术集成与示范，解决了大口径、大高程落差复杂管线冲洗和管网余氯控制难题。在管网管理方面，提出基于水平衡的供水管网鱼骨式多级水平衡分析法，实现供水管网分区计量，建立上海市中心城区供水管网数字水质信息化平台，实现在线监控与管理。在二次供水方面，研发了二次供水在线监测设备，构建了居民二次供水监管信息化平台，提出了水质信息公示管理模式和基于水龄控制为核心的二次供水运行模式。

4）水专项破解了流域层面水源地监测预警联动难题。在水专项的支持下，"十三五"期间，上海市通过行政、科研协同攻关，有效破解了流域层面水源地监测预警联动难题。通过行政力量协调上海、江苏等相关省市的环保、水利政府管理部门，获取太浦河、太湖、金泽水库等的水文、水质监测数据，构建金泽水源水质水量监测与预警业务化平台。通过科技攻关，科研人员研发了多水源信息整合与交换技术、多水源智能调配技术、原水智能调度技术和系统安全技术等，建立了太浦河闸—金泽水库—松浦大桥上下游联动调度方案。在流域层面实现水源数据信息共享，进行水源监测预警，并在突发情况下实现上海市和江苏省的水源联动调度。

2. 探索超大城市高品质饮用水技术路线，率先开展高品质饮用水示范建设

在全面保障饮用水安全与水质稳定达标的同时，自 2016 年开始，上海市开展高品质饮用水的探索与实践，以卓越全球城市为目标，对标国际大都市先进供水水平。水专项发挥科技创新引领作用，全面支撑上海市高品质饮用水目标实现。

1）水专项提出了超大型城市高品质饮用水的创新理念与发展模式。上海市树立了饮用水是"第一食品"的核心理念，明确采取"市政集中供水"的发展模式，整体提升城市公共供水水质达标。在"十三五"水专项科技项目支持下，上海市逐步构建了"从龙头到源头"水质提升溯源机制，提出了"法规高保障、水源高标准、水厂高能效、管网高保鲜、龙头高品质"的技术思路，通过原水水质调控、水厂工艺优化提升、管网评估与分级改造和二次供水模式优化，达到"三稳一升促保障"供水目标，即稳定原水水质、提升出厂水质、稳定输配水质、稳定二次供水水质、保障龙头水水质。

2）水专项解决了高品质饮用水的关键核心技术。通过全流程供水环节技术优化和提升，保障高品质饮用水目标实现。水源方面，在两江四库多水源联动基础上，强化水源水库水力调控与水生态协同水质保障，确保原水水质达标。水厂方面，优化"臭氧-生物活性炭""臭氧-生物活性炭＋超滤膜""常规处理＋纳滤膜"等深度处理工艺的技术参数，提升超滤膜、纳滤膜水质应用效能，并完成超滤膜和纳滤膜的示范工程应用，强化去除嗅味和微量有机物，提升出厂水质。管网方面，通过检测评估、多级加氯、管道清洗、非开挖修复等技术集成应用，实现管网水质多级保障。二次供水方面，优化二次供水模式与运行方式，降低二次供水水龄，实现高品质饮用水入户。

3）水专项建设了高品质饮用水试验示范区。水专项在上海市闵行区马桥大居（区域面积 3.79km²，规划人口 10 万人，建成小区 14 个，开户 25387 户）建立高品质饮用水试验示范区，开展高品质饮用水安全保障技术和精细化管理的工程示范。同时，建设了大型综合技术验证基地，对不同水厂处理工艺、输配管材、二次供水模式等进行试验验证，选择最优产品和最适宜方案进行工程示范。2020 年年底，示范区全面实现高品质饮用水目标。通过成果推广，高品质供水范围逐步由闵行示范区 10 万人口扩大到黄浦示范区 30 万人口，最终将实现上海全市高品质饮用水的规划目标。

3. 推动水专项成果应用推广，助力上海供水高质量发展

1）规范管理，形成责任主体明确、管理架构清晰的上海水专项管理办法。水专项在上海组织实施三个五年，逐步建立了政产学研用大兵团联合攻关模式，实现了技术研究、成果示范、生产运营和科技管理协同创新；建立了项目、课题、任务"三个层面"和行政、技术、财务、档案、宣传"五条线"的项目管理架构，并引入第三方监督管理机制，形成具有上海特色的专项管理办法。

2）标准引领，建立了一套前瞻性、精准化的从源头到龙头水质管理标准规范体系。在水专项成果支持下，上海市编制并颁布了我国第一部地方性《生活饮用水水质标准》DB31/T 1091—2018、第一部指导居民科学用水的《住宅户内饮用水系统建造及使用指南》T/SWSTA 0004—2020，以及《金泽水库原水预处理技术导则》T/SWSTA 0001—2019、《制水厂运行规程》T/SWSTA 0002—2019、《城镇供水管网模型建设技术规程》DB31/T 800—2014、《城镇给水管道非开挖修复更新工程技术规程》CJJ/T 244—2016、《供水管网加氯技术指南》T/SWSTA 0003—2020 和《居民小区二次供水设施运行维护相关管理办法》等，通过出台一系列具有前瞻性的技术标准规范文件，支撑全流程精准管理。

3）成果推广，实现了科技创新助力上海供水高质量发展的整体格局。水专项成果在上海饮用水安全保障领域全面推广应用。截至 2019 年，上海市已形成"两江四库、集中取水"水源格局，原水供水规模达 1328 万 m³/d，原水供给保障能力稳步提升。全面推进了水厂处理工艺提升改造，2020 年深度处理总规模达 758 万 m³/d，到 2025 年深度处理率将达 100％。全面推进老旧供水管网改造和老旧小区二次供水设施改造，加快推进全市范围二次供水设施全面接管。

在水专项的科技支撑下，上海市饮用水水质综合合格率由 2010 年的 91.77％提高到

2020 年的 99.79％，嗅味合格率由 2010 年的 77.82％提高到 2020 年的 98.37％，基本解决了上海超大城市长期存在的饮用水嗅味问题。目前，上海已全面构建原水保质保量、水厂水处理深度达标、输配稳定安全、监管规范完善的供水安全保障体系，并建立了高品质饮用水试验示范区。上海市饮用水安全保障能力和饮用水品质显著提升，服务惠及全市 2400 万人口，有力助推了上海卓越全球城市的高质量发展，为长三角地区饮用水安全保障起到引领作用。

1.3.5 提升珠江下游地区供水安全保障能力，支持深圳市自来水直饮目标实现

珠江下游地区水资源充沛，饮用水水源水质自 2001 年以来长期保持稳定，但仍然面临三角洲平原河网水污染突出，水资源时空分布不均和水源地应急保障能力不足等问题。随着经济社会快速发展，饮用水安全保障问题日益突出，已成为当地打造国际一流湾区和世界级城市群的重大资源环境瓶颈制约之一。

水专项以解决龙头水达标为目标，在珠江下游地区组织政产学研用联合攻关，开展了从源头到龙头饮用水安全保障的关键技术研究与示范应用。水专项在水源调度、净水工艺提升、供水管网与二次供水水质保障、全流程水质风险分析与管控等方面取得一系列技术突破，有力支撑了当地饮用水安全保障能力的整体提升。水专项成果支撑了珠江下游地区供水行业饮用水安全保障能力的跨越式发展，支撑总规模约 300 万 m^3/d 的深度处理水厂建设与改造，通过常规工艺强化、二次供水设施改造等措施，实现了水质阶段性稳步提升，基本消除了珠江下游水源存在的咸潮上溯、季节性微污染、嗅味等水质问题，有效提升了饮用水安全保障能力，提升珠江下游地区约 4000 万人口的饮用水水质。

1. 破解典型饮用水安全保障技术难题，显著提升珠江下游地区饮用水水质

为保障珠江下游地区供水安全，"十一五"至"十三五"期间水专项共部署 11 个课题，紧密结合珠江下游地区供水系统的典型问题，围绕"单元工艺创新，多级屏障优化，系统联动集成"的研发需求，开展基础研究和重大性、关键技术创新以及技术应用与示范，有效保障了粤港澳地区饮用水的优质供给。水专项科研人员在针对珠江下游地区供水安全科技攻关过程中，坚持问题导向和目标导向，从单元技术、组合技术、集成保障三个层面，形成了从源头到龙头的全流程水质保障体系。

1) 水专项破解了河库型水源高效净化优化调度等技术难题，持续增强水源保障水平。针对粤港澳大湾区供水水源"突发性、季节性上游污染，长期性、周期性下游咸潮，雨季排涝污染供水河道"3 大风险，水专项科研团队研发形成了备用水源调蓄设施安全构建及水质保障技术、多汊河口水库-闸泵群联合抑咸调度技术、城区型水库群污染监控与安全输配技术，支撑当地管理部门建成了东江与水库联网工程（一期）、中顺大围水库-闸泵群联合调度抑咸示范工程、深圳城区型水库水质监测与库群调配示范工程。在以上工作基础上，水专项构建了适合珠江下游地区水源特点的水源调控和水质保障的技术体系，提高了粤港澳大湾区供水水源安全保障水平。

2) 水专项突破了嗅味物质识别控制和臭氧-活性炭深度处理工艺次生风险控制等技术

难题，保障出厂水的优质输出。针对粤港澳大湾区季节性原水污染严重，常规处理工艺难以保障饮用水品质提升的需求，以及臭氧生物活性炭深度处理工艺存在次生风险的现状，水专项科研团队开发了多样化的常规水厂工艺改造技术，包括高速曝气生物滤池技术、高锰酸钾和粉末活性炭预处理技术等；研发了以消毒副产物为目标的二氧化氯投加前馈控制技术、三氯乙醛前体物识别与生成控制技术、氯消毒新型副产物的定量分析与潜能测定技术、适用于中小水厂的安全消毒集成技术体系等 4 项关键技术，并以区域嗅味问题为目标，突破了水源嗅味物质筛查识别技术和水厂常规工艺强化全流程降藻技术。除此之外，水专项科研团队还针对深度处理工艺优化的技术需求，突破了臭氧-活性炭工艺的生物安全性控制技术、臭氧-活性炭工艺优化设计和运行控制技术、臭氧化副产物控制技术。以上各项技术及工艺优化组合有效应对了珠江下游水源水质季节性污染变化特性，大幅提升了粤港澳大湾区饮用水品质。

3）水专项破解了输配管网诊断及水质稳定等技术难题，实现了自来水输配稳定。针对珠江下游地区高温高湿的气候环境，以及低碱低硬度、氨氮、有机物水质条件影响管网输配过程的问题，水专项科研团队开发了以大型供水管网数据采集与监视控制系统（SCADA）与地理信息系统（GIS）数据为基础的管网建模技术、管网水质稳定性调控技术、大型城市二次供水水质保障技术等，突破了大规模给水管网健康度评价技术、原水长距离输送安全保障技术、管网水质在线预警与污染监测技术、二次供水紫外消毒技术等关键技术，支撑深圳等城市逐步实现供水管网管理精细化、规范化、标准化，有效保障了龙头水水质稳定。

4）水专项破解了供水系统全流程水质风险评估与管控技术难题，实现自来水食品级管控。水专项科研团队在深圳市供水系统全流程探索了供水水质风险评估与管控技术，基于 HACCP（Hazard Analysis and Critical Control Point，危害分析的临界控制点）原理，以水质为核心，针对供水生产输配过程实施预防性管理，通过对各环节的关键点控制来保障终端水质。目前，依托该技术，深圳市盐田区已实现供水全流程的系统化、智能化、科学化管理，全面支撑运行管理水平与能力的跨越式发展，形成了一条具有深圳特色、适合现代化城市的饮用水安全保障技术路线。同时，基于水专项研究成果形成了一系列实施指南、体系构建通用要求、综合性评估管控体系样本、典型水质指标管控样本等，使得 HACCP 体系成为供水行业可推广、可复制的水质管控体系。

2. 探索自来水直饮技术路线，直饮示范建设卓有成效

深圳市立足实际、对标世界先进城市，在我国率先提出来自来水直饮的理念。水专项支撑深圳市供水管理部门，面向直饮水建设需求，构建了饮用水直饮的技术标准体系、工程建设体系、管理保障体系相结合的综合保障体系，全面提高城市供水供给能力和供给质量，到 2025 年，深圳市将全面推广直饮水入户，率先在全国实现公共场所直饮水全覆盖。

1）水专项通过全流程供水环节技术优化和管理提升，保障自来水直饮目标实现。通过水专项的持续研究，深圳市具备了全流程的供水安全保障能力，为实现自来水直饮提供充足的技术支撑。水源方面，科研人员开展长期跟踪研究，进一步强化深圳市原水特征嗅味物质识别，并对嗅味投诉情况及位置进行综合分析，明确主要致嗅物质和产生来源。水厂方面，科研人员进一步优化了短流程深度处理工艺参数，研发了联合消毒技术和消毒副产物控制技术，强化了去除嗅味、消毒副产物的水厂处理工艺，并完成相应示范工程应用，有效提升出厂水质。管网方面，科研人员通过再矿化技术、管网爆管风险评估、基于模型条件下的水利水质动态调控技术等技术集成应用，实现管网水质的多级保障。二次供水方面，科研人员优化了深圳市二次供水模式与运行方式，进一步保障二次供水水质安全，降低了二次污染的风险。

2）水专项通过成果总结凝练，构建了全国首个优质饮用水技术标准体系，指导城市供水品质整体提升。深圳市以高标准、严要求、区域适应性为目标，编制了《生活饮用水水质标准》DB4403/T 60—2020。水专项支撑深圳市高标准饮用水目标的实现，配套编制了风险识别、工程技术、运行管理、客户服务及应急控制五大系列标准，覆盖"水源调控—净水处理—安全输配—监控与综合管理"全过程，建立了我国首套从技术、工程、管理全方位为自来水直饮项目进行支撑的指导性、引领性标准体系。

3）水专项通过技术成果综合示范，打造了全国首个城市自来水直饮建设样板工程。水专项科研团队支撑深圳市建立了自来水直饮示范区，在深圳市盐田区（区域面积74.99km²，人口23万人）开展自来水直饮安全保障技术和精细化管理的工程示范。深圳市盐田区开启了为居民持续提供安全健康、品质优良、体验愉悦、可直接饮用自来水的时代，用户终端水质全面达到《生活饮用水卫生标准》GB 5749—2006 和深圳市《生活饮用水水质标准》DB4403/T 60—2020 要求，全区供水厂出厂水、市政管网、二次供水和龙头水水质综合合格率分别达到 100%、99.9%、98.8% 和 97.9%，公共场所合格率达99.0%；水质水压投诉率显著下降（水质投诉全年共计 40 单，水压投诉全年共计 138 单），管网漏损情况大幅改善（降至 10.6%），管道维修次数下降（管道维修全年共计 200 单），用户对水质、供水保障及信息服务的满意度和信任度均有大幅提升。

3. 推动水专项成果应用推广，促进珠江下游地区供水跨越式发展

多年来，水专项的实施和成果应用，对珠江下游地区饮用水安全保障工作起到极大科技支撑作用，有力地推动了珠江下游地区供水行业健康快速发展。

1）水专项的实施，研究并掌握了一批核心技术，攻克了困扰珠江下游地区供水生产运营管理多个难题。水专项形成的南方湿热深度处理工艺优化运行、应对低碱低硬度的管网稳定性技术、消毒副产物及嗅味特征污染物控制技术等一系列成果，有效提升了深圳市供水品质。通过水专项技术成果的应用，珠江下游地区饮用水安全保障工作实现了从"安全饮水"到"优质饮水"的突破和升华。

2）水专项在珠江下游地区进行饮用水安全保障技术的系统集成创新，提高了技术应用水平。依托水专项科技创新，在解决饮用水重点难点问题的基础上，珠江下游重点城市的饮用水安全保障工作逐步完成了"湾区质量""湾区标准"的特色化工作，在充分借鉴、吸收水专项科技成果的基础上，逐步构建珠江下游地区饮用水质量保障标准体系，提高了技术应用水平。

　　3）水专项针对粤港澳大湾区的城市供水安全开展了前瞻性研究，增强了技术储备。水专项的实施，促进深圳市、广州市、佛山市等城市进一步加强与国内外交流合作，促进当地管理人员和技术人员及时掌握了解国际、国内饮用水安全保障技术发展动向、前沿热点和难点问题，结合珠江下游地区实际，通过科技研究，在新兴污染物（碘代消毒副产物、PPCPs 等）检测与控制、深度处理工艺选型、管网智慧运维（漏损控制）等方面开展了前瞻性研究和技术储备。

　　4）水专项推动城市实施供水系统运行管理创新，实现管理能力跨越式发展。通过水专项的实施，依托供水系统全流程水质风险评估与管控技术，深圳市已实现供水全流程的系统化、智能化、科学化管理，全面支撑运行管理水平与能力的跨越式发展，形成了一条具有深圳特色、适合现代化城市的饮用水安全保障技术路线。深圳市的探索和实践，将引领城市供水行业进一步提升精细化管理水平，以水质管控提升为目标，以系统化、科学化、智能化管理技术为核心，实施全链条管理、智慧化管理和规范化管理，支撑城市自来水向更高品质发展目标的实现。

第2章 北京市饮用水安全保障科技成果综合示范应用成效

北京地处海河流域，是一个水资源严重短缺的超大型城市。在南水北调中线工程通水之前，北京市城市供水水源中地下水占相当大比例，市区供水系统中的地下水厂和市区自备井供水系统的水源井开采量之和约占到市区总用水量的60%。降雨量的减少和近40年的持续开采使地下水得不到充分的补给，导致地下水位的急剧下降，近年来不断引发地面下沉等水文地质问题。为了解决北方水资源紧缺的问题，国家实施了南水北调工程。南水北调中线工程是解决北京市水资源紧缺的根本措施，对于提高城市供水保证率、改善城市水环境、保证经济社会可持续发展具有重要意义。南水北调中线工程于2014年年底通水运行，北京市区南水取用水量占到总供水量的70%。随着南水北调中线工程逐步发挥作用，连同北京市现有的地下水和地表水，供水水源将呈现出多样性和复杂性。在缓解水资源紧张的同时，也给现有水处理技术、工艺提出了挑战，影响安全供水的因素越来越复杂。基于多水源的新常态供水格局，开展系统性的研究，科学有效配置水资源，实现地表水、地下水和外调水的联合调配，建立应对不同水源水质的处理技术和运行方案，对切实保证城市供水安全具有重要意义。

2.1 水专项实施前城市供水情况

2.1.1 不同水源的水质问题

在南水北调中线工程通水之前，北京水资源主要来自平原地区地下水和官厅、怀柔、密云三大水库。由于常年缺水，南护城河、通惠河水质恶化，地下水水源补给区受到污染，加上地下水的超量开采，造成地下水水位严重下降，水源水质也出现了不同程度的恶化。部分以地下水为水源的供水厂由于水源井的总硬度、硝酸盐、放射性等水质指标超标而被停止使用，致使此类供水厂的供水能力下降。

官厅水库曾是北京城市生活及工业用水的主要来源。然而，在经济发展中由于缺乏充分的水环境保护措施，水库受到严重污染，且水库上游用水增加，入库水量逐年衰减，1997年，官厅水库不再作为饮用水水源。密云水库是首都城市生活供水的主要地表水源，水质整体上为Ⅱ类水体。但是，由于水量减少，水库的自净和更新能力下降，部分水质指标达不到Ⅱ类水体标准。早在1995年第九水厂启用密云水库水源时，密云水库的水质是贫营养型，当时密云水库的藻类主要以硅藻为主，其中小环藻和栅藻居多，浮游动物有少量的轮虫。而 2000 年和 2001 年调查结果显示，密云水库库区水体的营养特征为浮游植物响应型，浮游植物的群落结构为硅藻－绿藻型，浮游植物细胞密度达 376.20 万个/L，垂直分布现象比较明显。浮游植物中，中营养型指示种占优势，但也出现了一些富营养型指示种。营养状态指数综合评价表明，密云水库水体为中－富营养型。2002 年密云水库首次暴发大面积蓝藻水华，以密云水库为水源的供水区域出现水质异味。伴随着藻类的增长，藻类次生代谢产物 2-甲基异莰醇等浓度出现明显的季节性上升，嗅味问题严重，成为北京市近年来主要水质问题之一，由此导致的居民投诉较多。

自南水北调水进京后，南水便成为北京市的主要水源。南水水质稳定达到《地表水环境质量标准》GB 3838—2002 Ⅱ类，但由于 1200 多公里长距离输送，中线总干渠出现了浮游藻类、着生藻类以及淡水壳菜异常繁殖问题，对沿线供水厂的运行构成了较大影响。这是南水北调供水设计阶段所未预料的。南水北调中线工程为混凝土基质的人工水渠，具有跨流域、跨气候区、超长距离等特征，其水生态环境显著不同于湖泊水库河流等水体。面对藻类大规模的异常繁殖问题，沿线水厂缺少前期的基础研究、技术储备和相应的应急处置措施，成为中线受水区城市水质安全保障与管理的一个重要制约因素。

在多水源供水格局下，不同水源的水质特征差异也较大。不同水源切换使用时，水厂出厂水对管道的腐蚀性不同，容易引起金属管材腐蚀产物释放，导致龙头水色度升高。出厂水中的残余颗粒物在管网中的累积，以及溶解性铝、铁、锰等金属元素在管网中的析出沉淀，是管网沉积物形成的直接原因，也是导致龙头水浊度和色度升高的重要原因。在南水进京之前，对多水源供水格局下管网输配过程的水质稳定性还缺乏全面、深入的理论认识，也尚未建立起水厂－管网协同控制的龙头水水质保障理念，对实现龙头水稳定达标仍缺乏足够的理论和技术支持。

2.1.2　城市安全供水技术需求

1. 多水源格局下水厂适应性净水技术需求

南水北调中线干渠通水运行以来，藻类种类、数量和生物量快速响应，生态环境改变，群落出现单一优势种，优势度和生物量居高不下，呈现出明显的藻类异常繁殖特征。春季浮游植物细胞密度曾高达 3×10^7 个/L，着生藻类在特定渠段快速繁殖、衰老脱落并上浮聚集，这些问题对沿线自来水厂的处理工艺造成巨大压力。藻类异常繁殖增加"水华"风险，藻类沉积导致底泥大量淤积，底泥污染物释放会产生二次污染，给干渠供水安全造成潜在威胁。在春夏季，南水水源中的优势藻种硅藻，会导致水厂混凝剂和预氧化剂用量增加。虽然滤池可以截留硅藻，但也会导致滤层严重堵塞，给净水工艺稳定运行带来了很大影响。另外，在春季南水水源中出现的绿藻门水绵藻，其宽度在 $10 \sim 100~\mu m$ 之间，长度可达数厘米，容易在滤池表面形成泥毯，导致滤池反冲洗周期严重缩短。因此，根据南水水质特点，建立应对南水水源水质的处理技术和运行方案，对切实保证受水区城市的供水安全具有非常重要的现实意义。

水厂净水技术主要是在人为控制下实现水质转化。通常在水厂工艺确定后，运行方式即成为固定模式。在南水进京初期，由于对工艺运行变化缺少深入的技术分析，水源水质和工艺运行互动的技术措施不足，导致水厂能耗提高、产水水质不稳定。后期，随着水厂积累的工艺运行参数及水质数据越来越多，水厂可基于大数据分析与挖掘的方法指导净水工艺及时调整并优化运行。这对于水厂最大限度地降低水质风险和节能降耗具有重要意义。因此，在多水源格局下，急需提出一套与水源水质互动、工艺流程灵活的净水技术体系，提高对复杂水源水质的适应性。

2. 水厂-管网协同控制技术需求

北京市作为超大型城市，供水管网规模庞大，管网结构复杂，管材类型多样，加之多水源、多水厂、多工艺的供水格局，给饮用水安全保障带来很大的挑战。其中一个主要的问题是对水厂出厂水在管网中的水质变化规律认识还不够深入，对水质化学和生物稳定性的相互影响机制缺乏系统性的研究，龙头水难以实现长期、稳定达标。目前，受管网水采样布局、采样频率和取样方法等的限制，对龙头水存在的主要水质问题掌握不够全面，对制约龙头水达标的主要因素有待深入研究。此外，管网水水质监测数据还未实现与既有管网地理信息系统（GIS）的整合，不能实现管网水质有效监控及对污染追踪和预警的目的。因此，在以往研究的基础上，有必要进一步针对北京市多水源、多水厂、多工艺供水格局下的出厂水水质特征进行研究，系统分析影响龙头水稳定达标的风险因素，明确不同类型出厂水在管网输配过程中的化学和生物稳定性，构建包括二次供水在内的水厂-管网协同的水质稳定控制集成技术，这将为实现龙头水水质稳定达标并进一步提升水质提供必要的科技支撑。

3. 管网调度和漏损管控技术研究需求

大型城市供水管网系统布局和运行状态复杂，对供水管理部门的日常监管和运行维护带来了挑战。根据管网拓扑结构、管段属性信息、管网物理边界条件、水厂运行等参数建立的管网水力分析模型，可以模拟不同参数变化对复杂管网系统运行状态的影响，为管网实时运行调度提供有力参考，是复杂供水系统管理和维护的必要手段。城市供水系统能耗巨大，传统经验调度方法已经不能适应现代社会发展的需要，亟需开发智能的优化调度技术，满足降低供水能耗、减少漏失量等需求。管网漏损包含了多个方面的原因，如管道破损造成的真实漏失、计量误差和计量方式造成的水量损失等。如何准确定量管网的真实漏失与计量损失，并挖掘其与管网特征及运行压力之间的关系，是认识管网破损和漏损普遍规律以及开发管网漏损高效控制方法的基础。目前在这方面，国外的研究结果无法直接套用，而国内的研究结果尚不成熟，因此有必要继续开展深入的研究。

2.2　饮用水安全保障科技成果

2.2.1　南水北调长距离输水水源水质保障控制技术

自 2014 年 12 月通水到 2021 年 7 月 19 日，南水北调中线工程已经累计向沿线城市供水达 400 亿 m³，生态补水为 59 亿 m³，直接受益人口达到 7900 万人，社会、经济和生态效益巨大。

自中线通水以来，南水水源水质稳定在《地表水环境质量标准》GB 3838—2002 Ⅱ 类及以上，水质安全是有保障的，但存在风险隐患。其中包括总干渠藻贝类异常繁殖对沿线水厂产生的影响，以及跨渠桥梁危化品运输构成潜在的污染风险。这些问题在南水北调工程规划设计及"十一五""十二五"期间相关科研工作中缺少系统深入的研究。

为保障中线水质安全，提高供水保证率，需开展以下几个方面的研究工作：进一步认清藻贝类异常繁殖规律，建立完善藻贝类异常增殖防控体系；优化水质监测网络，健全水生态监控系统；开展水质预测预报，提升水质预警水平；强化应急响应及水质水量联合调控技术研究，进一步构建应急防控体系；建立多部门水质信息共享机制，提高水质协同保障能力；研发南水北调中线输水水质预警与业务化管理智能平台，完善中线干渠水质水生态安全保障体系。"十三五"水专项针对上述科技需求，开展了技术研究工作，取得了具有指导作用的科研成果。

1. 揭示了中线总干渠藻贝类时空分布规律及关键驱动因子

基于形态学和分子生物学数据，水专项科研团队系统揭示了总干渠藻贝类时空分布规律：硅藻—绿藻是中线干渠的主要优势种群，夏季以绿藻—硅藻—蓝藻为主，其他季节以硅藻—绿藻为主，春夏季是藻类异常繁殖季节；藻类及淡水壳菜幼虫密度呈现增加趋势。中线总干渠人工生态系统处于初建期，生态系统结构不完善是藻贝类异常繁殖的关键因素。研究人员通过野外原型观测、数值模拟、室内实验和生态调查评估，辨识了流速、水温、pH、营养盐、鱼类和浮游动物等藻贝类繁殖的关键因子。研究发现，当水质优于《地表水环境质量标准》GB 3838—2002 Ⅲ 类水质标准，且流速大于 0.8m/s 时，可有效抑制藻贝类异常繁殖。

2. 研发了藻类智能在线监测成套设备和风险源识别设备，完善了水质监测网络体系

针对中线干渠藻类在线监测需求，基于深度神经网络特征学习和专家知识辅助，科研人员自主研发了包括进样、成像、智能识别、分析统计等全流程自动化浮游藻类智能在线监测设备，实现了 40 余种藻类优势种的自动识别，藻密度监测精度达到 70％ 以上。基于机器视觉和多光谱特征识别方法，科研人员自主研制了着生藻原位在线监测设备，首次实现了着生藻生物量、生长高度、覆盖度等指标的在线监测。针对跨渠桥梁危化品运输及人为风险行为，科研人员研发了基于机器视觉的风险源自动识别技术，实现了突发事件的快速报警，危化品运输车辆及风险行为识别准确率达 90％ 以上，并在中线干渠的东水峪公里桥开展示范应用 3 年以上。基于超高分辨率傅里叶变换离子回旋共振质谱仪，水专项支撑建设了中线干渠水质微观检测实验室，实现了中线干渠特有的 27 类、291 种风险物定量定性快速检测，解决了总干渠不明风险物快速识别难题。基于四个营养级生物的毒性测试研究，研究人员通过系统研究，给出了四个营养级生物对典型污染物的报警阈值，有机融合其在综合毒性测试中的优点，集成创新提出了基于四个营养级生物的联合预警技术。该技术能够有效缩短预警时间、提高预警灵敏度。针对中线总干渠现有水质监测能力现状，研究人员还通过系统分析研究，优化了常规监测断面，增设了藻类、贝类、地下水监测断面。结合人工巡查、视频监控、多源生物联合预警，水专项优化完善了南水北调中线干渠沿线日常、应急状态的水质监控网络体系，全方位保障中线干渠输水水质安全。

水专项的科研人员，针对南水北调明渠输水的特点，研发了水动力水质高精度仿真模型及预警预报技术；针对闸泵群动态调控下的水动力水质仿真及预测难题，构建了机理与数据双重驱动的水质预测方法，研发了中线干渠全线一维、局部三维水动力水质数值模拟模型和基于长序列监测数据的常态输水水质指标深度学习网络模型。这些技术的应用，可快速准确模拟不同工况下干渠全线水动力指标（流量、水位等）和总氮、总磷、高锰酸盐指数等 8 项水质指标及藻密度的时空变化，实现了中线干渠 13 个水质监测站、12 项指标未来 3d 的变化趋势预测预报，水质预警准确率高于 90%。研究人员还针对长距离明渠调水工程输水线路长、沿线风险源众多等问题，提出了基于数据同化方法和反向概率替代函数的多点溯源模型，对多个未知污染源在源强、位置及泄漏时间的识别误差分别小于 1%、2% 和 5min；建立了基于量纲分析的突发水污染扩散特征参数快速预测方法，实现了总干渠 60 个渠池主要参数预测误差小于 20%，污染物到达时间预测误差仅为 18min。

水专项科研团队研发了中线总干渠突发水污染事件多阶段应急调控及原地异地处置技术。针对突发水污染现有调控方式停水时间长、弃水多的问题，基于闸群分区多阶段水质水量联合调控模式，提出了事故段精准退水、上游段优化压减调水、下游段分区分级供水的精准调控策略；研发了沿线 26 个典型退水区段二维水动力水质仿真及异地处置模型，实现了多重风险物处置措施在线生成和影响范围、处置效果的实时精细评估；集成了水量水质联合调度技术、原异地结合技术，建立了总干渠水污染和水生态应急调控及处置预案，快速确定应急事件的类型及等级，并及时采取有效的应急调度措施，实现应急处置时重要供水目标不断水，供水保证率由 94% 提升至 100%。

针对藻贝类异常繁殖问题，研究人员建立了水力调控、生态调控、物理调控和工程处置多途径成套防控技术体系。在水力调控方面，研究人员开发了耦合非恒定流的串联闸群水力优化调控模型，提出了降水位、提流速两种策略下的水力分区调控技术，实现了调控区流速平均增幅 0.45m/s，水位最大降幅达 0.8m，抑制了调控区浮游藻类和着生藻生长。在生态调控方面，研究人员基于中线总干渠生态系统食物网精准诊断结果，提出增加浮游动物和滤食性鱼类控制藻贝类繁殖的生物操控策略，在 20km 的示范渠段内优选三角鲂、青鱼等 7 种鱼类，可降低着生藻密度 50% 及以上、淡水壳菜幼虫密度 70% 及以上，并研发了水芹、美人蕉、空心菜等多种植物生态浮床，实现着生藻类生物量削减 20%。在物理处置方面，研究人员研发了基于高压脉冲放电处理藻贝类技术，高压脉冲放电对淡水壳菜幼虫的杀灭率超过 90%，藻类去除率可达到 70% 以上。在工程处置方面，按照因地制宜、系统处置思想，研究人员研制了全断面拦捞装置、底泥清淤装置、边坡清理装置、分水口拦漂导流装置、纳米微气泡混凝气浮收集装置、沉藻池等设备设施，构建了"拦、捞、清、导、沉、控"工程防控技术，实现示范水域的藻类密度同比下降 30%。

水专项科研团队还面向中线干渠输水水质和生态智慧管控需求，构建了中线干渠水质信息共享机制及水质预警与业务化管理平台。通过水情/工情/水质/生态/物资等多源异构数据的高效汇聚、巡查管理/物资管理/信息云平台等多业务系统有机融合，以及预报/预警/调控/评价多模型标准化集成，研发了中线干渠输水水质预警与业务化管理平台，实现了水质在线监测管理、预警预报、水质水量联合调控、风险应急管理、数据共享及水质业务全流程智慧化管理。以服务用户为导向，实现与国家城市供水全过程监管平台和北京市自来水集团智慧供水综合管理平台的对接，并提供其他平台数据服务接口、数据查询界面等多种数据获取方式，共享中线总干渠 12 个自动监测站的电导率、叶绿素等 7 项指标实时监测数据、30 个人工监测断面的常规 21 项指标及水厂原水水质信息，有效提升了沿线水厂对中线干渠水源水质的获知和协同保障能力。

2.2.2　南水北调水源水的水厂适应性处理技术

1. 南水北调水源及供水系统微生物风险识别技术

"十一五"期间，为了做好南水进京后水质风险管控的各项预案，水专项科研人员基于微生物核糖体 RNA 的分析方法，结合国际上最先进的高通量测序技术，建立了饮用水中微生物群落和活体细菌的分子识别技术。与传统分子生物学方法相比，高通量测序技术的精度和分辨率更高，不仅可以检测到样本中的优势种群，还可以检测到微量的劣势种群，甚至极度稀少的微生物。同时，水专项的研究人员还建立了活性炭生物膜三维成像技术，采用激光共聚焦扫描显微镜对活性炭生物膜进行三维立体扫描，精度为 10nm。通过建立的饮用水中细菌群落和活体细菌的分子识别技术，系统分析了水源、工艺和管网的微生物群落结构。研究表明，丹江口水样没有发现特殊种类的致病菌，说明南水进京后引发致病菌危险率较低。

同时，在水厂处理工艺方面，水专项科研人员针对南水来水后水厂工艺的适应性进行了研究。研究结果表明，北京某水厂的处理工艺中，α、β、γ 三种优势细菌的相对丰度在活性炭池进出水中变化较小。其中，α 和 γ 变形菌纲在出水中丰度极低，说明水厂处理工艺能有效去除这两大类细菌；而 β 变形菌纲的丰度在出水中显著升高，其相对丰度高达 90% 以上，说明这类细菌具有抗氯性，加氯消毒并不能有效灭活这类细菌。水厂清水池中含量最高的细菌为鞘氨醇单胞菌，且该细菌在出口端的相对丰度显著高于入口端，说明该菌具有很强的抗氯性。研究发现，紫外消毒对该菌的灭活效果较好。

通过该项研究，科研团队明确了南水北调水源地与受水区水源水中的细菌群落的差异。该项成果对预测南水北调通水后微生物发生迁移的规律及其潜在风险提供了数据支持。同时，成果对评价活性炭工艺去除微生物的效果提供了有效的数据支撑，为受水区水厂应对多水源切换时，保障微生物安全性和消毒工艺选择、升级、改造等工作奠定了理论基础，为评价受水区水厂现有水处理工艺对多水源供水的适应性提供了参考。

2. 多水源水质条件下无脊椎动物、嗅味、有机物的水厂处理技术优化

"十一五"期间，为考察北京市水厂净水工艺和供水管网对南水北调水源水的适应性，水专项科研人员在丹江口搭建了一座中试研发平台，对南水北调水源与北方水厂处理工艺

的适应性进行试验研究。平台现场如图 2-1 所示。依托研发平台，着重对丹江口水源水的预处理技术、滤池反冲洗方式以及臭氧-活性炭联用工艺等方面进行研究。科研人员基于 34 种不同组合工艺流程的中试试验结果，选择出与北京市现行水厂工艺相结合的、针对多水源水质条件下无脊椎动物、嗅味、有机物去除的多项处理技术组合工艺。具体研究结果如下：

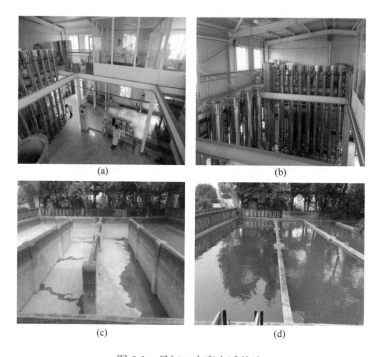

图 2-1　丹江口水库中试基地
（a）研发平台全景；（b）中试实验装置；（c）水库调节池内部结构；（d）水库调蓄池

1）丹江口水源水质条件下，常规处理工艺出水水质能够满足《生活饮用水卫生标准》GB 5749—2006 的要求。但是对于多水源水厂设计，应充分考虑最不利水源条件及工艺适应性，增加预氧化和粉末活性炭吸附等预处理措施，或增加臭氧-活性炭深度处理工艺；对于可能存在的沿途污染和生物迁移等问题，可预留适当的强化应对措施。

2）南水北调中线干渠建成通水后，南方水厂处理系统中常见的无脊椎动物（包括沼蛤和大型蚤等）可能会严重影响中线干渠沿线水厂水处理工艺的正常运行。科研团队制定了集强化常规工艺、药剂氧化杀灭于一体的无脊椎动物防治及控制措施：针对沼蛤的问题，可以在水厂投加二氧化氯量为 0.4～0.6mg/L，同时在反应池设置格栅，可以实现完全去除；针对剑水蚤，维持水中余氯浓度为 0.8mg/L（接触时间为 3h）或臭氧浓度为 0.4mg/L（接触时间为 8min）的条件，可以实现完全灭活。

3）针对南水北调水源中的剑水蚤、嗅味等问题，水专项科研团队研究了集强化常规工艺、药剂氧化（预氯化、臭氧氧化）、粉末活性炭吸附于一体的杀蚤除臭综合控制技术，为第九水厂、第三水厂、田村水厂制定了技术运行方案和工艺参数，并在调用河北应急水源期间保障了出厂水的水质安全：氯投加量为 2.0mg/L（或臭氧投加量为 0.5mg/L）、粉末活性炭投加量为 20mg/L。

4）通过系统性研究，科研人员确定了多水源水质条件下水厂活性炭池优化运行方案。通过对活性炭池反冲洗结束后的浊度、异养菌（HPC）等指标进行长期监测，研究提出运行优化建议，即在活性炭池反冲洗结束后排放 30min 初滤水。该运行方案实施后，活性炭池出水异养菌趋于稳定，活性炭出水浊度可降至目标值。另外，通过对不同炭龄活性炭池进出水水质（消毒副产物前体物、UV_{254}、COD_{Mn}、MIB、生物遗传毒性）进行长期监测和分析，提出了活性炭使用年限可由目前的 3 年换炭周期延长至 5 年的运行方案，从而节省制水成本。研究人员还利用高通量测序方法分析了不同炭龄活性炭上微生物群落结构，发现炭龄对细菌群落的影响较小，微生物种群比较稳定。另外，该研究发现丹江口水源和密云水库水源水质条件下活性炭上细菌群落相似度很高，调水后丹江口水源对活性炭池的运行影响较小。

5）研究人员提出了多水源条件下的主臭氧接触池臭氧投加方式的优化方案。具体如下：当采用气液逆流运行、三段曝气（投加比为 3∶3∶1）、水力停留时间为 12min 时，臭氧传质率最高。

3. 适应水源水质特征的混凝剂双药智能投加管控技术

南水北调水源进京后，水源中浮游植物较本地密云水库原水的浮游植物明显增加。为了提高水厂运行效率，水专项科研团队对以南水北调来水为水源的水厂运行数据进行系统分析，提出了适应南水水质特征的氯化铁（$FeCl_3$）和聚合氯化铝（PAC）双药智能投加管控技术。

1）双药投加残余铝控制措施。水厂在混凝阶段投加聚合氯化铝（PAC）后，末端出水有残余铝超标的风险。针对此问题，科研人员系统诊断了残余铝超标风险产生的内在原因，分析残余铝在工艺全流程的变化规律，发现砂滤池和活性炭池去除的残余铝以颗粒铝为主。针对该发现，科研人员进一步研究水体中天然有机物的成分、结构特性，揭示了饮用水中残余铝的形成机制。研究人员通过紫外－可见差分光谱法的检测发现，残余铝的赋存形态不仅与水中的 pH 有关，还与天然有机物的活性基团含量有关，进而通过系统实验研究，提出了以氯化铁（$FeCl_3$）和聚合氯化铝（PAC）双药投加为核心的残余铝控制技术措施。

2）构建适应水源变化的混凝剂双药智能投加模型。科研人员发现，投加双药控制残余铝时，随水源水质季节性变化，双药投加的比例具有不确定性。水厂多依赖人为经验判断和实验室烧杯实验。为解决该问题，提高水厂精细化管理水平，科研人员研发了混凝剂智能投加管控技术。通过将水厂上百万条数据激活，将在线数据和人工数据结合，判断影响混凝剂投加的因素，对水厂水质数据、工艺运行数据与混凝剂投加量等进行相关性研究，分析数据之间关系的权重，从而确定输入特征值和输出特征值。在此基础上，科研人员对神经网络、随机森林、XGBoost、支持向量机和多元回归等 5 种算法进行优选，构建包括单药模型、双药模型及季节性差异模型等 30 余种混凝投药模型，最终形成适宜南水水源的混凝投药智能模型。经过实验验证，模型的敏感度高、稳定性强，模拟结果和实测结果对比分析如图 2-2、图 2-3 所示。例如，在 2021 年汛期，南水水质浊度大幅升高。在此情况下，模型给出了即时的预测，为水厂混凝剂投加提供了参考。

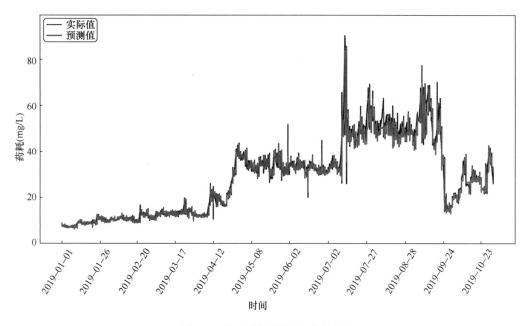

图 2-2　模型对氯化铁的预测效果

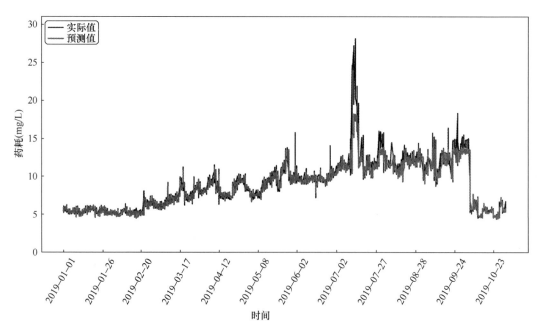

图 2-3　模型对聚合氯化铝的预测效果

3）研发"智慧水厂精准投药及数据治理管控平台"。为满足水厂应用投药模型的技术需求，水专项科研人员研发了集数据治理与模型预测于一体的"智慧水厂精准投药及数据治理管控平台"。该平台可实现三种功能：一是针对水厂在线仪表异常数据较多的问题，将数据治理实时反馈到模型，提高模型精度，可对仪表采集的异常数据或人为错误录入数据进行实时修正、填补，解决了智能模型应用的一大困境；二是模型应用过程中可根据水厂需要进行自动投药和辅助决策两种模式的切换，并可实时调整加药频次，对历史加药量和出水水质进行动态比较，以便决策；三是水质数据分析模块可实时展现水厂各单元出水水质的变化规律，给出即时预警，第一时间为管理层提供精准分析。

4. 水厂消毒副产物控制技术

1）基于大数据挖掘的多级氧化工艺控制技术。南水北调水在长距离输送过程中，多为明渠输水，光照充足，易大量滋生藻类。为了解决藻类污染问题，沿线水厂往往通过多点投加次氯酸钠的方法去除藻类。但是，预氯化会导致消毒副产物的产生。为了科学合理地控制藻类，科研人员研发了"基于大数据挖掘的多级氧化工艺控制技术"，通过深入分析南水水源运输过程的水质变化特征和长达 5 年的水厂运行数据，研究水厂各类工艺单元生成三氯甲烷的变化规律，提出应对南水高藻问题、控制消毒副产物超标风险的同步控制技术，形成了预氧化优化策略和主臭氧季节性应变投加方案，保障了水厂的平稳运行。该方案于 2021 年应用于北京市某水厂，在确保出水水质合格的前提下，三氯甲烷浓度下降了 60%～70%。多级氧化工艺控制技术提升了水厂控藻的精细化和靶向性。

2）水厂工艺中三氯甲烷变化规律解析。科研人员以水厂机械加速澄清池（机加池）为研究对象，结合其长期运行数据，对预氯化条件下机加池底泥对三氯甲烷生成量的影响进行评价。科研人员从控制消毒副产物的角度，确认并量化了机加池存在内源性污染的问题。在预氧化投加次氯酸钠条件下，机加池出水中三氯甲烷的来源可分成三部分，即水中天然有机污染物、藻类以及机加池底泥。研究发现，由于富集藻类等污染物，底泥对出水中消毒副产物三氯甲烷具有一定的贡献率，但产生量并不稳定，在 13%～39% 之间波动；另外，随着机加池内污泥沉降比的增长，出水中三氯甲烷的浓度呈上升趋势，两者呈高度正相关，相关系数为 0.78，如图 2-4 所示。

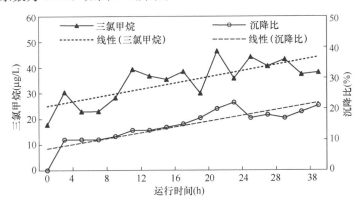

图 2-4　机械加速澄清池底泥对三氯甲烷的影响

3）预主臭氧季节弹性投加技术。研究发现，预氯化投加量过高，容易引起消毒副产物超标的问题。有条件的水厂通常采用预氯化和预臭氧组合投加的形式。但是，如何对两种工艺进行优化组合，是水厂运行的难点。科研人员采用聚类分析的数理方法，利用水厂历史数据，研究提出次氯酸钠消毒和臭氧消毒的组合技术解决方案，具体为：NaClO 投加量小于 2mg/L 时，预臭氧投加量在 0.5mg/L 左右，研究发现，该参数尤其适用于秋季；NaClO 投加量大于 2mg/L 并小于 4mg/L 时，预臭氧投加量宜小于 0.5mg/L；NaClO 投加量不宜大于 4mg/L，若大于 4mg/L，则不必进行预臭氧。

4）臭氧-活性炭滤池联用是目前水厂常用的深度处理工艺模式，但是，臭氧的使用存在安全管理问题和高电耗问题。因而，臭氧是否必须开，是否需要持久开，这个问题是值得探究的。科研人员深入分析水厂历史数据，通过对比实验，发现规律如下：由于南水北调水源水体的可生化性较高，臭氧对提升活性炭滤池去除有机物的作用甚微。但从生物安全性的角度，借助高通量测序等分子生物学技术解析，发现在夏季高温期，主臭氧对降低活性炭滤池微生物泄漏风险有积极作用。因此，研究人员建议水厂采用季节性弹性投加的方式，臭氧投加作为应急备用工艺，宜在夏季投加，可以有效降低水厂能耗。

5. 多水源条件下机械加速澄清池优化运行技术

1）机械加速澄清池（简称机加池）絮凝污泥实时诊断技术。多水源条件下，大城市水厂运行过程中原水水质、水量都有可能发生较大幅度变化，导致机加池内絮凝污泥的沉降特性变化频繁，排泥策略更换不及时。针对此问题，科研人员提出了机加池絮凝污泥实时诊断技术。该技术的核心控制参数为"最佳沉降比"。通过高频率监测机加池的沉降比，并经过计算得到一个当前机加池运行状态下最适合的沉降比数值，即"最佳沉降比"。以此作为控制指标替代人工经验估计值，指导机加池排泥策略并根据水源变化而及时调整。该项研究使机加池控制模式由人工经验转向数据支持。在此项技术基础上，研究人员还开发了"沉降比自动分析装置"，实时监控机加池污泥沉降比数值，替代传统人工检测。

2）机加池低温低浊期强化沉淀技术。针对低温低浊时期机加池絮凝沉淀问题，科研人员研究使用聚丙烯酰胺（PAM）强化沉淀的方法，提高反应区污泥浓度，控制泥层上翻，降低排泥能耗。研究发现，PAM 与高浓度回流污泥混合可使污泥颗粒结成较大的絮体，能够加快絮体的沉降速度。在同样的进水量负荷下，该项技术能够提高反应区污泥浓度，并使得排泥浓度增加，既有利于增强混凝效果，又可以提高排泥效率，减轻排泥压力。

6. 超滤膜组合工艺优化技术

1）超滤膜工艺组合及运行研究。首先，科研人员依托北京和丹江口水库中试基地，研究了活性炭滤池、超滤膜单元工艺组合，比较不同组合的优缺点及其影响因素。通过对不同组合工艺下的水质安全、运行稳定性、经济性等方面进行综合评价，科研人员分析确定，在南水北调北京受水区的自然条件和水源条件下，"原水＋混凝沉淀＋臭氧＋活性炭＋超滤"是最优组合顺序。该工艺中的"臭氧-活性炭"深度处理工艺可有效降低膜污染，提升膜使用寿命。其次，研究人员筛选确定了压力式超滤膜和浸没式超滤膜的选型方案，通过系统研究膜材质、膜孔径、膜面积等影响因素，以及膜运行控制参数对组合工艺处理效果的影响，提出包括运行通量、物理清洗、化学清洗等过程的超滤优化运行方案。此外，科研人员探明了多水源水质条件下臭氧-活性炭和超滤膜组合工艺中超滤膜污染特性，形成了膜污染控制技术。研究成果在北京郭公庄水厂进行示范，水厂采用"原水＋混凝沉淀＋臭氧＋活性炭＋超滤"工艺组合，超滤膜为压力式，设计通量 $45\sim60L/(m^2 \cdot h)$。

2）深度处理与超滤膜工艺组合工艺顺序比较。科研人员通过丹江口和北京两个实验基地的中试系统，比较了"混凝＋沉淀＋臭氧＋活性炭＋超滤"（"炭＋膜"）和"混凝＋沉淀＋超滤＋臭氧＋活性炭"（"膜＋炭"）两个工艺组合在过滤性能、膜污染特征、炭吸附性能等方面的表观和运行成本。在膜过滤性能方面，通过考察出水的浊度、COD_{Mn}、异养菌数（HPC）等水质指标，发现"膜＋炭"工艺的出水水质存在浊度和微生物升高的风险。在膜污染特征方面，"炭＋膜"工艺中活性炭可以使膜的沉积阻力下降了 77％，还可吸附色氨酸类蛋白质和腐殖酸等有机物，使膜的孔堵阻力下降 90％。活性炭作为膜的前置处理工艺，可以减缓膜污染。在活性炭吸附性能方面，对于"炭＋膜"工艺，活性炭单元负荷增加，吸附性能下降较快，但仍能依靠生物作用对有机物进行去除。在运行成本方面，统筹考虑混凝药剂费、预氧化药剂费、膜清洗药剂费、膜更换费用和活性炭再生费用等，"炭＋膜"具有经济优势。基于以上分析，针对南水进京后的深度处理工艺组合，科研人员研究提出"混凝＋沉淀＋臭氧＋活性炭＋超滤"是最优组合顺序。

3）超滤膜的选择与优化运行方案。科研人员分别以北京密云水库和湖北丹江口水库作为研究对象，开展了超滤膜中试试验，研究了不同运行方式、不同材质超滤膜的性能，其中浸没式包括 PVC、PVDF、PVDF 加强型三种材质，压力式包括 PVDF 内压式，PVDF 外压式，聚砜内压式和 PVC 内压式。科研人员综合考察了超滤膜的污染特征、运行特性、产水率、对温度的适应性等，优选出 PVDF 外压式为示范工程用膜。针对不同运行方式、不同组合工艺，科研人员分别在冬夏两季进行运行通量选择性试验。试验内容包括物理清洗试验和化学清洗试验。物理清洗优化试验主要为了确定物理清洗的主要影响因素，包括气洗强度、气洗时长、水洗强度和水洗时长等。化学清洗试验主要为了确定药剂种类、浓度及浸泡时间等参数。研究发现，以 PVDF 超滤膜为研究对象时，化学清洗的首要任务是清洗膜丝上的有机污染物，但是经过长期化学清洗后的膜丝，初滤水中的颗粒数和溶解性有机物存在升高的现象。在以上各项研究的基础上，科研人员确定了超滤膜系统设计运行参数：设计运行通量为 $45\sim60L/(m^2 \cdot h)$；在维护周期为 30d 内，压力式膜平均跨膜压差（TMP）夏天设置为 20kPa，冬天设置为 35kPa，且跨膜压差（TMP）上限设定为 100kPa。

4）紫外前置膜污染控制技术。科研人员研究了超滤膜污染控制技术，分别利用磁化、超声波和紫外三种物理措施进行同步对比试验，确定物理措施对膜污染的控制特性。研究发现，紫外可有效降低膜表面微生物污染，紫外-超滤膜表面的微生物菌落的总数和种类与其他工程措施相比有明显差异，其群落总数仅是其他两种措施的 30％，群落种类个数也明显减少。从运行效果上看，紫外因其减少超滤膜的生物污染可有效降低跨膜压差（TMP）。该技术可降低运行能耗、药耗，减少了化学药剂排放量。

2.2.3 多水源切换条件下管网"黄水"控制技术

水源切换时，供水管网会因铁元素释放而导致"黄水"问题。南水北调中线工程通水后，北京市将面临的复杂多样的水源水质。同时，水源切换的常态化将对管网水质稳定带来巨大挑战。"十一五"至"十三五"期间，水专项科研人员针对多水源格局下供水管网的水质风险预测及保障，持续开展系列技术研究，形成了管垢铁释放控制指标体系、管垢稳定性评定标准、水源切换"黄水"风险判定指数和水源切换条件下管网"黄水"控制技术方案等系列科研成果，保障了首都供水安全。

1. 硫酸盐和拉森指数的管垢铁释放控制指标体系

供水管网在长期运行过程中，由于腐蚀、沉积等原因，在管道内壁上会形成一个相对稳定的界面层，成分主要是管道腐蚀产物或沉积物。但是，当管网水质发生较大的变化时，管壁界面层的相对稳定状态可能会转化为非稳定状态。从北京城市供水经验看，当水源从地下水切换为地表水时，水体中的硫酸根浓度增加，对管网沉积物中的铁元素释放具有明显的加速作用。且硫酸根浓度越高，管网水质变化的响应速度越快。在高硫酸盐浓度水质条件下，1d 之内即会导致管网水质变化。研究人员试验发现，在硫酸根浓度小于或等于 75mg/L 条件下，管网中水质的浊度、色度和铁释放速率基本稳定，没有较大幅度的增加；当硫酸根浓度大于 75mg/L 时，管网水质的浊度、色度和铁含量均明显增加，其中铁释放速率增加值约为 $0.8mg/(m^2 \cdot h)$，浊度增加值约为 4NTU，色度平均增加量约为 20 度。

研究人员还发现，对于不同地区的管段，总铁释放速率均随拉森指数的升高而增加，两者具有显著的正相关关系，但不同地区管道总铁释放速率差异较大。基于以上研究，科研人员建立了基于硫酸盐和拉森指数的管垢铁释放控制指标评价体系。拉森指数可以作为硫酸盐浓度对铁释放影响的判别指数：硫酸根浓度小于或等于 75 mg/L，拉森指数小于 0.7，管道总铁释放量满足《生活饮用水卫生标准》GB 5749—2006 的要求，总铁浓度小于 0.3 mg/L。

2. 管垢稳定性判定标准

科研人员研究发现，在相同拉森指数条件下，不同地区管道总铁释放速率差异较大，这与该区域管道内管垢的组成和稳定性有关。为了系统研究该问题，科研人员对北京市不同水源地区的供水区管线内的管垢进行取样分析，研究管垢形态和组成，建立管垢稳定性评定标准。管网管垢从形态上主要分为三种类型。管垢类型Ⅰ：多出现在水源为地表水的管段中。腐蚀瘤状垢密集地分布于管内壁，或相邻的瘤状垢彼此相接，在管内壁上形成一层厚厚的腐蚀垢层。瘤状垢具有典型的分层结构，表层较疏松，然后是一层坚硬壳层，再下面是多孔疏松层。管垢类型Ⅱ：多出现在水源为地下水的管段中。管垢通常表面平滑，且厚度非常薄，仅几毫米或不足 1mm，没有或者只有少量瘤状垢零星分布于管内壁。管垢类型Ⅲ：多出现在水源为地下水的管段中。管道内壁瘤状垢只具有不足 1mm 厚的坚硬圆壳，内部是空心，即中空瘤状垢。

科研人员分析了不同类型管垢的形成原因，具体如下：以地表水为水源的出厂水对铁质管材的腐蚀性比以地下水为水源的出厂水强，且以地表水为水源的出厂水溶解氧和消毒剂余量较高，对于铁的腐蚀反应速率有加速作用，所以地表水水源的管网受腐蚀程度高；而通地下水的管段腐蚀程度低，管壁上大面积存在非常薄的腐蚀垢层，零星分布着少量的瘤状垢和中空瘤状垢。科研人员进一步分析管垢中晶态物质组成，发现主要组成物质为磁铁矿（Fe_3O_4）和针铁矿（$\alpha\text{-FeOOH}$），这两种物质总含量平均达到 70%。其中，地表水源的管段中，管垢中的 Fe_3O_4 与 $\alpha\text{-FeOOH}$ 的比值（M/G）平均值约为 2.1，而地下水源的管段和混合水源的管段中，两者的比值（M/G）分别为 0.5 和 0.3。研究人员发现，M/G 可以作为管垢腐蚀程度和管垢生长成熟程度的标志性参数。

3. 水源切换"黄水"风险判定指数

1）水质腐蚀性变化分析预测法

科研人员研究发现，水源切换后管网水质的变化情况与管垢的稳定性有关，而管垢的稳定性又与管网水质的腐蚀性（比如 LR 指数、溶解氧、余氯、氧化还原电位、消毒剂种类）有关，因此，可以采用水源切换前后管网水质腐蚀性的变化来判断管网产生"黄水"的风险。科研人员研究建立了水质腐蚀性判定指数（WQCR）。分别计算切换后的新水源 $LR'_{新}$ 和该点本地水的 $LR'_{本底}$，然后按下式计算腐蚀性判定指数（WQCR），见式（2-1）和（式 2-2）。

$$WQCR = LR'_{新} - LR'_{本底} \tag{2-1}$$

$$LR' = \frac{[氯离子]+[硫酸根]+[硝酸根]}{([碱度]+[硬度])(溶解氧+余氯)} \tag{2-2}$$

式中　$LR'_{新}$——切换后新水源的修改拉森指数；

　　　$LR'_{本底}$——切换前本底水源的修改拉森指数。

通过计算，WQCR 按"黄水"发生风险从低至高划分 5 个风险等级，级别划分标准为：$WQCR < -0.11$；$-0.11 \leqslant WQCR < -0.08$；$-0.08 \leqslant WQCR < -0.05$；$-0.05 \leqslant WQCR < 0$；$WQCR \geqslant 0$。

2）水质差异度分析预测法

对于服役期长的管道，其管壁及管壁内腐蚀层与输送水水质间存在稳定化学平衡。在水源切换初期，如果化学平衡不能继续保持，则可能导致沉积物中铁元素的释放量增加，从而形成"黄水"。为确定水源切换后上述化学平衡是否能继续保持，科研人员需要系统研究分析管壁材质、管壁内腐蚀层结构与水源水质间的化学反应情况。研究发现，受管壁内腐蚀层取样分析的限制，以及化学反应影响因素多的限制，无法直接判断管垢化学平衡情况，但是，可以通过比较长期输送水与新水源间水质参数的差异来间接反映管垢化学平衡情况，即水质差异度分析预测法，具体原理如图 2-5 所示。

在该方法中，科研人员综合分析溶解氧、pH、硫酸盐、氯化物、碱度、硬度和硝酸盐等多个水质指标，研究提出水质差异度判定指数（WQDI），按照式（2-3）进行计算，公式中涉及的离子浓度均以 mg/L 计：

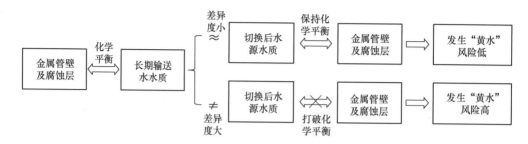

图 2-5　水质差异度分析预测法工作原理

$$WQDI = \sqrt{\begin{array}{l}\chi_1 \times (溶解氧_{本底} - 溶解氧_{新})^2 + \chi_2 \times (LR_{本底} - LR_{新})^2 \\ + \chi_3 \times (硝酸根_{本底} - 硝酸根_{新})^2 + \chi_4 \times (硬度_{本底} - 硬度_{新})^2 \end{array}} \quad (2\text{-}3)$$

式中　χ_1、χ_2、χ_3、χ_4——相应参数的权重，分别为 0.7417、0.0790、0.1307、0.0652；

$\quad\quad$ $LR_{本底}$——切换后新水源的拉森指数；

$\quad\quad$ $LR_{新}$——切换前本底水源的拉森指数。

通过计算，$WQDI$ 按"黄水"发生风险从低至高划分 5 个风险等级，级别划分标准依次为 $WQDI < 0.20$；$0.20 \leqslant WQDI < 0.25$；$0.25 \leqslant WQDI < 0.30$；$0.30 \leqslant WQDI < 0.35$；$WQDI \geqslant 0.35$。

2.2.4　超大型城市供水管网漏损管控技术

城市公共供水管网漏损控制是城市供水系统运行管理的重要组成部分。管网漏损的水量主要包括漏失水量、计量损失水量、其他损失水量三部分。其中，漏失水量是各种类型的管线漏点、管网中水箱及水池等渗漏和溢流造成实际漏掉的水量；计量损失水量是因计量表具的性能限制或计量方式改变导致计量误差的损失水量；其他损失水量是未注册用户用水和用户拒查等管理因素导致的损失水量。因此，漏损水量的降低，主要通过对以上三个方面的漏损要素进行控制。在具体工程示范中，漏失水量的控制主要有以下几个方面的措施：独立分区计量管理（DMA）的漏损评估、预警等技术的应用，缩短漏损发现时间，减少漏失水量；通过泵站运行优化与分区压力控制，降低管网冗余压力，减少漏失水量；通过管网破损评估，对老旧管线进行更新改造，消除管网破损点，降低漏失水量。计量损失水量的控制，主要通过表具计量误差分析，制定表具更新计划，将低精度的机械水表更换为精度更高的智能水表，从而减少计量损失水量。其他损失水量的控制，主要通过加强用水管理、更换智能水表，采用智能消火栓和智能井盖等方式，减少由于偷水、抄表不到位等因素导致的损失。

1. 管网漏失水量控制技术

水专项科研人员针对北京市公共供水管网漏损控制技术，开展了系列研究，主要包括管网漏失高效监测、控制方案优化、压力优化调控三个方面。

在管网漏失的高效监测方面，科研人员基于北京市供水管网管道历史破损数据，建立了管道破损与管网基础数据之间的关系模型。科研人员还收集并分析了 DMA 分区中独立计量区入口的流量数据，开发了基于独立计量区流量监测的存量漏失评估方法和新增漏失预警方法。

在管网漏失控制方案优化方面，科研人员选取不同独立计量区，开展了全面漏失检测试验，确定了不同漏失控制策略下的漏失水平，并通过成本效益分析，确定最佳漏失控制策略。

在管网压力优化调控方面，科研人员分析了北京市 728 个 DMA 和 106 个监测点的压力数据，确定了管网分区调度方案，建立了以大口径阀门调节的管网大分区规划方法，并将通过管网水力监测与模拟，确定阀门的优化调控策略。

2. 供水管网破损评估模型

供水管网破损评估模型的建设思路如下：管网破损次数直接决定了管网的漏损状况。在有些情况下，管网漏损水量并不容易得到，而日常管网检漏工作中积累的大量管网破损数据可以用于判断管网的漏损状况。管网破损与多个因素相关，漏损状况评价的核心在于建立管网破损与影响因素之间的关系。通过系统分析，科研人员建立了管网破损密度（每年管网破损次数）与管龄、管材、管径、压力之间的函数关系，见式（2-4）。

$$Br = (0.60L_1 + 0.60L_2 + 0.37L_3 + 0.71L_4)D^{-0.79}A^{0.13}P^{1.04} \tag{2-4}$$

式中　　　　　Br——破损密度，次/a；

L_1、L_2、L_3、L_4——分别为铸铁管管长、镀锌管管长、球墨铸铁管管长、其他管材管长，km；

D——按管长加权的平均管径，mm；

A——按管长加权的平均管龄，a；

P——平均管网压力，m。

利用式（2-4）所示的模型，可以对管网不同区域的破损情况进行评价，识别管网破损风险较高的区域，进而有效指导漏损监测与控制。图 2-6 给出了该方法建模所采用的数据、建立的模型以及模型对北京市供水管网破损的评价结果。

3. DMA 漏损控制策略优化

漏损控制策略优化的核心是漏损控制效益的预测，以及成本效益分析。本方法建立在前述 DMA 漏损评估方法的基础之上，其技术流程如图 2-7 所示。

图 2-7 中计算公式如下：

$$LMNF = (0.00041L_{CI} + 0.00014L_{NCI} + 0.0015N_P) \cdot A^{0.72} \cdot P^{1.4} \tag{2-5}$$

式中　$LMNF$——DMA 合理的最小夜间流量，m^3/h；

L_{CI}——铸铁管管长，km；

L_{NCI}——非铸铁管管长，km；

N_P——户数；

A——加权平均管龄，a；

P——夜间压力，m。

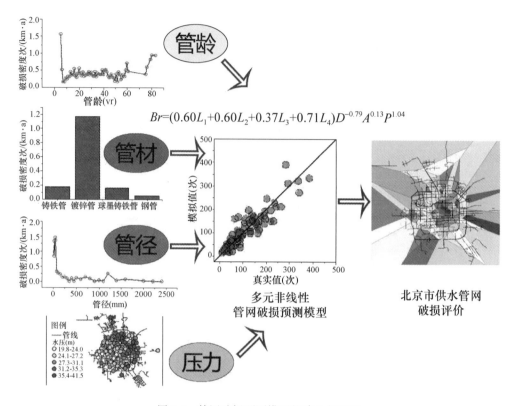

$$Br=(0.60L_1+0.60L_2+0.37L_3+0.71L_4)D^{-0.79}A^{0.13}P^{1.04}$$

多元非线性
管网破损预测模型

北京市供水管网
破损评价

图 2-6　管网破损预测模型的建立与应用

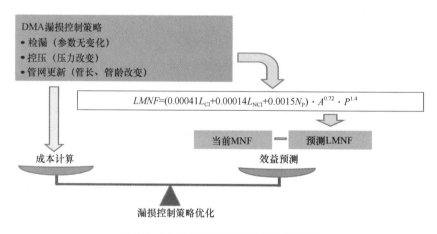

$$LMNF=(0.00041L_{CI}+0.00014L_{NCI}+0.0015N_P)\cdot A^{0.72}\cdot P^{1.4}$$

图 2-7　DMA 漏损控制策略优化流程图

具体技术步骤如下：

1）计算不同漏损控制措施下 DMA 的 LMNF。收集 DMA 的基础数据，利用 LMNF 评估模型，计算该 DMA 最低所能达到的最小夜间流量。具体的漏损控制措施包括：检漏、管网改造、压力控制。当假设采用检漏措施时，不需要改变 LMNF 模型中的任何参数，计算出来的 LMNF 即为检漏条件下所能达到的最小夜间流量；当假设采用管网改造时，LMNF 模型中的管龄和管材可能会发生变化，将变化后的数据代入模型，即可计算出管网改造后 DMA 所能达到的最小夜间流量；当假设采用压力控制时，将拟控制到的压力代入模型，即可计算出压力控制之后 DMA 所能达到的最小夜间流量。

2）计算不同漏损控制措施下所能取得的效益。将 DMA 实测得到的当前最小夜间流量与 *LMNF* 模型所评估出来的最低可以达到的最小夜间流量对比，当前最小夜间流量比 *LMNF* 高出的部分即为采取了不同措施之后所能取得的节水效果。将该节水效果乘以供水成本，则可以计算出不同漏损控制措施的经济效益。

3）成本效益分析。不同漏损控制措施的成本由供水企业的具体情况确定。利用成本除以年节水带来的效益，则可以得到每种措施的成本回收期。判断该成本回收期是否符合供水企业的预期，如果符合，则该措施可行。此外，根据成本回收期由短至长排序，则可以得出 DMA 漏损控制的优先顺序，可为供水企业未来的漏损控制措施提供依据。科研人员利用上述方法分析发现，北京市 728 个 DMA 中，123 个 DMA 需要进行检漏，61 个 DMA 需要进行控压。北京市漏损控制效益分析如图 2-8 所示。

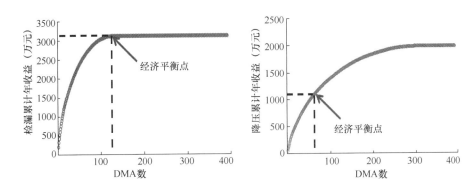

图 2-8　DMA 漏损控制效益分析

4. 基于实测压力数据空间插值的管网压力分布分析方法

管网压力在空间上的变化主要是由于区域高程变化和压力在水流动过程中的损失引起的。通常情况下，地势高的地方压力低（压能转换为了重力势能），距离水厂或泵站远的区域压力低（克服管道阻力导致水头损失）。此外，流速也会影响到压力，流速大的地方压力低（压能转换为动能）。若要精确地分析管网压力的分布情况，通常需要建立管网微观水力模型，但建模型本身是一件困难的事情，它对数据要求比较高。科研人员根据实际情况，开发了基于实测压力数据空间插值的管网压力分布分析方法，并通过该方法识别出了北京供水管网中压力偏高的区域。通过该结果指导实际工程，实施局部阀门调节，有效降低管网冗余压力。

5. 计量损失水量控制技术

管网计量损失水量是管网漏损中的重要组成部分，包含计量器具本身误差带来的损失和由于计量方式改变（一般是指抄表到户）带来的损失。为了有效控制计量损失水量，科研人员结合北京实际情况，开展水表计量误差实验，获得了不同年限、不同口径水表的误差曲线数据，结合用水模式得到表具计量误差，并根据总分表差获得管道漏失数据，进而提出水表选型、检定和更换建议，完善了整个供水的计量体系。

2.2.5 基于水厂-管网协同控制的龙头水稳定达标技术

影响供水管网水质波动的因素较多，比如季节性水源水质的变化导致出厂水水质波动、管网水力条件变化、用户用水习惯导致水龄变化、管网腐蚀产物释放等。南水北调来水后，水源水质不同，需对水厂工艺参数进行调整，由此可能会引起出厂水水质波动，继而会对管网水质的化学稳定性和生物稳定性产生一定影响。为了确保管网水质稳定，水专项科研团队进行了系统性的研究，提出了"水厂-管网协同控制"的工程技术策略。

1. 基于管网水力条件改善的优化水厂布局

结合南水北调水源水质特点和城市供水需求，北京市新建郭公庄水厂、黄村水厂和第十水厂。其中，郭公庄水厂和黄村水厂位于北京市南部，第十水厂位于北京市东部。以上三座水厂运行通水后，北京市的供水格局更加科学合理。根据水力模型计算发现，郭公庄水厂、第十水厂通水后，供水区域内平均水龄分别降低20%和30%以上，如图2-9所示。新水厂的建设运行对管网水质提升具有重要支撑作用。

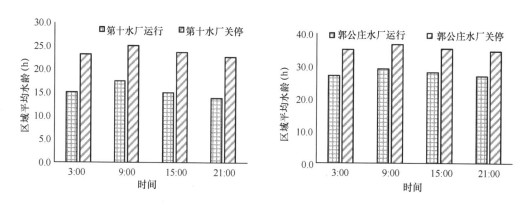

图2-9 第十水厂和郭公庄水厂运行前后区域管网平均水龄变化情况

2. 应对南水北调来水季节性高藻的强适应性净水体系

为了有效应对南水北调水源季节性高藻的问题，科研人员系统研究了水厂各工艺单元的应对措施，并提出相应的技术方案。

采用预氯化或预臭氧技术，用以提高混凝沉淀对藻类的去除效果。如采用预氯化技术，为了有效控制消毒副产物生成量，氯的总投加量控制范围为2.0~3.5 mg/L（以有效氯计）。低藻期可考虑降低预氯投加量或停止预氯化工艺。如采用预臭氧技术，预臭氧安全投量为0.5mg/L以下（臭氧投量大于1.2mg/L会导致胞内有机物大量释放）。预臭氧和预氯化可以联合使用，以此降低三氯甲烷等含碳类消毒副产物的产生，抑制含氮类消毒副产物含量升高。

科研人员从混凝剂种类、助凝剂选择上，研究提出了适宜的技术措施：混凝剂采用聚合氯化铝（PAC）和三氯化铁（FeCl₃）双药投加，在总量相同的情况下，最佳的投药顺序为先投 PAC 再投 FeCl₃。冬季时，南水北调水源出现低温低浊的水质特性，混凝反应形成的絮体较为松散，后续沉降效果不佳。研究人员通过试验，在机加池工艺单元投加助凝剂聚丙烯酰胺（PAM），以加速絮体沉降。PAM 投加量建议不超过 0.4mg/L，在此范围内，投加量越大，污泥沉降速度越快。该技术方法可起到压缩泥层的作用，使得回流的污泥浓度增加。该项技术已在郭公庄水厂进行示范应用。

3. 出厂水水质化学稳定性和生物稳定性控制技术体系

在水厂处理工艺中，如果混凝剂的投加量偏高，水厂供水区域的水质可能存在铝超标的风险。另外，如果出厂水氯投加量不足，管网末梢点或管网浊度大的区域，可能存在微生物超标的风险。在供水管网中，当温度较低（低于 20℃）、消毒剂浓度与有机物浓度较高时，则可能存在消毒副产物超标风险。针对以上问题，科研人员研究发现，出厂水含铝量、pH 及浊度是控制残余铝风险的关键指标；浊度、氯是控制管网水中微生物风险的关键指标；溶解性有机碳（DOC）浓度、消毒剂浓度和龙头水温度是控制管网水中消毒副产物风险的关键指标。

1）出厂水残余铁、铝及 pH 控制方案。科研人员研究发现，随着水中藻类浓度增加，水体 pH 随之升高，当采用次氯酸钠预氧化时，pH 进一步升高，水中溶解态铝也将增加，致使出厂水残余铝浓度升高。研究发现，水体残余铝浓度的变化趋势与原水藻密度的变化趋势基本同步，分别在 6 月和 9 月出现 2 个高峰值。实验还发现，南水北调水源水中存在一些含羧基、酚基的化学物质，这些物质可通过活性官能团络合铝，导致出水残余铝浓度升高。科研人员研究发现，臭氧预氧化、FeCl₃/PAC 双药投加法均可降低有机物的活性官能团含量，降低出厂水残余铝浓度。另外，研究发现，当出厂水总铝含量为 0.1mg/L 时，铝会发生沉降。为了避免管网中残余铝的沉积与富集，出厂水残余铝浓度应控制在 0.06mg/L 以下。另外，当水厂投加无机混凝剂（特别是 FeCl₃）较多时，容易导致水厂出水 pH 大幅度降低，这有可能引起管网中铁腐蚀产物释放，而造成水体中铁浓度增加。为了确保化学稳定性，出厂水的 pH 需要控制在 7.5～8.3 之间。

2）出厂水消毒副产物控制方案。针对原水中季节性高藻问题，采用预氯化处理时，会产生较多的消毒副产物。研究发现，以三卤甲烷为代表的消毒副产物，其浓度在"混凝-沉淀-砂滤-活性炭"处理流程中呈现逐步下降的趋势。当水温高于 20℃时，消毒副产物风险处于较低水平，而当水温低于 20℃时，DOC 值应控制在 1.7mg/L 以下，才能有效控制供水管网消毒副产物浓度达到安全水平。

3）出厂水微生物控制策略。科研人员研究发现，管网输配过程中余氯控制在 0.05mg/L 时，总大肠杆菌和异养菌满足水质标准要求，但是存在条件致病菌风险。研究表明，管网中的浊度控制在 0.3NTU 以下、自由氯消毒控制余氯为 0.2mg/L 以上，氯胺消毒控制总氯为 0.5mg/L 以上时，可以很好地控制微生物的再生。

2.3　示　范　工　程

2.3.1　水库型水源地保护与监管集成技术示范

1. 工程总体情况

针对密云水库水源地存在的面源污染、水土流失和藻类嗅味等问题，科研人员研究提出了适用于水库库区和水源涵养区的风险分区技术，构建了流域尺度治理的多元生态修复与水质改善集成技术，具体包括沟道阻滞净化技术、生态河岸防护技术、河道原位净化技术和水库生态隔离技术等，并通过以上技术应用，实现密云水库大型水源地的近自然净化和入库污染负荷削减。在密云水库水源地，科研人员通过利用高时空分辨率卫星遥感、关键区无人机多通道监测和地面监测网络等技术，构建"星-机-地"多元动态监管模式，克服传统"点"位监测不足的问题，为密云水库水源地动态监管和综合保护有效性评估提供技术保障。

2. 技术流程

科研人员研发的水库型水源地保护与监管集成技术，其技术流程为"关键问题诊断与风险分区—多元生态修复与水质改善集（小流域→沟/河道→库滨带）—'星-机-地'多元动态监测—协同监管与评估"，具体内容如下：

1）关键问题诊断与风险分区。针对水源地源头-通道-库滨带不同类型区面源污染和水土流失关键影响因素，分析不同关键区域对污染负荷威胁的响应程度，诊断和识别水源地各类型区关键问题，最终提出水库型水源涵养区风险分区。

2）多元生态修复与水质改善集成技术。针对各级水源涵养区关键问题，采用"流域尺度治理-沟道阻滞净化-生态河岸防护-河道原位净化-水库生态隔离"的多元生态修复与水质改善集成技术，通过侵蚀防治、污染阻控和生态修复，实现水库型水源涵养区的近自然净化并削减入库污染负荷。

3）"星-机-地"多元动态监测。基于"星-机-地"多元动态监测，开展水库型水源涵养区主要评价指标的实时、准确监测，为水源地综合保护有效性评估和动态监测提供技术保障，如图 2-10 所示。

4）协同监管与评估。通过对水源地保护、监测与管理的全环节、全过程集成与优化，形成对水源地的"保护-监测"协同管理与评估。

3. 工程示范技术

1）工程中应用了水库型水源涵养区风险分区技术和多元生态修复技术及"星-机-地"多元动态监管模式，实现水源地的分区、保护及评估，改善水源涵养区水质。

2）为解决示范工程水源地部分河岸带地形狭窄的问题，科研人员对缓冲带进行了一定的改造和创新，使构建的生态过滤带既可以适应狭窄河岸地形，又对入河污水有着良好的净化作用。

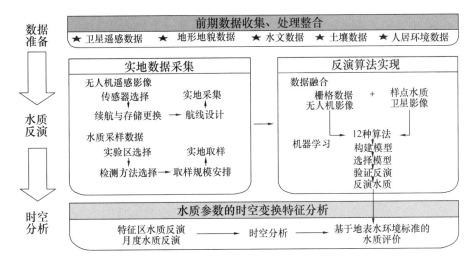

图 2-10　"星-机-地"动态监测模式

3）工程中采用了生态透水丁坝系统。该系统具有保护河岸不受水流直接冲刷的功能，还具有截留和吸附河水中氮磷等污染物的作用，可改善河道水质，给水生生物的生长和栖息创造条件，促进河道局部生态环境的恢复，增加生物多样性。

4）在水源地水质净化工程中，主要采用砾间接触氧化技术，同时串联水平潜流人工湿地作为辅助手段，用以深度净化水中污染物。该技术方法具有系统能耗低、处理效果稳定、处理负荷高等特点，能够弥补传统砾间接触氧化工艺的总氮处理效果不佳的问题，主要应用于河道原位修复以及污水深度处理。

5）该示范工程对水源水质的监管中，科研人员将机器学习算法引入水质反演，建立更高精度的反演模型，提高了水质反演的可信度和合理性，进一步为水库的保护与治理提供良好的解决方案。

4. 工程运行管理情况

示范工程依托北京市京津冀风沙源治理二期工程。工程位于北京市密云区冯家峪镇西口外流域，于 2020 年 7 月建设完成，示范工程面积 25km²。在密云水库水源地关键问题诊断与风险分析的基础上，通过侵蚀防治、污染阻控和生态修复，形成从短期人为控制到长效自然净化的环境综合整治系统工程，最终实现示范流域近自然净化和削减入库污染负荷的目标，发挥示范工程的生态效益和经济效益。示范工程关键技术为：水库型水源地风险分区技术、多元生态修复技术及"星-机-地"多元动态监管模式。科研人员对示范工程运行效果开展了持续性的监测，在示范应用和实践探索基础上，形成了《密云水库水源地保护和监管技术集成与示范操作规程》。

5. 工程运行效果

1）基于 BMPs 最优管理措施的面源污染防控技术

科研人员在密云水库水源地（集水区）风险分区的基础上，结合污染物迁移转化规律，确定典型风险分区及其水质治理目标。以此为基础，结合国内外面源污染治理技术和北京市生态清洁小流域相关技术，提取坡面治理技术、河岸（库滨）带治理技术和沟道治理技术。

构建面源污染最佳管理措施（BMPs）数据库。数据库包含各类工程措施及其污染治理效果。例如，坡面治理包括水土保持耕作措施、梯田、鱼鳞坑、水平沟、水平阶、水土保持种草、生态护坡、水土保持林、植物篱等；护岸工程包括植被过滤带、岸缓冲带等；沟道工程包括植草沟、淤地坝等；另外还有人工湿地、节水灌溉等工程项目。每项工程和技术措施的污染治理效果，比如对径流污染、泥沙、铵态氮、COD、总氮和总磷的消减率，均在数据库中进行统计分析，并建立 BMPs 筛选系统，如图 2-11 所示。通过 BMPs 系统的综合分析，研究人员可为各类风险区筛选确定符合工程建造成本和污染物消减率的技术，并根据目标消减率，确定适合该风险区的最佳管理措施。

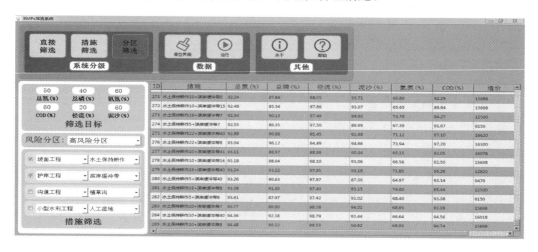

图 2-11　BMPs 筛选系统分区筛选界面示意图

2）基于水文连通性的坡面水土流失阻控技术应用与示范

科研人员基于"星-机-地"动态监测技术获取的高精度坡面数字高程模型（厘米级精度），采用水文连通性计算和基于径流阻控的措施布设技术，筛选并验证示范区内易发生汇流集中且水深较深的风险点；结合水土保持工程设计规范对侵蚀易发点和损毁点进行梯田和树盘等的整修，优化坡面整体的径流路径，降低坡面水土流失风险。

在整个示范工程建设过程中，基于坡面水文连通性分析和侵蚀易发点和损毁点识别等技术，并结合 BMPs 措施优化，工程技术人员共修复树盘 219 个，修复梯田 11.73hm²，修复梯田石坎约 3791m。同时，通过流域水文连通性和径流阻控分析发现，由于流域内路面硬化、坡面汇水面积过大等因素，导致水源地山坡坡面的水土流失风险增大。针对上述情况，工程技术人员分别在沙塘峪上游和大地村等风险较大区域，采用生态护路排水沟、路边沟、植草沟、沉砂池等措施对汇流进行调蓄；同时，对沿线水体控制径流量，减少径流污染负荷，削减入水库水污染程度。水土流失阻控技术现场效果如图 2-12 所示。

3）基于生态河岸防护技术的应用与示范

生态过滤带能够有效阻滞面源污染物进入河流。科研人员针对密云水库的面源污染防治问题，研究过滤带填料对化学需氧量（COD）、总氮（TN）、总磷（TP）、铵态氮

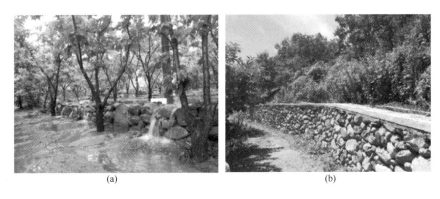

图 2-12　坡面水土流失阻控技术现场展示图

（a）治理前-径流损毁易发点；（b）治理后-压顶石坎梯田修复

（NH$_4^+$-N）和硝态氮（NO$_3^-$-N）的吸附特性。通过模拟试验，研究了过滤带对径流污染物的去除效果。结合密云水库上游河道河岸带实际情况，科研人员提出了河岸带面源污染控制示范工程设计方案。在大、中、小三种流量下过滤带对 COD、TP、铵态氮、硝态氮和 TN 的浓度削减率分别为 20%～22%、23%～40%、92～98%、−25%～−14%、20%～28%。其中大流量下（2.04L/min），生态过滤带对硝态氮、TN 的削减率最高；中流量下（1.77L/min），对 COD、铵态氮的削减率最高；小流量（1.41L/min）下，对 TP 的削减率最高。原有石坎梯田或树盘能够较好地减少水土流失，但无法控制氮元素迁移。工程技术人员在生态过滤带中配合采用植物篱，可以有效控制水土流失。工程治理前后效果如图 2-13 所示。

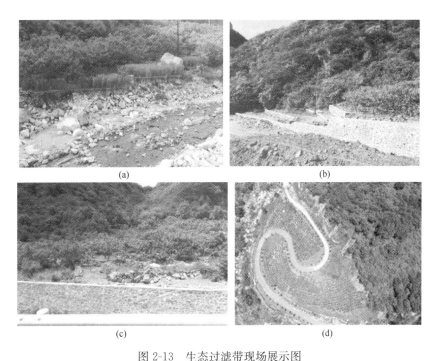

图 2-13　生态过滤带现场展示图

（a）示范工程治理前；（b）示范工程治理中；（c）示范工程治理后；（d）示范工程治理后

4) 基于沟道阻滞净化技术的应用与示范

为了进一步控制径流污染，科研人员将生态透水坝和透水丁坝相结合，提出了一种新型的河道生态修复技术——生态透水丁坝。该技术是将传统的透水丁坝融入生态学的理论，使其在不影响河道通航及其他水利功能的前提下，对水体中的悬浮颗粒物、含 N、P 的物质进行截留沉淀，从而净化河道水质，还具有改善河道生态的作用。生态透水丁坝横截面示意图如图 2-14 所示。

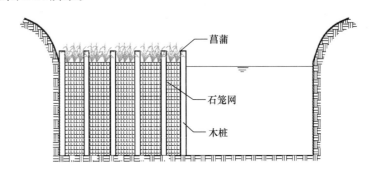

图 2-14　生态透水丁坝横截面示意图

5) "星-机-地"多元动态监测技术

科研人员采用无人机高光谱数据及卫星遥感数据，结合 12 种机器学习算法（包括线性回归、贝叶斯脊回归、套索算法、K 近邻回归、弹性网络、决策树回归、支持向量机、人工神经网络、AdaBoost 算法、随机森林、极端随机树、梯度提升算法）构建水质反演模型，分别对总氮、总磷、氨氮、COD 四个影响密云水库水质的参数进行反演，实施对密云水库关键水质指标的动态监测监管。如图 2-15 所示，结果表明，密云水库水的核心

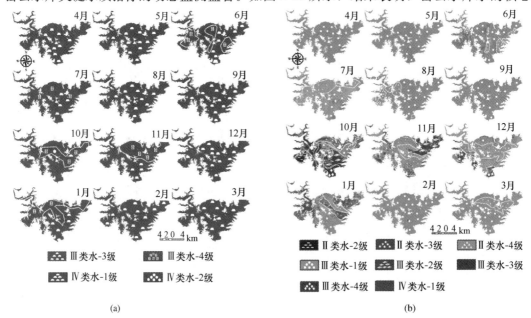

(a)　　　　　　　　　　　　　　(b)

图 2-15　密云水库水质分类评价结果

（a）总氮分布示意图；（b）总磷分布示意图

水质指标氨氮浓度在《地表水环境质量标准》GB 3838—2002Ⅰ类水区间内；COD 浓度在《地表水环境质量标准》GB 3838—2002Ⅰ、Ⅱ类水区间内；总氮浓度绝大多数时间位于《地表水环境质量标准》GB 3838—2002Ⅱ类水区间内，在 6、7 月份会出现一次波动；总磷浓度全年大部分水域处于《地表水环境质量标准》GB 3838—2002Ⅲ类水区间内，从 6~8 月，水库西北部水质有所上升，上升为《地表水环境质量标准》GB 3838—2002Ⅱ类水，至 9 月，回落至《地表水环境质量标准》GB 3838—2002Ⅲ类水。

6）总体实施效果

密云水库水源地保护与监管技术示范工程实施后，区域内的土壤侵蚀模数由之前的 752.43t/(km² · a) 减小至施工后的 134.90t/(km² · a)，土壤侵蚀模数削减率为 74.39%，泥沙削减效果显著。对比施工前，施工后总磷（TP）、总氮（TN）的削减率分别为 60.38%、14.82%。施工后，上、中、下游三个水质监测断面的总磷（TP）、氨氮（NH₃-N）平均值分别为 0.034mg/L、0.11mg/L，均低于《地表水环境质量标准》GB 3838—2002Ⅱ类水标准（TP≤0.1mg/L、NH₃-N≤0.5mg/L）。密云水库水源地的控污效果显著。

2.3.2　南水北调水源水厂工艺适应性示范工程

1. 工程总体情况

当南水北调水源的进京后，在多水源供水现况下，北京市地表水水厂的工艺适应性成为行业管理人员和技术人员重点关注的问题。为确保北京市城市供水安全性，保障水厂工艺对南水北调水源的适应性，水专项科研人员对北京市第三水厂、北京市田村山水厂的部分工艺进行了改造，根据水源水质特征对水厂工艺运行技术参数进行了调整，确保水厂工艺的运行稳定与出水水质安全。改造后，北京市第三水厂水处理工艺流程如图 2-16 所示，田村山水厂处理工艺流程如图 2-17 所示。

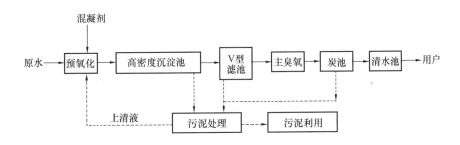

图 2-16　第三水厂水处理工艺流程图

2. 工程示范技术

科研人员对水厂的水处理工艺进行了改造，并优化了预臭氧、强化常规处理和臭氧-活性炭深度处理运行参数。具体如下：高效澄清池上升流速小于 3mm/s，臭氧投加量为 0.5~1.0mg/L，主臭氧三段投加比例为 3：3：1，砂滤池、炭吸附池的初滤水排放 30min。改造优化后水厂工艺适应性良好。

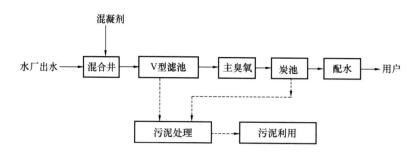

图 2-17　田村山水厂水处理工艺流程图

示范工程中采用了集强化常规工艺、药剂氧化（预氯化、预臭氧氧化）、粉末活性炭吸附于一体的杀蚤除嗅综合控制技术，以确保水厂采用南水北调水源时，有效控制水体中的剑水蚤、嗅味问题。该工艺的技术参数为：氯投加量为 2.0mg/L（或臭氧投加量 0.5mg/L）、粉末活性炭投加量为 20mg/L。

3. 工程运行管理情况

1）第三水厂

预臭氧接触池采用水射器投加方式，投加量为 0～1.5mg/L。

机械混合池和高密度沉淀池合建，每座机械混合池对应 1 座高密度沉淀池，共设 4 座。每座混合池按串联方式布置 2 格，每格设 1 台快速搅拌机。主要设计参数为：混合时间为 2min，速度梯度 G 为 250s^{-1}，平面净尺寸为 2.5m×2.5m，有效水深为 3m。高密度沉淀池设计规模为 15 万 m^3/d，分为 4 池。每座高密度沉淀池由三部分组成：1 座反应池、1 座预沉池/浓缩池、1 座斜管分离池。单池流量：1600m^3/h；絮凝反应区的单位容积：约 300m^3；预沉/浓缩区单位尺寸：12.7m×12.7m；斜板面积：161m^2；斜板上升流速：16m/h＝4.44mm/s。

V 型滤池设计规模为 15 万 m^3/d，分为 10 格，单格过滤面积为 80m^2，分两侧布置。主要设计参数为：滤速为 8.0m/h；滤料为无烟煤 d_{10}＝1.3mm，K_{80}＝1.4；滤层厚度为 1.5m；冲洗采用气水反冲加表面扫洗，水源为炭吸附池滤后水。

臭氧接触池采用密封式矩形钢筋混凝土池，分两个系列，内设导流墙。采用曝气盘布气方式。臭氧接触时间 t＝12.3min，投加量为 1.0～2.5mg/L。每系列平面尺寸：$L×B$＝12.0m×9.0m，有效水深 6.0m。

活性炭吸附池设计规模为 15 万 m^3/d，分为 8 格，单格过滤面积为 80m^2，分建在 V 型滤池两侧。滤速为 10m/h；滤料为颗粒状活性炭；d＝1.5mm，h＝2.0～3.0mm；炭滤层厚度为 2.0m，下层另设 0.3m 厚石英砂；接触时间为 12min。

2）田村山水厂

工艺单元采用 V 型滤池、活性炭吸附池、臭氧接触池、设备间和加氯间合建。V 型滤池采用双排布置形式，每排分 4 格，共 8 格，共用进水渠。活性炭吸附池亦采用双排布置形式，每排分 4 格，共 8 格。活性炭吸附池布置在 V 型滤池的南、北两侧。在 V 型滤池和活性炭吸附池的东侧布置 1 座设备间，西侧布置臭氧接触池 2 座和加氯间 1 座。在 V 型滤池下面设 V 型滤池与活性炭吸附池的反冲洗水池。V 型滤池前设加药机械混合井。V 型滤池滤速为 8.44m/h；滤料为无烟煤 $d_{10}=1.3$mm，$K_{60}=1.4$，$d_{max}=2.6$mm；滤层厚度为 1.5m。

臭氧接触池接触时间 $t=15$min，投加量为 2.0～2.5mg/L。活性炭吸附池流速为 10.03m/h；接触时间 12min。

活性炭池单格面积为 90m^2（10m×9m）；流速为 10m/h；接触时间为 12min；过滤水头为 1.5m；炭层厚度为 2.0m；滤料为柱状活性炭：$d=1.5$mm，$h=2.0$～3.0mm；砂层厚度为 300mm。

4. 工程运行效果

示范工程投产以来，对第三水厂、田村山水厂的工艺运行情况进行跟踪评价，工程运行效果如下：

1）第三水厂

经对水厂改造优化后（2011 年）和改造优化前（2009 年）各处理单元出水水质进行检测，评价改造后处理工艺的运行稳定性及对水源水质的适应性。改造后，水厂出水满足水质要求，工艺运行稳定，而且对消毒副产物的控制效果明显，其中三氯甲烷的去除率达到 56%，三卤甲烷总量去除率达到 52%，效果如图 2-18 所示。

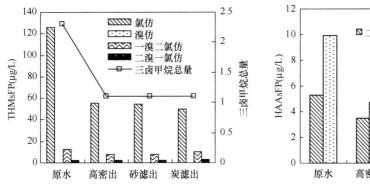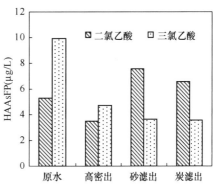

图 2-18　三厂不同单元出水消毒副产物浓度

2）田村山水厂

田村山水厂水处理工艺建成后，处理效果如下：进水浊度为 0.37～0.51NTU，平均进水浊度为 0.43NTU；出水浊度为 0.11～0.24NTU，平均出水浊度为 0.16NTU；平均去除率为 62.12%。进水 COD_{Mn} 浓度为 0.83～1.29mg/L，平均 COD_{Mn} 浓度为 1.04mg/L；出水 COD_{Mn} 浓度为 0.28～0.43mg/L 之间，平均出水 COD_{Mn} 浓度为 0.37mg/L；平均去除率为 64.4%。水厂出水水质满足要求，运行稳定，表明田村山水厂新建工艺可以适应当前不同水源的水质情况，效果如图 2-19 所示。

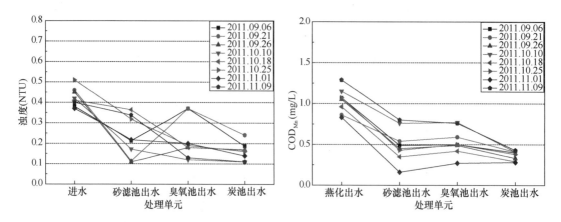

图 2-19　浊度及 COD_{Mn} 随工艺流程变化曲线

2.3.3　郭公庄水厂"深度处理＋超滤＋安全消毒"组合工艺示范工程

1. 工程总体情况

郭公庄水厂总规模为 100 万 m^3/d，一期规模达 50 万 m^3/d，于 2014 年 12 月 27 日完成工程并通水，其中压力式超滤膜工程于 2021 年 1 月竣工试运行。该水厂可接纳南水北调和本地地表水两种水源，集先进水处理技术于一体，主要有预处理、常规处理工艺、臭氧-活性炭吸附、超滤膜过滤、紫外-氯联合消毒等工艺。

水厂净水处理构筑物分南北两个系列，按流程方向自西向东平行布置，原水由西侧入厂，主配水干管自东侧出厂。两个平行系列中间位置设置为共用处理单元，包括集水池、提升泵房、预臭氧、机械混合池、臭氧车间、主变配电室等。郭公庄水厂工艺流程如图 2-20所示。

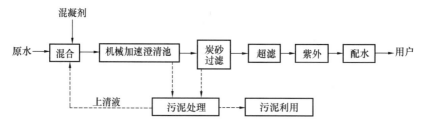

图 2-20　郭公庄水厂水处理工艺流程图

2. 工程示范技术

为了郭公庄水厂工艺参数设计及运行提供技术支撑，"十二五"期间，水专项科研人员在丹江口水库和北京市第九水厂两地同时开展试验研究，针对丹江口水源水质和北京地区气候特征开展系统试验，明确了满足水质达标要求的水厂净水工艺，确定了超滤工艺和活性炭工艺的最优组合顺序，以及超滤膜工艺中关于膜通量、膜材质、膜污染控制、运行工况等的设计参数。科研人员从出厂水水质、工艺运行稳定、运行成本等方面综合考虑，确定郭公庄水厂的净水工艺为"原水＋混凝沉淀＋臭氧＋活性炭＋超滤"。

水专项科研人员结合郭公庄水厂处理工艺设计和优化，针对水厂水处理单元的预处理优化、混凝剂选择、助凝剂强化、机加池运行、消毒副产物前体物分布特征、活性炭优化运行等方面开展研究。通过工程实践，构建了基于不同水源水质的饮用水安全保障全过程协同控制集成技术，形成了一套与水源水质联动的工艺参数优化运行、水质稳定可控、污泥高效处置的节能型净水技术体系。

科研人员针对南水北调水源系统研究的微生物风险识别技术、嗅味和有机物处理技术优化、混凝剂双药智能投加管控技术、消毒副产物控制技术、机械加速澄清池优化运行技术和超滤膜组合工艺优化技术等，均应用于郭公庄水厂，具体技术内容见本书 2.2.2 节。

1）高藻水源预氧化优化技术。采用聚类分析的数理方法从 5 年水厂运行的历史数据中挖掘出应对南水高藻问题和消毒副产物超标风险的同步控制技术，提出预氧化优化策略和主臭氧季节性应变投加方案，将前端控藻与末端水质安全有机协同。

2）混凝剂双药智能投加管控技术。基于水厂对水质敏感度和在线仪表异常数据处理的需求，研发了集数据处理与模型预测于一体的精准投药及数据处理管控平台。

3）澄清工艺循环污泥实时诊断技术。该技术为实现机加池全自动智能控制奠定基础，使得控制模式由人工经验转向数据控制。

郭公庄水厂净水工程现场如图 2-21 所示。

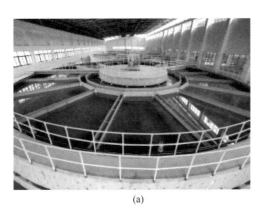 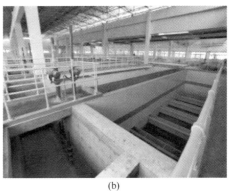

(a)　　　　　　　　　　　　　　(b)

图 2-21　郭公庄水厂净水工程现场展示图
（a）机械加速澄清池；（b）炭砂滤池

超滤膜组合工艺优化技术。超滤在组合工艺中的位置决定其处理负荷，也很大程度上影响了膜污染程度；通过强化混凝、膜前微氯、强行曝气等技术，可使膜污染得到很好的控制。超滤膜车间现场如图 2-22 所示。

3. 工程运行管理情况

郭公庄水厂的预臭氧采用水射器投加方式，设计投加量为 1.0mg/L。预臭氧接触池共 4 座，单座体积为 $W\times L\times H=6.0m\times12.7m\times7.35m$，有效水深为 6m，接触时间约为 4.49min。

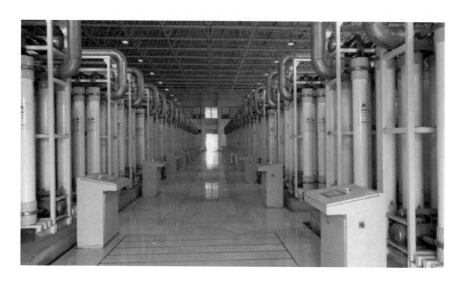

图 2-22　郭公庄水厂超滤膜车间现场展示图

机械混合池设有 2 座，设计混合时间为 1min，单格速度梯度 G 为 250s^{-1}，平面净尺寸为 4.5m×4.5m，有效水深为 4.5m。

机械加速澄清池的设计规模为 50 万 m^3/d，共 12 座，单池设计水量 Q＝0.53m^3/s；二反应室提升水量为 5Q；总停留时间为 90min；分离区上升流速为 0.001m/s；二反应室流速为 0.04m/s；配水三角槽流速为 0.5m/s。

臭氧接触池工艺单元中，臭氧接触时间为 t＝11.69min，投加量为 0.5mg/L。

炭砂滤池工艺单元中，单格面积为 112m^2，池体高度为 6.25m，中间设宽度为 1.2m 的排水槽。滤层采用颗粒状活性炭，规格为 d＝1.5mm，H＝2～3mm，碘吸附值大于或等于 900mg/g，亚甲蓝吸附值大于或等于 180mg/g；层厚 0.6m。石英砂层的厚度为 1.2m。主要设计参数：滤速为 8.45m/h；接触时间为 12.8min。

超滤膜车间采用外压力式超滤膜，分两个系列，每个系列含 20 个膜堆，每个膜堆包含 168 支膜，单支膜面积为 80m^2。设计膜通量：夏季为 55.31L/(m^2·h)，冬季为 46.09L/(m^2·h)，膜孔径为 0.03mm，进水压力为 0.06～0.15MPa。超滤膜单元的得水率大于或等于 97%。超滤膜过滤周期为 90min，反洗方式为"气水联合反洗＋水洗"。气水联合反洗时，气洗强度为 0.052L/(m^2·s)，水洗强度为 0.0087L/(m^2·s)；水洗时，强度为 0.0111L/(m^2·s)。

为了保障超滤膜系统稳定运行，科研人员研究确定了系统的运行参数：在维护周期 30 天内，浸没式超滤膜的跨膜压差 TMP≤10kPa(夏)-25kPa(冬)且 TMP 上限设定 60kPa，压力式超滤膜 TMP≤20kPa(夏)-35kPa(冬)且 TMP 上限设定 100kPa。超滤膜工艺设计通量推荐为：浸没式超滤膜 30～35L/(m^2·h)；压力式超滤膜 50～60L/(m^2·h)。

各处理工艺单元实际运行参数见表 2-1。

郭公庄水厂各工艺单元工艺参数　　　　　　　　　表 2-1

项目		运行参数
设计处理水量（万 m³/d）		50
混合	预臭氧投药率（mg/L）	0～1.0
	预加氯投药率（mg/L）	0～3.0
	粉末炭预投加率（mg/L）	0～5
	聚合氯化铝投药率（mg/L）	2～8
	三氯化铁投药率（mg/L）	8～40
混凝沉淀	停留时间（min）	90
	上升流速（mm/s）	1
	搅拌叶轮提升倍数	5Q
主臭氧接触	主臭氧（mg/L）	0～0.5
	接触时间（min）	12.2
	三段布气量之比	2:1:1
炭砂过滤	滤速（m/h）	8.82
	滤料级配	上层活性炭厚 0.6m；下层石英砂层厚 1.2m
	过滤周期（h）	24～48
	冲洗方式	气冲＋气水冲＋水冲
	冲洗时间（min）	5＋3＋8
	水冲强度 [L/(m²·s)]	18
	气冲强度 [L/(m²·s)]	10
压力式超滤膜	膜通量 [L/(m²·s)]	标况：40.71（冬），48.86（夏）
	最大跨膜压差（MPa）	0.12
	每套膜装置的膜支数	168
	单支膜过滤面积（m²）	80
	膜孔径（μm）	0.03
	过滤周期（min）	90～120
	反洗方式	气洗＋气水洗＋水洗
	反洗时间（s）	50＋50＋50
	气冲强度 [L/(m²·s)]	气洗及气水洗：≈0.052L/(m²·s)
	水冲强度 [L/(m²·s)]	水洗：2.5m³/(h·支) ≈0.0087L/(m²·s)
	回收率（%）	≥97%；97.17%（冬），97.63%（夏）
紫外	紫外剂量（mJ/cm²）	40

4. 工程运行效果

科研人员在水厂建成后继续开展跟踪研究，对各个工艺单元的运行参数和条件进行优化，从而保证水厂运行稳定，且水厂出水水质明显优于水质标准要求。

1）超滤膜工艺有效提升水质安全性和稳定性

郭公庄水厂于 2021 年年初投入运行。2021 年 1～7 月，总进水浊度在 0.4～9.0 NTU

之间波动。超滤膜工艺运行后，膜池出水的浊度指标均低于活性炭池出水。南北两个系列的出水，浊度指标均值分别从 0.22NTU 和 0.21NTU 降至 0.099NTU 和 0.096NTU（如图 2-23 所示），出厂水浊度从原来的 0.17NTU 降至 0.10 NTU。超滤膜工艺单元的运行，使出厂水浊度显著低于未运行超滤膜时的出厂水浊度。

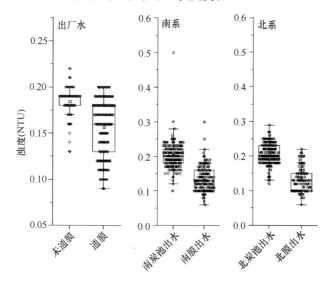

图 2-23　超滤膜的运行对浊度的影响

　　南水北调水源长距离输送造成水体藻类浓度升高。随着气温的升高，藻密度从 150 万个/L（1 月）升至 2100 万个/L（5 月）。郭公庄水厂未安装超滤膜时，活性炭池出水的藻密度在 20 万～40 万个/L。安装超滤膜后，膜池出水藻密度降至 1 万～2 万个/L，去除率高于 87.5%。超滤膜对藻密度的控制作用很显著。

　　另外，超滤膜工艺单元还可以有效控制水中残余铁铝的浓度。从图 2-24 可以看出，

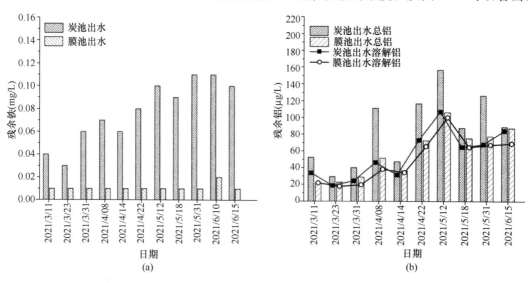

图 2-24　超滤膜对残余铁和残余铝的控制

（a）残余铁；（b）残余铝

膜池出水铁浓度始终维持在 0.01mg/L 以下；而活性炭池出水中溶解铝占总铝的比例高于 60%，经过超滤膜后，颗粒铝几乎全被超滤膜拦截。

超滤膜工艺单元可以有效控制水体细菌总量。从图 2-25 可以看出，活性炭池出水中细菌数量（基于流式细胞仪测定数据）均值高于 1000 万个/L，其中活细菌数量占细菌总数的 60%～70%。通过超滤膜过滤后，细菌总数显著下降，均值约为 25 万个/L，活细菌数量均值约为 10 万个/L。说明超滤膜对细菌数量具有显著的控制作用。细菌数量的下降，一方面减少余氯的消耗，另一方面有利于管网水环境的稳定，减轻管网腐蚀，保持管网水质稳定。

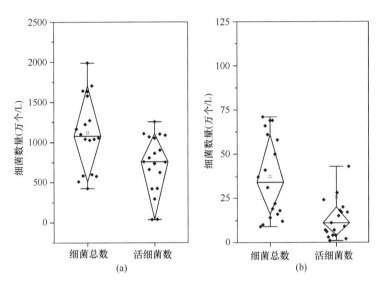

图 2-25　超滤膜对细菌数量的控制

（a）炭池出水；（b）膜池出水

2）紫外-氯联合消毒工艺可有效提升水质生物安全性

为对比不同的消毒方式的灭菌效果，科研人员分别选取了郭公庄水厂、MC 水厂和 G 水厂的出厂水（消毒方式分别为紫外-氯、氯和氯胺消毒）进行微生物去除效能的检测。研究发现，不同消毒方式对微生物灭活（HPC 检测）均有效果，其中紫外-氯消毒效果最好，微生物基本控制在 50CFU/mL 以内，而氯消毒工艺和氯胺消毒工艺处理后微生物控制在 200CFU/mL 和 100CFU/mL 以内。

总体而言，"十二五"水专项支撑郭公庄水厂完成了整体工艺设计、建设及投运。"十三五"水专项基于多水源格局下水质条件的变化需求，开展了针对不同水源水质特征的适应性净水集成技术示范，主要包括 PAM 强化混凝技术、混凝剂动态调整技术、超滤膜运维技术以及预臭氧为主、主臭氧备用的多级氧化协同技术等，特别是通过采用预臭氧为主、主臭氧备用的多级氧化协同技术方案，使郭公庄水厂在确保水质的前提下，能耗比现有工艺降低 3%。

2.3.4 多水源供水条件下的管网"黄水"控制与水质稳定技术工程示范

1. 工程总体情况

水源切换时，因为水源水水质的差异，易导致管网发生"黄水"的问题。国内外缺乏对该问题的系统性研究。如何应对"黄水"问题，更是缺少有效的技术方案。南水北调通水后，水源切换后的城市管网水质安全面临更高的挑战。不同水源之间的频繁切换是南水北调受水区的一个共性特征。研究发现，不同水源切换时由于水质腐蚀性的差异可能破坏输配管道内原有的平衡而导致腐蚀产物释放出现"黄水"现象，影响供水安全。

为了避免水源切换之后供水管网出现"黄水"现象，北京市对南水北调水源受水区的管网进行了系统性的研究，在示范区域内采用的管网"黄水"控制技术和水质稳定技术，确保受水区的水质安全。

示范区石景山区是北京中心城区之一，建设了接纳南水的石景山水厂（20万 m^3/d）。该区在新水厂建成通水前主要采用地下水为水源，供水面积为 $50km^2$，服务人口达59.2万人，配水管网管线长度约540km，管材包括铸铁管、钢管和聚乙烯管。

2. 工程示范技术

科研人员针对示范区内的管网，开展了"黄水"控制技术应用，其工作流程如下：

1）水源切换区域情况调查

调查供水管道情况：管道管材、管龄，是否有喷涂或管道改造更新计划及改造或更新范围。调查用水情况：水源切换区域，尤其是居民区、食品加工等敏感区域用水量情况，是否存在日间与晚高峰、工作日与周末的用水量差异。调查用户敏感度情况：该区域历史水质情况、水质投诉情况。

2）预测和评价水源切换供水区域管网"黄水"风险。预测方法包括基于水的腐蚀性相关参数评价的预测方法（WQCR 或 WQDI）和基于管网自身稳定性评价的预测方法。即：强腐蚀性水取代低腐蚀性水是管网发生"黄水"的重要原因；腐蚀性强的水进入稳定性低的管网时具有较大的发生"黄水"的可能性；而在稳定性强的管网内，水源切换过程中不会有"黄水"发生。

3）水源切换供水区域管垢特征分析。对于有条件取样收集管道内管垢的地点，取样进行管垢物相组成分析，根据磁铁矿、针铁矿、纤铁矿等铁氧化物含量比例，判定管垢稳定性和水源切换后铁释放风险。管网的稳定性主要体现在管垢特性上：呈明显分层结构并具有致密保护壳层是对水源切换耐受性强、高稳定性管垢的主要特征；管垢成分中 Fe_3O_4 和 $\alpha\text{-}FeOOH$ 为主要成分且其比值大于1是稳定性强的管垢的另一重要特征；管垢表面生物膜中铁还原菌为优势菌是管网稳定性的又一重要特征。

4）开展水源切换模拟实验。通过上述步骤，判断水源切换后发生"黄水"风险较高区域，建议截取现有管道，通过原位/异位试验方法模拟水源切换实验（图 2-26），进一步确定"黄水"发生风险。但此处仅考虑了水力方向不变条件下的水质影响因素，在实际预测中还应充分考虑新水厂投入运行后，各管网点水力条件（比如水流方向）的改变引起

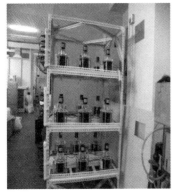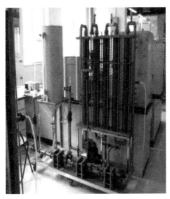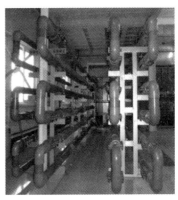

图 2-26　水源切换条件下管段模拟试验系统现场展示图

的"水混、水黄"现象。

5）根据预测评估结果建立水源切换条件下预防和控制管网"黄水"的综合技术方案。

通过上述研究，科研人员可以系统分析出影响供水管网水质稳定性的风险因素，明确溶解氧、余氯、总碱度、硫酸根、pH 等影响管网铁释放的重要参数，以此为基础，指导工程技术人员建立水源频繁切换条件下预防和控制管网"黄水"的工程适用技术方案。

1）水质特征指标调节。对于有条件进行原水源和新水源兑水的供水区域，在水源切换初期，建议根据两种水源的水质差异度指数，按比例调配供水。具体方法：

（1）测定新水源和原通水的水质差异度指数（WQDI）。

（2）若新水源与原通水的 WQDI $\leqslant$ 0.30，则直接切换新水源。

（3）若新水源与原通水的 WQDI > 0.30，则将新水源与原通水混合，选择混合水与原通水的 WQDI $\leqslant$ 0.30，且新水源加入比例最高的调配混合水，管网适应后逐步提高新水源加入比例，直至全部切换为新水源。

2）消毒剂调节。消毒方式和消毒剂浓度对水源切换后管垢中铁释放和稳定速度有重要影响。地下水次氯酸钠消毒管段继续采用次氯酸钠消毒有利于水源切换后管网水质达标。适当调节进水余氯浓度对铁释放也具有一定的抑制作用，但不同管垢类型对应的最佳余氯浓度不同。因此，保持消毒剂种类不变，维持管网余氯浓度不低于水源切换前，并对出现浊度和总铁升高的管网末梢处设置 24h 放水阀，减少水在管网中的停留时间，使管网末梢点维持相对较高的余氯、溶解氧的水平，减少铁的释放量。

3）管段氧化还原特性调整。在水源切换前采用提高消毒剂浓度的方法对管段进行养护，之后再进行水源切换，可提高管段对新水源的适应性。通过此种方法，在相同条件下，经过养护的管段，其出水浊度和总铁浓度低于未养护的管段。因此，建议在水源切换前，提高现供水水厂出厂水余氯，进行管段养护，以实现在水源切换后现有管网管垢稳定性。

4）水源切换优化调度方案。管网稳定性强的独立管网区域，可一次性切换；管网稳定性差的区域，以逐步提高新旧混合比例的方式实行水源置换。建议最初新旧水源以1∶4混合，逐月提高比例，最后至100%新水源。在此过程中，需合理调控各水厂供水压力，使新水源不进入管垢稳定性差的管网区域。

3. 工程示范效果

南水水源进京之前，根据构建的水源切换条件下管网水质风险评估体系、管网水质稳定性水质保障技术体系、管垢稳定性评估与控制关键技术体系，科研人员系统识别了北京市城区水源切换管网"黄水"敏感区域分布图，确定了管网风险点和重点关注区域，根据研究成果制定了"分区域、分时段、逐步增量、渐进扩大"的水质保障原则，由少到多、渐进扩大南水供水范围的工作方案。在此技术上，科研人员制定了基于"由外至内、分区域供水"和逐步增加外调水与本地水配水比例的接纳南水北调水源综合保障技术方案，有力保障了南水北调水源进京后北京受水区管网水质的稳定，成功实现了南水北调水源平稳切换和本地水源的合理调度。通过以上措施，北京城区南水北调受水区成功避免了"黄水"问题。在该工程示范过程中，技术研究与工程应用紧密结合，为北京接纳"南水"的多个地表水水厂通水前，水源切换风险预测和水源调配方案制定提供了重要指导，取得良好社会效益和经济效益。

目前，北京市接纳"南水"的水厂已经增加到10座，接纳"南水"总量占北京城区供水量七成以上，受益人口超过1200万人。自2014年12月南水北调正式通水以来，北京市未出现供水管网集中持续性的"黄水"投诉；监测数据均表明，管网水质均能够稳定达标。相关成果也应用于南水北调沿线的郑州市、石家庄市、天津市等城市，实现南水北调受水区的水量和水质双重保障。

长距离调水已经成为一些国家或地区解决水源不足的途径。水专项关于"黄水"控制的相关研究成果，包括管网水质风险预测评估方法和水质保障技术方案，特别是"水质腐蚀性判断指数"，已经经过工程实践，证明其可行性。目前该成果已经纳入《室外给水设计标准》GB 50013—2018，用于评判水源切换时不同地区管网发生"黄水"的风险性，具有很好的推广价值。

2.3.5 南水北调中线输水水质预警与业务化管理平台

1. 工程总体情况

为有效保障南水北调中线输水水质安全，水专项开展了"南水北调中线输水水质预警与业务化管理平台"示范工程建设与运行管理。该示范工程建立了基于大数据分析的中线多源异构数据高效汇聚存储架构，集成了中线水质评价-预报-预警-调控模型群软件系统。科研人员结合工程实践，建立了基于云架构的应用支撑平台，并在平台中实现基于BIM、GIS、AR的跨平台三维可视化展示。

2. 工程示范技术

1）明渠输水的水动力和水质高精度仿真模型及水质指标预警预报技术

为了提高南水北调输水干线风险管控能力，相关管理部门需要对输水干线的水动力和水质进行模拟、预测和预警。但是，南水北调干渠输水处于闸泵群的动态调控，其水动力和水质的仿真及预测是一个技术难题。科研人员针对该问题，构建了机理与数据双重驱动的水质预测方法，研发了南水北调中线的水动力水质数值模拟模型，该模型可实现全线一维模拟、局部三维模拟的功能，同时，科研人员还开发了基于长序列监测数据的常态输水水质指标深度学习网络模型。通过上述技术，科研人员能快速准确模拟中线干渠的流量、水位等 2 项水动力指标，总氮、总磷、高锰酸盐指数等 8 项水质指标，以及藻密度的时空变化。中线沿线的 13 个水质监测站，可以随时获取以上 12 项指标在未来 3 天的变化趋势，准确率高于 90%。

针对长距离明渠输水沿线风险管控的需求，科研人员提出了基于数据同化方法和反向概率替代函数的多点溯源模型。该模型对未知污染源的源强、位置及泄漏时间进行识别，可实现误差分别小于 1‰、2‰和 5min。同时，科研人员还研发了基于量纲分析的突发水污染扩散特征参数快速预测方法。该方法应用于总干渠 60 个渠池，主要参数的预测误差平均小于 20%，污染物到达时间预测误差仅为 18min，如图 2-27 所示。

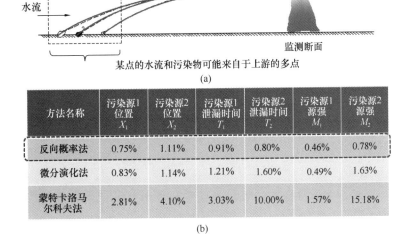

方法名称	污染源1位置 X_1	污染源2位置 X_2	污染源1泄漏时间 T_1	污染源2泄漏时间 T_2	污染源1源强 M_1	污染源2源强 M_2
反向概率法	0.75%	1.11%	0.91%	0.80%	0.46%	0.78%
微分演化法	0.83%	1.14%	1.21%	1.60%	0.49%	1.63%
蒙特卡洛马尔科夫法	2.81%	4.10%	3.03%	10.00%	1.57%	15.18%

(b)

图 2-27 追踪溯源技术示意图及结果

(a) 多点溯源示意图；(b) 溯源结果相对误差分析

2) 中线总干渠突发水污染事件多阶段应急调控及原/异地处置技术

中线干渠实施闸泵群分区和多阶段动态联合调控。借助这一管理优势，科研人员针对突发污染事件的应急处理处置，提出了事故段精准退水、上游段优化压减调水、下游段分区分级供水的精准调控策略。在干渠沿线 26 个典型退水区段，采用二维水动力水质仿真及异地处置模型，研究多重风险物的处置措施，对污染源生成和影响范围、处置效果等进行评估。在以上基础上，通过水量和水质的联合调度技术、原位和异地结合的处理处置技术，构建总干渠突发水污染事件的调控和处置预案。该预案中明确了应急事件的类型及等级，确定了相对应的调度措施和处置方法。在突发事件发生时，可以保证重要供水目标不断水，供水保证率为 100%。"分区多阶段"应急调度技术示意图如图 2-28 所示。

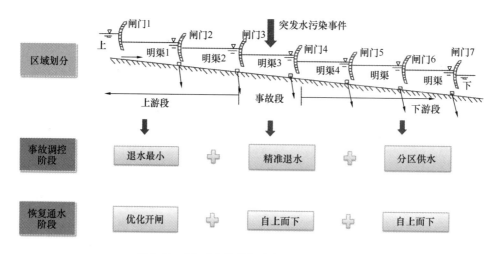

图 2-28 "分区多阶段"应急调度技术示意图

3. 工程运行管理情况

南水北调中线输水水质预警与业务化管理平台现已部署至南水北调中线业务内网，并实施中线全线统一认证管理。该平台可实现中线水质在线监测管理、预警预报、水质水量联合调控、风险应急管理、数据共享及水质业务全流程智慧化管理。同时，为了加强对沿线城市供水安全的支撑，该平台已实现与国家城市供水全过程监管平台和智慧供水综合管理平台的对接，并为城市供水相关管理平台提供数据服务接口、数据查询界面等多种数据共享方式。中线总干渠 12 个自动监测站获取的实时监测数据和 30 个人工监测断面的水质检测指标数据，均可与沿线水厂共享，方便水厂获取源水水质信息。该平台能够有效提升中线干渠的水质协同保障能力。

4. 工程运行效果

南水北调中线输水水质预警与业务化管理平台采用 B/S 架构，依托基础运行保障设施及相应运行环境，为南水北调中线水质管理提供信息化管理手段和工具。平台现场展示如图 2-29 所示。

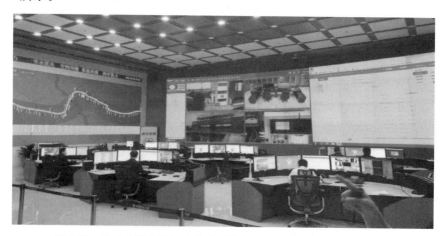

图 2-29 南水北调中线输水水质预警与业务化管理平台现场展示图

示范工程管理范围内及与工程相关的跨行业、跨部门所有工作人员，均可通过浏览器登录系统。平台主要业务功能包括藻类监测预警防控、水质监测与评价、水质预测预报与风险预警、水污染事故及生态调控、跨区域多部门水质信息协作共享及移动管理。中线水质核心模型群集成示意图如图 2-30 所示，多元异构数据架构图如图 2-31 所示。该平台实现对总干渠的水质管理，开展了全过程、多指标的水质监测、预测、预警、调控、处置的综合业务的应用管理示范。在平台的支撑下，干渠水质污染突发事件的预警提前量不小于 24h，水质预警准确率不低于 90%。

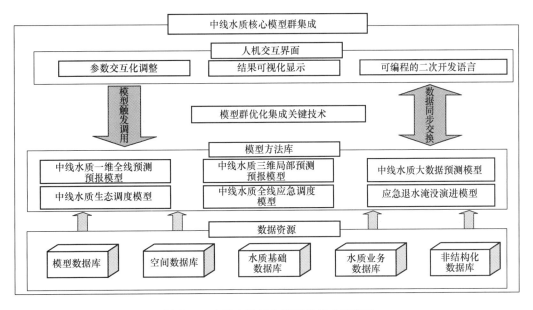

图 2-30　中线水质核心模型群集成示意图

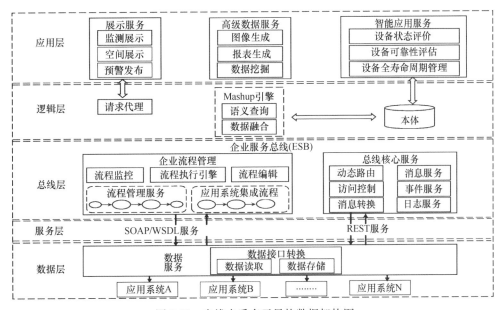

图 2-31　中线水质多元异构数据架构图

2.4 科技成果在全市的推广应用情况

水专项形成的供水管网"黄水"风险识别与控制技术在北京市全范围推广应用，有效化解了南水北调水源切换带来的城市供水风险。北京市自使用南水以来，未发生由于南水水源切换而引起的水质问题，城市供水水质安全优良，社会反响普遍良好。水质腐蚀性判定指数的修正模型和水质差异度计算方法，可以在不同水源置换前，用于评价所置换区域管网管垢的稳定性与水源置换之后出现"黄水"的风险。该成果科学指导了南水、地表水、自备井水等多种复杂水源的切换工作。同时，相关成果应用于南水北调沿线其他城市的水源切换工作，如郑州市、石家庄市、天津市等，推动南水北调受水区的水量和水质双重保障，取得了良好的社会和经济效益。

水专项研究提出的基于龙头水稳定达标的水厂-管网协同控制技术、管网智能调度技术、管网漏损管控技术及智慧供水综合管理平台，提升了城市管网的安全运行水平。北京市漏损率连续 10 年持续下降，2020 年市区管网漏损率达到"水十条"规定的要求（10%），在满足供水水量、水压及水质要求的前提下，最大限度地提高供水系统的经济效益和社会效益，不仅节省了大量能源，而且能使管网在合理的状态下运行，管网的压力也更为合理，实现了节水、节能的双重目标，有效缓解了北京市水资源紧缺的问题。

水专项形成的基于不同水源水质的饮用水安全保障全过程协同控制集成技术体系，全面指导北京市地表水源水厂的净水工艺高效运行，以及新建水厂的净水工艺设计。相关科技成果和工程实践经验对南水北调沿线城市的水厂设计、建设和运行管理，均具有良好借鉴意义。

2.5 实 施 成 效

自"十一五"以来，水专项针对南水北调受水区主要水源水质条件，研究基于丹江口水源、南水北调水源水质的工艺适应性，阐明了大规模水源切换条件下的管网"黄水"产生机制，提出并示范应用了有效控制管网"黄水"产生的综合技术方案，开展了深度处理和超滤工艺组合研究与应用示范研究，构建了应对多水源和季节性高藻的强适应性节能型净水技术系统，有力地支撑了北京市饮用水安全保障能力整体提升。目前，北京市采用"南水"为水源的供水厂已增加到 10 座，占北京城区供水量七成以上，受益人口超过1200 万人。水专项的实施，避免了水源频繁切换导致"黄水"现象的发生，切实保障了北京市龙头水稳定达标，逐步提升了管网安全运行水平，实现了节水、节能的双重目标，有效缓解了北京市水资源紧缺的问题，保障了首都经济发展和稳定和谐的社会局面。

2.6　城市供水安全保障未来发展展望

北京市在"十四五"期间锚定"首都标准、国际水平"目标,构建"安全、优质、绿色、智慧"的供水服务保障体系,推动供水高质量发展。

"安全"就是拥有支撑城市发展、保障群众生活的供水能力,力求达到供水能力与首都用水需求相适应,应急供水保障能力与城市功能相匹配,建立更加标准化的水质管理体系,实现更加高效稳定的管网互联互通。

"优质"就是在满足用水需求的基础上提供更高标准的供水服务,力求达到供水品牌与首都国企形象相匹配,供水品质与群众高品质生活需求相适应,为百姓提供更加便捷的金牌服务。

"绿色"就是在运营过程中更加注重低碳与可持续发展,力求达到发展路径与首都减量发展环境相适应,供水调度与供水厂布局变化相匹配,形成更加完善的漏损控制和能耗控制体系,构建更加集约高效的管理体系。

"智慧"就是通过运用先进的科学技术释放供水工作和企业管理效能,力求达到创新发展动能与高质量发展格局相匹配,技术革新方向与行业热点、难点问题相适应,建立数字化、智能化的全链条生产管理体系,实现企业决策更加科学、高效和精准。

北京市将立足于水专项十五年在城市饮用水安全保障领域奠定的雄厚基础,进一步提升城市供水的技术水平和管理能力,为首都提供安全饮用水,支撑首都高质量发展。

第3章 上海市饮用水安全保障科技成果综合示范应用成效

上海市地处中国东部，濒江临海，位于长江入海口和太湖流域下游，是我国超大城市、长江三角洲世界级城市群核心城市，是国务院批复确定的中国国际经济、金融、贸易、航运、科技创新中心。《上海市城市总体规划（2017—2035）》明确要求，上海将建设成为卓越的全球城市、具有世界影响力的社会主义现代化国际大都市。上海全市下辖16个区，总面积为6340.5km²，建成区面积为1237.85km²。

上海市依水而建，因水而兴，安全优质的饮用水供应，是促进上海城市发展、构建和谐幸福社会的基础，是保障人民生活健康的重要指数。作为我国供水历史最长、供水能力最大的城市，上海市的公共供水全面覆盖城区和郊区，供水人口逾2400万人，形成"两江并举、多源互补"的水源格局，原水供应能力达1334.5万 m³/d。上海市已实现城乡一体集约化供水，全市共有自来水厂38家，供水能力为1220.5万 m³/d。全市公共供水管网总长度约4.0万 km。二次供水面积约7.5亿 m²。根据《上海市城市总体规划（2017—2035）》，上海市将加大二次供水设施改造，减少老旧供水管网二次污染，提高入户水质，至2035年，全市供水水质达到国际先进标准，满足直饮需求。

为保障上海市饮用水安全，提升饮用水品质，水专项在上海市组织实施了多项科研项目，结合上海市饮用水安全保障实际问题，开展"从源头到龙头"饮用水安全保障关键技术研究与示范，突破了一系列供水保障技术难题，构建了一整套供水管理标准体系，完成了一批代表性工程示范，培养了一支政产学研用的饮用水安全保障科技队伍，同时积极开展高品质饮用水探索和实践，形成了具有上海特色的、适合超大型城市的饮用水安全保障技术体系，助推上海饮用水的高质量发展。

3.1 水专项实施前城市供水情况

上海市濒江临海，河网稠密，水量充沛，但因地处长江和太湖流域下游，原水水质相对较差，属典型的水质型缺水城市。专项实施前，城市供水在水源、水厂、管网等方面主要存在以下几方面的问题：

1. 水源地和原水系统安全保障能力不足，原水水质不佳

上海市地处太湖和长江流域最下游，上游来水总氮、总磷、有机物浓度较高，新污染物有检出，长江水源存在冬季咸潮入侵问题，黄浦江水源存在复杂嗅味、有机物偏高等问题，水源水质长期面临巨大挑战。四大水源水库建成后，水库运行与调控经验不足，受水体富营养化影响，库内水体存在藻类和藻源性嗅味 2-甲基异莰醇，严重影响供水水质。原水系统以单水源调度为主，突发污染的风险防控和安全保障能力不足。陈行水库水源地咸潮严重入侵期间，原水供应保障能力尚显不足，水源地上下游监测预警与联动取水调度能力欠缺。

2. 出厂水不能稳定达标，输配水质存在安全风险

2010 年以前，上海市自来水厂基本采用常规处理工艺，深度处理率不高。常规处理工艺缺乏氧化和吸附技术环节，对嗅味物质、微量有机物等缺乏有效去除能力，出厂水中三卤甲烷等消毒副产物指标也偏高，尤其在夏季藻嗅高峰期，出厂水水质不能稳定达标。深度处理工艺在原水高溴离子情况下易产生溴酸盐，存在供水安全隐患。

上海市的供水管网总长度共计 3.7 万余公里，小部分为水泥管、灰铁管等老旧落后管材，漏损率高；供水管网长，输配过程水质不稳定，为保障微生物安全，出厂水加氯量较高，导致饮用水口感下降；二次供水设施种类较多、数量庞大，主要包括屋顶水箱供水、水池和水箱联合供水、水池和变频水泵联合供水 3 类供水模式。全市约有屋顶水箱 14 万只、地下水池 2.4 万只，二次供水设施缺乏全面监控和专业化运维管理，水龄较长，存在二次污染隐患和微生物安全等风险。

3.2　饮用水安全保障科技成果

为支撑上海市饮用水安全保障和品质提升，"十一五"至"十三五"期间，水专项先后在上海部署了 10 余项项目和课题。在水专项的持续支持下，上海市通过"点、线、面"递进方式，开展了"从源头到龙头"饮用水安全保障关键技术研究与示范，在城市多水源综合调配、水厂处理工艺优化提升、超大城市供水管网输配稳定、二次供水运行优化与监管等方面取得了一系列技术突破，颁布了一批技术标准与管理标准，进行了高品质饮用水的探索和实践，构建了超大城市饮用水安全保障技术体系，在全市范围内逐步实现科技成果集成和综合示范应用，整体提升了上海市城市饮用水安全保障能力。

3.2.1　城市多水源调度与水质调控成套技术

水源安全是饮用水安全保障的第一环节。上海市通过持续开展水源地建设，形成以长江水为水源的陈行水库、青草沙水库、东风西沙水库和以黄浦江上游水为水源的太浦河金泽水库的"两江四库"水源地格局，原水水量和水质均得到明显改善。但是，上海市饮用水水源在原水系统安全能级、水源水质保障方面仍然存在以下几个方面的科学问题和技术需求：一是水源地取水口水质监测预警难度大，缺乏上下游联动预警，在季节性咸潮和突发污染的情况下，原水安全存在一定风险；二是水源水库存在季节性藻类和嗅味问题，给自来水厂制水和供水安全带来很大影响；三是多水源之间缺乏科学的优化调度，城市原水系统整体风险应对能力不足。

针对上述主要问题和技术需求，水专项科研人员开展了基于监测预警的调蓄水库水质保障技术研究，完成长江口水源地咸潮预警预报、黄浦江水源地跨区域跨部门监测预警平台建设，有效提升了水源地取水安全保障能力；开展了水库水力调控与生态协同水质保障技术研究，形成"水力调控调度＋原位物理控藻＋生物操纵治藻＋预处理削减"的藻嗅多级屏障防控体系，系统解决藻类及藻源性嗅味问题；开展了城市多水源水量水质联合调配关键技术研究，形成不同风险工况下多水源原水系统的科学调度方案，实现原水资源的优化调配和联合调度，提升原水系统的整体风险应对能力。通过上述关键技术研究，水专项形成了城市多水源调度与水质调控成套技术，并在上海城市多水源原水系统进行应用，原水系统安全保障能力显著提升。

1. 基于监测预警的调蓄水库水质保障技术

针对水源地取水口水质监测预警难题，科研人员集成实验室、在线、移动等多种水质监测方法与检测技术，结合水源地特点科学设置监测点，构建水质水量监测预警业务化平台；针对污染物迁移转化预测难题，科研人员研究构建区域污染物迁移转化模拟模型，对河湖水体中污染物的空间和时间迁移转化规律进行分析预测，支撑城市取水安全；针对水源地区域上下游联动调度难题，科研人员模拟了不同水情、工况下污染物的迁移变化等情况，提出上下游联动调度技术方案，保障水源地取水安全。

1）水源地水质水量监测与预警关键技术

针对平原河网水源易受区域污染排放影响、河口水源冬季咸潮入侵、水源突发性水污染等水源地取水安全问题，水专项科研人员集成了在线监测、实验室检测、移动监测、视频监测等多手段水质监测方法，优化整合了区域内多地区、多部门的水质和污染源数据，建设多级水质监测系统，构建跨区域跨部门的水质水量监测预警业务化平台，从而破解流域层面水源地监测预警联动难题。

应用该技术，水专项支撑地方供水管理部门建设了长江口水源地咸潮监测预警业务化平台，实现长江口蓄淡水库外海咸潮入侵预警预报；建设了长江青草沙水库水质综合监测业务化平台，指导水库取水优化调度，富营养化趋势得到控制，藻类繁殖现象得到削减；整合水利部太湖流域管理局、上海市水务局、上海市生态环境局、上海城投原水有限公司、苏州市吴江生态环境局等相关监测资源，建成跨区域、跨部门金泽水源地水质水量监测预警多级网络与业务化平台，实现流域层面监测预警，并业务化应用。

2）污染物迁移转化模拟与预警预报关键技术

结合水源地污染特征指标，科研人员构建了常规水质、危化品、溢油、重金属等污染物模型，通过模型模拟常规水质超标（氯离子、氨氮、COD_{Mn}）、突发水污染事件（重金属、油类、化学品）中污染物在不同工况下的迁移、降解、浓度变化过程，并与水动力模型进行无缝耦合，分析污染物对水源地的影响，使突发事件模拟工作实现业务化和快捷化。

应用该技术，科研人员针对长江口咸潮问题，通过数值模拟和咸潮监测数据，实现了上海市长江口水源水库咸潮入侵的一周内短期预警和三个月内中期预报；针对太浦河金泽水源地水质预警，构建了太浦河污染物迁移转化模型，研发了金泽水源地溢油、化学品泄漏、锑迁移、库区水动力、藻类生态、供水量/水质等预测模型，预报作业时间可缩短至 0.5h 以内。

3）水源地上下游水质水量联合调度关键技术

科研人员应用污染物迁移模型，结合水源地区域水雨情，以水源地取水安全为目标，制定上下游联动调度策略与技术方案，通过改变上游下泄流量，分析不同工况下污染物对水源地取水口的影响程度、影响时长等，确定能够保障水源地取水口水质在 48h 内恢复正常的调度策略或依据调度实施效果决定是否启用备用水源，为保障水源地取水安全和突发污染风险防控提供技术支撑。

应用该技术，水专项科研人员还结合污染物迁移模型计算，制定了太浦闸-金泽水库-松浦大桥的上下游联动调度策略与技术方案，形成了取水口常规水质超标联合调度方案集和突发污染联合调度方案集，从而实现流域层面的联动调度，有效提升金泽水源地水质安全保障能力。

2. 水源水库水力调控与生态协同水质保障技术

针对调蓄水源水库藻类及藻源性嗅味问题，科研人员研究形成了"水力调控控藻＋原位物理除藻＋生物操纵治藻＋原水预处理削减"的水力调控与生态协同藻嗅防控多级屏障技术体系，系统解决藻类及藻源性嗅味问题。

1）调蓄水库水动力调控控藻关键技术

水力条件是藻类生长的重要因素，基于气象、水文、水力和藻类迁移特性，科研人员构建了水库水动力学模型，结合水力引排、水位消落等受控因素，以富营养化控制为主要目的，以最短停留时间为原则，采用能引则引、能排则排调度手段，形成"上引下排"闸门联合调度运行模式，加大水体交换效率，利用下游闸多排水尽量排藻，在水库内形成适宜的流场和水力条件，从流态角度防止藻类繁殖，排藻抑藻。

2）调蓄水库原位物理除藻关键技术

根据藻类空间分布特征，科研人员指导工程人员在调蓄水库的下风向口、藻类易积聚区以及输水区等区域，布设滤藻网和拦藻浮坝，通过拦截、吸附等作用对藻类进行物理截留，藻类截留率达到 30% 左右，极大减少了水库出水藻类生物量。

3）调蓄水库生物操纵治藻关键技术

通过研究，科研人员指导工程人员在水库周边建设生态护坡与边滩湿地，种植芦苇等水生植物。通过水生植物吸收水体中的营养盐物质，定期收割削减水体营养负荷，从而起到控藻抑藻作用。研究人员还采用鱼苗投放的生物治藻措施，每年 12 月至次年 3 月份投放鲢、鳙等滤食性鱼苗。鱼苗的投放量和密度根据水库生物量调查结果确定。通过鱼类对藻类的滤食作用，削减库区藻类生物量。

4）原水预处理藻嗅削减关键技术

为了有效应对原水中的藻类和嗅味问题，科研人员采用次氯酸钠氧化灭活藻细胞，采用粉末活性炭吸附 2-甲基异莰醇等嗅味物质。在试验中，科研人员依据原水藻类和嗅味情况，启动次氯酸钠和粉末活性炭投加装置，同时利用长距离输水管道的反应器作用与水动力混合条件，强化污染物削减效果，降低进厂原水的藻类和嗅味浓度。在水库水源地，科研人员建设了预加氯设施和粉末活性炭投加预处理系统，编制了原水系统的粉末活性炭投加技术规程和预加氯技术规程。通过系统研究，原水处理的技术参数为：以叶绿素 a 浓度为 $20\mu g/L$ 作为预加氯启动条件，以 2-甲基异莰醇浓度为 $30ng/L$ 作为粉末活性炭投加启动条件；次氯酸钠的投加量为 $0.6\sim 1.5mg/L$，粉末活性炭投加量为 $10\sim 25mg/L$。通过预处理，水厂进厂原水的藻细胞密度可降低 90% 以上，2-甲基异莰醇基本控制在 $30ng/L$ 以下。次氯酸钠投加量为 $1.2mg/L$ 和活性炭投加量为 $10mg/L$ 时的原水处理效果如图 3-1 所示。

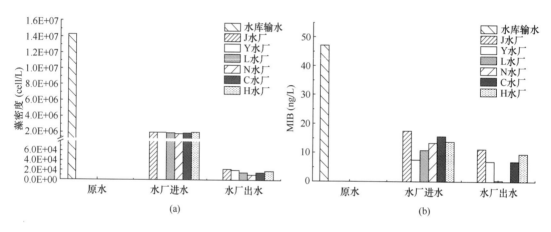

图 3-1　原水预处理技术效果

（a）投加次氯酸钠除藻；（b）投加粉末活性炭削减嗅味

3. 城市多水源水量水质联合调配关键技术

为保障原水供给，国内大部分城市构建了多水源地的供水格局，但是多数城市的水源调度还是以单水源调度为主，多水源调度情况也往往以经验调度为主。水专项科研人员为了解决该问题，研究突破了城市多水源水量水质联合调配关键技术。该项技术能够根据城市原水系统特点，解决原水输水管线沿程损失系数变化剧烈、水力平衡技术难度大、关键节点多、参数复杂等技术难点。科研人员针对上海多水源调度需求，开发建立了城市原水系统水力模型，应用模型计算评估原水系统输水效能，针对原水系统可能存在的水质和水量风险，提出不同风险工况下多水源之间互补切换调度的技术方案，设定了分阶段、分步骤将原水自水源至水厂的切换调度过程，实现不同情况下的多水源联合调配，提升城市原水系统的整体风险应对能力。上海城市多水源原水系统综合调控方案架构如图 3-2 所示。该项技术在上海多水源系统进行应用。科研人员按照"量质兼顾、优化调度"原则，结合上海水源情况，建立长江青草沙原水系统、陈行水库原水系统和黄浦江上游原水系统的联合调配方案，建设了上海多水源调配可视化平台，实现上海市可调配原水总量 700 万 m^3/d 以上。

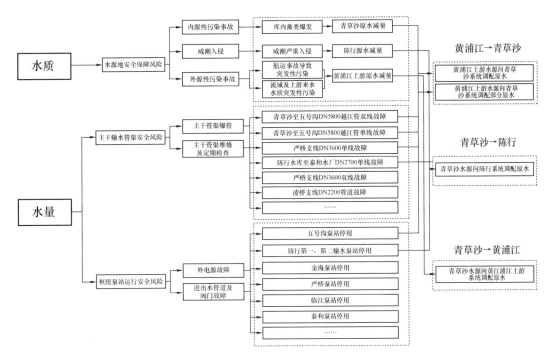

图 3-2 上海城市多水源原水系统综合调控方案

3.2.2 复杂水质条件下的嗅味识别与协同去除技术

嗅味问题是长期困扰上海市供水的一个难题。水专项通过多年持续科技攻关，有效解决了该问题。科研人员针对不同类型的嗅味源，建立相对应的处理技术：针对水库藻源性嗅味问题，形成了库区水动力调控藻嗅、厂前氧化与吸附削减藻嗅、水厂臭氧生物活性炭强化去除藻嗅等工艺技术方案；针对黄浦江水源复杂嗅味与有机污染共存的难题，攻克嗅味物质识别技术，形成了嗅味、有机物协同净化技术方案。以上技术方案均在上海供水系统中得到推广应用，保障了不同水源水厂的出厂水稳定达标，有效解决了长期困扰上海饮用水的异嗅难题，并推动了深度处理工艺在上海大规模推广应用，城市饮用水口感显著提升。

1. 复杂水质条件下的嗅味物质识别技术

水专项实施初期，水质检测标准规定中的嗅味感官闻测方法比较粗略，往往无法对嗅味物质进行定性，难以明确嗅味目标物质。水专项科研人员提出采用将人的感官分析和仪器的化学分析相结合的实验方法，综合应用嗅味层次分析、感官气相色谱/质谱和全二维气相色谱/飞行时间质谱分析，建立复杂水质条件下嗅味物质识别技术，实现对复杂嗅味物质的有效识别和定量分析，解决了长期以来国内水质检测中无法对水中异嗅进行定性定量评价的问题。

应用该技术，水专项科研人员有效识别了上海市不同水源中的典型嗅味物质，提出主要致嗅物质清单，为后续水厂进行针对性高效去除提供依据。其中，上海长江青草沙水源的主要嗅味特征为腥臭味和土霉味，主要致嗅物质是藻源性嗅味2-甲基异莰醇和土臭素；黄浦江水源的主要嗅味特征为腐败味、腥臭味及土霉味，腐败味和腥臭味的主要致嗅物质是双（2-氯异丙基）醚、二乙基二硫醚、二甲基二硫醚，土霉味的主要致嗅物质是2-甲基异莰醇。同时，科研人员还揭示了主要嗅味物质的产生机制和来源：2-甲基异莰醇主要由假鱼腥藻代谢产生，双（2-氯异丙基）醚等醚类物质主要来自太浦河上游输入。黄浦江水源地嗅味物质识别结果如图3-3所示。

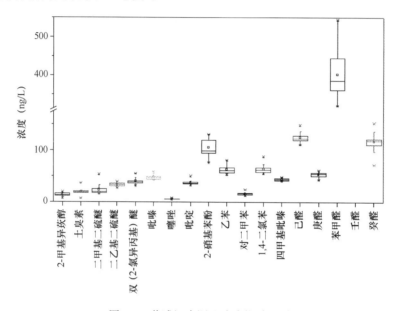

图 3-3　黄浦江水源地嗅味物质识别

2. 基于臭氧-活性炭的嗅味与多种有机污染物协同去除技术

水专项科研人员研发了不同类型嗅味物质的去除技术。针对青草沙水库藻源性嗅味问题，科研人员研究提出了"库区水动力调控＋原水吸附预处理削减＋水厂臭氧-生物活性炭去除"的嗅味控制多级技术方案：利用青草沙水库上下游泵闸联动，加大水体交换效率，从而抑制藻类和藻源性嗅味2-甲基异莰醇的生成。同时，采用粉末活性炭对原水进行吸附预处理，削减出库原水中的2-甲基异莰醇等嗅味物质。在水厂工艺环节，科研人员针对嗅味物质的去除，优化水厂处理工艺参数，提高常规处理中混凝剂和预加氯量，采取多种措施强化去除藻类物质，当混凝剂硫酸铝的投加量提高50％时，沉淀池出水中藻类总数去除率可提高10％～20％，有效缓解滤池堵塞问题。采用臭氧-生物活性炭深度处理技术去除2-甲基异莰醇，当预臭氧和主臭氧投加量分别为0.6～0.8mg/L和0.5～1.0mg/L时，可保证出厂水嗅味达标，当嗅味严重时，可适当增加臭氧投加量。

针对黄浦江水源复杂嗅味与高有机污染共存的难题，科研人员优化了前后臭氧投加量，形成水厂嗅味与有机物协同去除关键技术，形成深度处理工艺优化运行方案：以有机物达标（COD_{Mn}）和嗅味去除为主要目标时，可采用强化预臭氧运行（预臭氧投加量在1.0mg/L左右）或强化主臭氧运行（主臭氧投加量为1.0～1.5mg/L），两种运行方式均可满足出厂水有机物和嗅味达标；以有机物、嗅味和微量污染物共同去除为主要目标时，可采用臭氧投加量为 1.5～2.0mg/L 的主臭氧运行，也可采用预臭氧与主臭氧分段投加，臭氧总投加量控制在 2.0mg/L，其中预臭氧投加量为 0.5～1.0mg/L、主臭氧投加量为 1.0～2.0mg/L，无溴酸盐超标问题。同时，定期更换活性炭可保证 COD_{Mn} 和微量有机物的去除效率。

3.2.3　超大型城市饮用水安全保障技术体系

在水专项的持续支持下，上海市开展了"从源头到龙头"饮用水安全保障关键技术突破与示范，形成原水保质保量、水厂深度达标、输配稳定安全、监管完善规范的超大型饮用水安全保障技术体系。

1. 建设"两江四库"水源地，应用城市多水源调度与水质调控成套技术，保障原水供应安全

水专项支撑上海市建成了长江水源陈行水库、青草沙水库、东风西沙水库和黄浦江上游太浦河金泽水库的"两江四库"水源地格局。全市自来水厂全部采用水库取水，形成了"两江并举、集中取水、水库供水、一网调度"的原水供应格局，水源抗风险能力显著提高，全市原水供应规模达到 1334.5 万 m^3/d。为了提升水源应急预警能力，科研人员研发了基于监测预警的调蓄水库水质保障技术，分阶段建设了长江口咸潮监测预警预报平台、青草沙水源水质监测预警系统、金泽水源地跨区域跨部门水质水量监测预警系统等多个预警平台，有效支撑上海市水源水库避咸蓄淡、避污蓄清，提高突发污染防控能力，提升水源水质安全。在各水库水源地，科研人员还系统性地研究应用了水源水库水力调控与生态协同水质保障技术，开展水库水力调控与藻嗅防控，建设加氯和加粉末活性炭的原水预处理系统，有效提升原水水质，保障出库原水达到《地表水环境质量标准》GB 3838—2002 Ⅲ类。多水源调度方面，科研人员应用城市多水源水量水质联合调配技术方案，建成上海多水源调度系统与可视化平台，实现原水系统由单水源调度向多水源调度、由经验调度向科学调度的转变，提升了上海水源地的风险应对和供水保障能力。

2. 突破消毒副产物控制与溴酸盐抑制技术，出厂水稳定达标，推动水厂深度处理改造

1）水厂消毒副产物控制关键技术

水厂消毒工艺是确保安全供水的重要保障，科研人员根据水源有机物偏高的水质特征和管网输配距离长的供水特点，研发了游离氯消毒副产物控制技术和化学合成氯出厂消毒副产物控制技术。科研人员通过实验研究，确定工艺参数：采用常规处理的水厂，利用沉淀池接触消毒，冬春季沉淀池出口余氯浓度控制在 0.5mg/L，夏季高温季节沉淀池出口余氯浓度控制在 0.15mg/L；采用深度处理工艺的水厂，在活性炭池后建消毒接触池，采用 0.5mg/L 游离氯消毒，确保接触时间满足 CT 值大于或等于 15。消毒后进入清水池前加氨 0.2～0.3mg/L，并按氯氨比 3∶1～5∶1 调整化合氯浓度在 1.0mg/L 左右出厂。按上述消毒方式，常规处理工艺的出厂水中，三卤甲烷总量可控制在《生活饮用水卫生标准》GB 5749—2006 限值的二分之一以下，深度处理工艺出厂水中，三卤甲烷总量可控制在《生活饮用水卫生标准》GB 5749—2006 限值的三分之一以下，同时能够保证管网输配过程中消毒副产物稳定，亚硝酸盐不超标。目前上海各自来水厂均采用上述消毒方式。

2）基于硫酸铵投加的溴酸盐抑制关键技术

上海黄浦江原水溴离子浓度在 0.2～0.3mg/L，长江原水溴离子浓度在 0.01～0.3mg/L，当原水中含有高浓度溴离子时，水厂臭氧氧化处理过程中会产生致癌物质溴酸盐。《生活饮用水卫生标准》GB 5749—2006 规定，饮用水中溴酸盐不得超过 $10\mu g/L$。针对原水高溴离子在水厂臭氧化处理过程中溴酸盐超标风险，水专项科研人员开发了基于硫酸铵投加的溴酸盐抑制技术，建议在后臭氧接触池前投加氨氮（硫酸铵），形成"预臭氧＋混凝沉淀＋砂滤＋（硫酸铵）＋后臭氧＋生物活性炭＋消毒"为核心的深度处理工艺流程。硫酸铵（以氨氮计）的投加量宜为 0.3～0.4mg/L。该工艺的技术原理为：NH_4^+ 可与氧化过程产生的 $HOBr/BrO$ 反应，屏蔽溴酸盐生成途径，抑制溴酸盐的生成。采用该工艺，溴酸盐基本可控制在《生活饮用水卫生标准》GB 5749—2006 限值的三分之一左右。

该项技术在上海临江水厂示范应用，并在南市水厂、杨树浦水厂等水厂推广应用，臭氧化过程中溴酸盐生成得到有效控制，出厂水溴酸盐不高于 $5\mu g/L$。目前，上海市结合各项水厂深度处理改造工程建设项目，将该技术进行全面推广应用。

3）水厂紫外与氯联合消毒关键技术

黄浦江原水水厂臭氧生物活性炭出水存在一定的"两虫"（隐孢子虫和贾第鞭毛虫）、轮虫和枝角类等微生物泄漏风险，单纯采用次氯酸钠消毒对微型动物和"两虫"的杀灭效果有限，难以保证出厂水的生物安全。针对上述微生物安全问题，科研人员研究了紫外与氯组合微生物消毒灭活技术，利用 $400J/m^2$ 的紫外线照射，联合 1.0mg/L 的次氯酸钠消毒，可将水中的轮虫、寡毛类及桡足类微生物全部灭活，显著提高对生物活性炭泄漏的微型生物的灭活效果。同时，科研人员还对组合消毒的化学安全性进行评价：生物活性炭工艺能够很好地去除氯消毒副产物的前驱物，加氯量从 1mg/L 增至 3mg/L；紫外照射未增加氯消毒副产物的生成量。该项技术能够满足水质标准对消毒副产物的控制要求。

在该项科技成果的支撑下，工程技术人员首次在我国自来水厂的实际工程中应用了低压紫外灯，建成上海临江水厂紫外与氯联合消毒示范工程。水厂的出厂水水质达到《生活饮用水卫生标准》GB 5749—2006 要求，未检出微型动物活体。这项示范工程为饮用水紫外线消毒技术应用提供了案例经验。

3. 破解管网输配与二次供水水质保障技术难题

上海市作为超大城市，管网复杂，管线超长，存在管道清洗和管理难度大、末端供水水质不稳定的问题。水专项针对上海管网水质保障方面的科技需求，组织科研人员开展管道气水冲洗、非开挖修复等技术研究与示范应用，解决了大口径、大高程落差复杂管线冲洗难题。建立了基于供水管网鱼骨式多级水平衡分析法的管网漏损控制关键技术，实现供水管网精细化管理；研发了居民小区二次供水水质在线监测关键技术及相应设备，构建了居民二次供水监管信息化平台，提出了水质信息公示管理模式和基于水龄控制为核心的二次供水运行模式。

1）供水管道气水两相冲洗关键技术

针对大高程落差复杂管网的冲洗难题，科研人员研究并应用了气水两相流冲洗的方法，形成利用较小流量进行大口径、大高程落差的复杂管网的冲洗技术。该项技术以压缩空气为动力源，以水为清洗介质，通过间歇供给大量压缩空气和少量其他磨料，产生混合流体，从而在管网内形成很强烈的喷射力和振荡波，同时使混合流体高速流动冲刷管壁，将结垢和沉积物搅动剥离冲走。具体的技术参数如下：入口水压控制为 $0.25\sim0.40$MPa，入口气压在 $0.40\sim0.65$MPa，进气方式为间歇式加注，进气时间为 $5\sim20$s，停气时间为 $10\sim30$s，气水输入参数可根据冲洗效果适当调整。该项技术在上海 DN500$\sim$DN1400 管径的复杂供水管道进行冲洗应用，冲洗效果良好。与单向冲洗相比，节水可达到 70% 以上。该项技术具有耗水量小、冲洗时间短、冲洗效果好的优点，解决了复杂管网冲洗难题。

2）基于水平衡的供水管网漏损控制关键技术

水专项科研人员还深入研究了基于水平衡的供水管网漏损控制技术：结合管网区块化改造，将纵向水平衡与横向水平衡相结合，以纵向水平衡分析为主，横向水平衡分析为辅，形成"鱼骨式"水平衡漏损控制复合技术。具体技术示意图如图 3-4 所示。这项技术的内涵主要包括：在供水管网分岔口逐级安装水表，形成阶梯式分级计量；利用 GIS 系统平台，开发水平衡测试模块，通过用户账号与 GIS 中水表进行链接，自动实现水平衡表之间的运算、比对和预警；实施承包责任制与绩效考核，区域划分成片，责任到人，包干到片，将区域产销差与经济利益挂钩，强化管理；结合管网检漏、修漏、更新改造等工程项目，对管网漏损点进行及时抢修，制止水量流失。该技术适用于具有封闭特征的独立供水区域，尤其适用于城乡统筹地区的枝状管网结构。该项技术在上海市奉贤区金汇镇开展管网产销差控制示范，产销差率在"十一五"末期（2010 年年底）基础上平均降低 6.68%，达到良好效果。

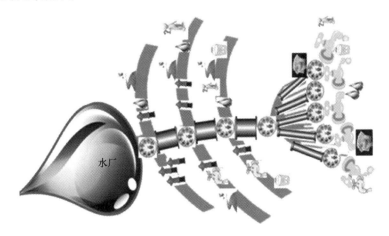

图 3-4　鱼骨式的漏损控制技术与金汇社区水平衡表安装示意图

3) 居民小区二次供水水质在线监测关键技术

为了解决二次供水重点关注的浊度和余氯等水质参数的在线监测问题，提高监测效率，降低监测成本，水专项科研人员自主研发了低成本、免药剂的二次供水水质在线监测设备。设备监测指标包括余氯（总氯）、浊度、pH 和电导率，并具备水质超标报警和信息推送功能。监测得到的实时水质数据和历史水质数据均可通过小区电子显示屏和手机 APP 实时查看。这款由我国科研人员自主研发的水质监测设备，其价格仅为国外同类产品一半。

将水质监测设备作为物联感知端，水专项科研人员结合上海市二次供水的管理需求，构建了二次供水监管信息化平台。在线监测设备可对二次供水水质、泵房运行状态等进行实时监测。监测数据接入信息化平台。通过该平台，管理人员可实时掌握各个小区用户端的水质情况和二次供水泵房的运行情况。目前，上海居民二次供水监管信息化平台的管理范围已经覆盖中心城区及西南五区，水质监管点总量达 145 个。

4. 探索建立流域协同、行业监管、企业行动的饮用水安全保障业务化管理模式

"十三五"期间，为了破解流域层面水源地监测预警联动难题，水专项支撑上海市建立了流域协同、行业监管、企业行动的饮用水安全保障业务化管理模式。流域协同，即通过政府间协调，整合上海、江苏、太湖流域管理局等相关省市环保、水务部门水质监测数据，构建跨区域、跨部门的金泽水源水质水量监测与预警业务化平台，建立太浦河闸—金泽水库—松浦大桥上下游联动调度方案，实现流域层面水源监测预警与联动调度。行业监管，即通过建设上海市供水管理部门运行的居民二次供水监管信息化平台，实现二次供水设施全过程动态监控管理。企业行动，即通过建设覆盖"源头到龙头"的上海市多水源供水信息化业务平台，接入水源、水厂、管网、二次供水的监管数据，实现西南五区原水、供水联动，实现"从源头到龙头"一体化的业务运行，通过智能化调配降低生产能耗，提高水厂生产运营智能化水平，保证上海市供水安全、稳定、优质、经济的运行。

3.2.4 超大城市高品质饮用水集成技术

在全面保障饮用水安全与水质稳定达标的同时，自 2016 年开始，上海市开展高品质饮用水的探索与实践，以"卓越的全球城市"城市发展定位和"满足直饮需求"的供水发展目标，对标国际大都市先进供水水平，研究形成超大城市高品质饮用水集成技术，并开展高品质饮用水试验示范区建设。

1. 提出超大型城市高品质饮用水发展理念与模式

上海市在"十三五"期间，面向城市饮用水安全的发展，提出了"饮用水是第一食品"的核心理念。上海市城市供水整体策略为：采取整体提升城市公共供水水质的"市政集中供水"建设模式，按照"水源高保障、水厂高能效、管网高保鲜、龙头高品质、管理高标准、运维高智能"的技术思路，即在现有供水系统基础上，通过原水水质调控与净化、水厂工艺提升与优化、管网诊断评估与分级改造、二次供水与运行优化、智能管控体系构建与应用，达到保障原水水质、提升出厂水水质、稳定输配水水质、满足龙头水水质，为用户提供高品质的饮用水，形成超大型城市高品质饮用水实施思路。

2. 突破高品质饮用水关键技术

上海市通过全流程供水环节技术优化和提升，保障高品质供水目标实现。为支撑上海市高品质供水目标实现，水专项科研人员开展了一系列水处理关键技术的研发和示范工作，具体包括：强化水源水库水力调控与水生态协同水质保障技术，完善"两江四库"原水联动；优化臭氧-活性炭深度处理工艺效能，实现"臭氧-活性炭＋超滤膜""常规处理＋纳滤膜"技术应用；集成管网水质诊断与评估技术，提出管网分级保障技术方案；结合余氯衰减和水龄模拟及余氯、浊度在线监测，优化二次供水运行模式，建设二次供水管理信息化平台；研发室内给水设施适应性技术，提出居民室内饮用水系统建造及使用指南。通过以上各项技术的集成创新，形成了适合上海市供水特点的高品质饮用水成套技术。

1）通过原水水质调控与联动实现水源高标准

水专项科研人员在经过充分研究论证的基础上，在上海市水源地供水格局中，进一步拓展优质长江原水供应范围，完善"两江四库"多源联动，增强原水应急处置能力和供应安全保障能级。同时，科研人员还实施了原水水质调控的技术研究，在水源水库建设原水预处理措施，充分发挥水库生态净化作用，有效应对藻类、嗅味等关键问题，提升出库原水水质。科研人员针对上海原水管理需求，构建了跨区域、跨部门的水质监测与预警多级系统，强化饮用水水源监测、管理与预警，做好应对水污染等突发事件的措施。

2）通过水厂工艺优化与提升实现水厂高能效

上海市在全市范围全面推进水厂臭氧-生物活性炭深度处理工程改造。在此过程中，水专项科研人员进一步优化了臭氧-活性炭深度处理工艺的效能，探索了超滤膜、纳滤膜及其组合工艺的技术应用，提高了有机物、嗅味、微生物等去除效率，进一步提升出厂水水质，使水厂出水水质同时达到《生活饮用水卫生标准》GB 5749—2006 和上海市《生活饮用水水质标准》DB31/T 1091—2018 的要求。

水专项科研人员研究提出了水厂"混凝沉淀＋砂滤＋预处理＋纳滤"组合技术，通过纳滤膜强化 COD_{Mn}、嗅味、小分子新兴有机污染物、重金属离子等去除效率，提升出厂水水质，满足高品质供水目标。该技术采用了可清洗精密保安过滤器过滤系统的纳滤预处理技术，解决了目前纳滤膜预处理工艺多选用超滤或微滤膜过滤、操作相对复杂、运行成本高的难题，形成常规处理与纳滤膜组合应用的短流程工艺。工艺出水浊度为 $0.01\sim$ $0.02NTU$，COD_{Mn} 为 $0.24\sim0.48mg/L$，对嗅味物质、微生物具有显著的去除效果，同时能有效去除全氟化合物、抗生素、农药等新兴有机污染物，明显改善饮用水口感。

3）通过管网输配安全稳定实现管网高保鲜

在水专项的科研项目支持下，上海市实施了管网水质诊断评估与分级保障集成技术：综合应用检测评估、冲洗消毒、修复、更新改造技术，保障管网的安全运行；实施供水管网分级加氯，加强供水管网微生物和水质综合调控，稳定输配水生物稳定性；构建管网水力水质模型，优化减少输配水水龄。通过该集成技术的应用，管网水浊度低于 $0.2NTU$，细菌总数低于 20CFU。

供水管网水质诊断评估与分级保障关键技术。科研人员以浊度、余氯、亚硝酸盐、铁和异养菌（HPC）为关键水质参数，根据管网腐蚀老化受损检测结果，结合管网水力水质模型模拟，通过水质特点、运行现状、模型模拟相结合，综合评估管网状态，科学选用清洗、消毒、非开挖修复等技术提升管网水质，形成管网分级保障方案：对轻度腐蚀结垢或有生物膜管道，采用气水等冲洗方式解决水质隐患；对腐蚀结垢严重或有漏点的管道，采用非开挖等方式进行管道修复；对超期服役、重度腐蚀或严重老化、破损的管道，采取更新改造措施。

供水管网多级加氯关键技术。科研人员通过泵站补氯措施，确保供水输配过程中余氯稳定和微生物安全，同时该措施还可协同降低出厂水余氯水平，改善饮用水口感。针对上海不同季节、不同水源水质特点，科研人员构建了最优余氯衰减模型，通过模拟计算，提出有效控制末端微生物生长的余氯水平条件为 $0.42\sim0.54\text{mg/L}$。依据此结果科研人员制定了精细化的泵站总氯控制目标，结合水质监测对加氯量进行动态调整，及时应对管网水量和水质的变化。具体方案如下：取用长江水源时，$5\sim10$ 月出站水总氯宜控制在 $0.6\sim1.0\text{mg/L}$，其余月份出站水总氯宜控制在 $0.5\sim1.0\text{mg/L}$；取用黄浦江水源时，$5\sim10$ 月出站水总氯宜控制在 $0.7\sim1.0\text{mg/L}$，其余月份出站水总氯宜控制在 $0.6\sim1.0\text{mg/L}$。相关研究成果编制形成《供水管网加氯技术指南》，用于指导供水企业开展运行管理工作。

4）通过二次供水优化运行与监管实现龙头水高品质

为了管网"最后一公里"的水质安全保障，科研人员针对二次供水的运行管理开展一系列的研究和建设工作，具体包括：构建二次供水管理信息化平台，加强水质在线监测；结合余氯衰减和水龄模拟及余氯、浊度在线监测，提出调整水池（箱）液位和进水方式两种水龄优化方案，提出了基于水龄控制的二次供水运行优化模式，减少水力停留时间，缩短水龄；实施二次供水设施接管，加强二次供水规范管理；研发室内给水设施适应性技术，提出居民室内饮用水系统建造及使用指南，形成高品质饮用水成套技术。

基于水龄控制的二次供水运行优化关键技术。为了控制水箱（池）的水力停留时间，保障入户水质，水专项科研人员和当地工程技术人员在居民小区水箱（池）安装水质、水量在线监测系统和自动液位控制系统，系统分析二次供水水质季节性、周期性变化规律，结合用户数量、水量消费峰谷规律等用水特征参数，优化和自动调节二次供水水箱（池）在不同时段的进水量、水位，控制水力停留时间，达到保障入户水质的目的。通过研究，二次供水相关技术参数如下：控制水箱（池）进水余氯在 0.3mg/L，水龄宜控制在 24h以内，夏季水龄宜控制在 16h 以内。

室内给水设施适应性关键技术。居民户内给水管道作为饮用水输配的"最后 100m"，在龙头水稳定达标中起到关键作用。科研人员从居民户内饮用水水体间断性流动的水力特性出发，开展户内给水设施适应性研究，以保障龙头水水质为目标，通过户内饮用水系统的选型设计、施工安装、运行维护及应急处置等方面，对居民户内给水设施的建设和使用做出了科学的指导和规范。研究成果如下：建议管道应选取符合食品级要求的优质管材，宜优先选用不锈钢管；建议户内管道存水排放后再饮用，即晨起先冲厕洗漱，待管道内存水用完后再饮用，出差等长时间不用水超过 12h，应将管道存水排放后再饮用，排放时间 25s 左右；建议定期对户内配水设施进行清洗消毒和维护保养，保持水嘴清洁。该工作填补了居民户内科学用水指导空白。

3. 形成前瞻性、精准化的"从源头到龙头"水质管理标准规范体系

在水专项科技支撑下，上海市颁布了我国第一部地方性饮用水水质标准——上海市《生活饮用水水质标准》DB31/T 1091—2018。该标准参考了世界卫生组织、欧盟、美国环境保护署（EPA）等先进水质标准，针对上海原水水质特征，关注末端水质稳定和健康指标，如总有机碳、亚硝酸盐、N-二甲基亚硝铵等，在《生活饮用水卫生标准》GB 5749—2006 的基础上，新增指标 5 项，修订常规指标 17 项，修订非常规指标 23 项，附录 A 水质参考指标增加 3 项，对供水水质提出了更高的要求。

上海市编制了我国第一部指导居民科学用水的技术指南，《住宅户内饮用水系统建造及使用指南》T/SWSTA 0004—2020。该指南以保障龙头水水质为目标，在结合实际情况系统总结分析和研究基础上，描述了室内给水设施适应性关键技术成果，内容涵盖户内饮用水系统的选型设计、施工安装、运行维护及应急处置等，指导居民掌握户内给水设施的建设、材料的选择以及日常使用规范。

水专项科技成果支撑上海市形成了一套全流程、前瞻性的供水标准规范体系。科研人员结合上海"从源头到龙头"的城市饮用水安全保障运行管理需求，研究制定了《金泽水源原水预处理技术导则》T/SWSTA 0001—2019、《制水厂运行规程》T/SWSTA 0002—2019、《城镇供水管网模型建设技术导则》DB31/T 800—2014、《城镇给水管道非开挖修复更新工程技术规程》CJJ/T 244—2016、《供水管网加氯技术指南》T/SWSTA 0003—2020、《居民小区二次供水设施运行维护相关管理办法》等 20 余项技术标准和管理规程，形成"从源头到龙头"的先进性、前瞻性的高品质饮用水标准体系，通过标准化推动控制精准化、运维精细化、管理规范化，支撑上海饮用水可直饮高品质目标的实现。

3.3 示 范 工 程

3.3.1 青草沙水库自净功能强化与生态控藻技术示范工程

1. 工程总体情况

示范工程位于上海市青草沙水源水库，通过上下游闸门联合调度改善水动力，辅以滤藻网、边滩湿地、鱼类投放等生态控藻技术，强化水库自净功能，降低水体富营养化，缓解水源水库藻类及嗅味问题。示范工程 2010 年 10 月开始运行。

2. 工程示范技术

工程主要示范技术包括水质多级监测预警技术、泵闸联动水动力调控控藻关键技术、水源水库水力调控与生态协同水质保障技术，主要技术内容包括：

1）水质多级监测预警技术

该技术主要针对水源地取水安全和水质调控，集成在线监测、实验室检测、移动监测、现场快速检测等多级水质监测手段，合理设置监测指标和监测点位，构建青草沙水库水质多级监测预警系统。主要监测指标包括水温、水位、盐度、pH、溶解氧、总氮、总磷、氨氮、叶绿素等 30 余项。该技术主要是通过水质监测，指导水库安全取水，达到避污蓄清与富营养化预控目的。

2）泵闸联动水动力调控控藻关键技术

该技术内容主要为：针对水库水动力不足、易导致富营养化和藻类爆发等问题，建立了青草沙水库三维流场水动力模型，根据模型模拟结果，制定青草沙水库非咸潮期调度方案，如图 3-5 所示。非咸潮期，通过下游闸与输水闸的联合调度、上游泵闸和下游泵闸的"上引下排"联动调度，增加排水和输水量，改善水力条件，减少水库水力停留时间，强化水库自净功能，降低水体富营养化及产生的藻类等问题。

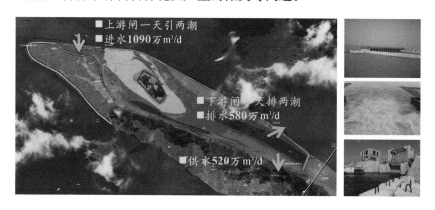

图 3-5　青草沙水库水力调控技术示意图

3）水源水库水力调控与生态协同水质保障技术

技术内容主要包括：在青草沙水库输水区的闸井外围布置拦藻浮坝及滤藻网，输水拦污栅前设置三重浮游藻类专用滤网，同时在输水区外围 300m 处，布置 600m 拦藻浮坝，外围 10m 和 20m 处分别布置 2 道 100m 宽、2～3m 深的滤藻网拦截，高峰期间 7d 左右定期更换，拦截进入输水区的藻类。通过建设水库生态护坡、边滩湿地，并种植芦苇，吸收水体营养盐物质，定期收割以削减水体营养负荷。在水库投放鲢、鳙等滤食性鱼苗，通过鱼类对藻类的滤食作用，削减库区藻类生物量。科研人员还研究形成了《青草沙原水系统应急投加粉末活性炭技术规程》和《青草沙原水系统预加氯技术规程》，确定了水源地原水系统活性炭投加和预加氯的技术参数：次氯酸钠投加以小体中叶绿素-a 为 $20\mu g/L$ 作为启动条件，次氯酸钠投加量为 $0.6～1.5mg/L$；粉末活性炭以水体中 2-甲基异莰醇浓度为 $30ng/L$ 作为启动条件，粉末活性炭投加量为 $10～25mg/L$。通过上述方法，水源水到达水厂时，藻细胞密度可降低 90% 以上，2-甲基异莰醇基本控制在 $30ng/L$ 以下。

3. 工程运行管理

通过"十一五""十二五"期间的持续建设，青草沙水库水质监测预警系统得到完善，包括固定式水质自动监测站 2 个、浮标式水质自动监测站 3 个、移动式水质监测船 2 个、水质专业分析实验室 1 个，监测指标覆盖《地表水环境质量标准》GB 3838—2002 109 项基本指标及藻类、嗅味等关键水质指标。工程具体运行管理情况如下：该工程实施"上引下排"闸门调度运行方式，在保证供水高峰期原水供应能力的条件下，控制水库运行水位在 2～3m，水力停留时间在 18～21d，下游闸每天排出藻类几十至上百公斤（以叶绿素 a 计算），藻密度和叶绿素下降 50％以上，水库藻类情况发生明显改善。通过布设滤藻网、拦藻浮坝可拦截去除 30％左右藻类。通过在原水预处理系统中加氯、加粉末活性炭等措施，从原水输水区到水厂头部，藻细胞密度降低 90％以上，2-甲基异莰醇基本控制在 30ng/L 以下。在技术研究和工程示范的基础上，水专项科研人员编制了《青草沙水库非咸潮期运行调度方案》，用于指导水库日常运行。

4. 工程运行效果

在多项技术的综合集成和应用下，较示范工程实施前，示范区水体的总氮、总磷、叶绿素 a 分别降低了 26.06％、86.21％和 63.27％。通过多年运行监测，青草沙水库原水水质基本达到 Ⅱ 类（总氮除外），富营养化趋势得到控制，藻类繁殖现象得到削减，藻类总量较运行初期降低 50％左右，2-甲基异莰醇降低到 20ng/L 左右，原水氯离子浓度保持在 100mg/L 以下。

3.3.2 陈行水库咸潮风险评估与预警系统

1. 工程总体情况

陈行水库咸潮风险评估与预警系统针对长江口外海咸潮入侵对水源水库取水安全的影响，科学布设氯化物监测点，可实现咸潮一周短期预警和三个月中期预报，科学支撑水源地避咸蓄淡。通过持续建设，目前已形成上海长江河口水源水库咸潮监测预警平台，监测点全面覆盖长江河口。

2. 工程示范技术

工程主要示范技术为河口蓄淡水库咸潮风险评估与预警关键技术：结合长江河口地势、水势特点，科学布设氯化物监测点，建成陈行水库咸潮风险评估与预警系统，具备咸潮短期预警和中期预报功能。短期预警以咸潮自动监测系统为核心，主要依据氯化物实时监测数据的动态分析，结合潮汐、水势等影响因素的发生规律，预测咸潮入侵到达水库取水口的发生时间，可实现咸潮一周内短期预警；中期预报以三维数值模拟技术为核心，主要应用 ECOM 模型，结合盐度与径流量、潮差等关键因素的预报分析，可实现三个月内咸潮入侵强度和持续时间的中期预报。

3. 工程运行管理

在陈行水库咸潮风险评估与预警系统基础上，"十二五"期间，水专项支持上海市进一步建设青草沙水库咸潮监测系统，形成上海长江河口水源水库咸潮监测预警平台，监测点总数达到 30 余个，全面覆盖长江河口，可动态演示咸潮入侵的过程和强度。监测数据可实现实时传送，数据传输量达到 1 个数据/min，全年总计 52 万个数据，预警值为大于

150mg/L。通过该系统，可保证在第一时间得到氯化物浓度数据，为水厂原水水质的预测和预警提供重要的数据依据。

4. 工程运行效果

长江河口水源水库咸潮监测预警平台在长江口水源水库咸潮入侵预警预测和日常调度中发挥了关键性作用，预警预报结果准确可靠，有效提升了水源地"避咸蓄淡"安全保障能力，为水库设计和原水调度提供了关键的科学依据，在保障冬季上海原水安全供应中产生了很好的社会效益，也为沿海河口淡水资源的开发利用提供了借鉴和经验。

3.3.3 多水源调配可视化平台示范工程

1. 工程总体情况

上海多水源调配可视化平台示范工程覆盖长江青草沙水库原水系统、陈行水库原水系统和黄浦江原水系统，涉及可调配原水总量在 700 万 m^3/d，于 2015 年 7 月建成运行。工程以提升上海原水系统的风险应对能力和供应保障能力为目标，针对上海水源地冬季咸潮入侵、夏季藻类繁殖、突发污染等水质风险，以及输水管渠爆管、泵站运行故障等水量风险，通过原水系统水力模型的构建与计算，提出不同水源之间的联动调配方案，建设上海多水源原水调度系统，并通过可视化平台实现原水系统任一水源发生事故时相互切换的调度预案的模拟演示，指导原水系统切换调配实施。

2. 工程示范技术与建设内容

工程主要示范技术为城市多水源水量水质联合调配关键技术，主要技术内容包括：

1）原水系统风险分析

科研人员通过研究分析原水系统的水量、水质多年基础数据，确定上海存在水源突发性水污染事故、长江口水源冬季咸潮入侵、夏季水库藻类繁殖等水质风险，以及主干输水管渠爆管、枢纽泵站运行故障等带来的水量不足风险。根据存在风险和水源连通可行性，提出不同原水系统之间的调配方案框架。

2）原水系统水力模型

针对上海原水系统水量大、输水管线距离长、节点多、重力流与压力流相结合、沿途水厂多级串联等特点，研究人员采用英国 Infoworks WS 供水模型软件进行原水水力模型建设，重点模拟原水系统中水量和压力变化，模型中水头损失（ΔH）和综合阻力系数（λ）分别采用了达西公式和柯尔勃洛克-魏特公式，提高计算精度要求。针对原水管线综合当量粗糙度变化剧烈频繁，以及原水水质、药剂添加量、温度、流速等影响因素复杂多变的情况，按照原水系统在不同工况情况下的运行状态，研究人员基于 SCADA 长序列实测数据，建立了高峰日、低峰日和平均日三种典型工况的精细化原水系统水力模型，分别反映整个原水系统的高流量、一般流量和低流量运行负荷情况，时间步长为 10min。为了提高模型模拟的准确性，科研人员以原水系统 20 余个关键节点的流量、水位和压力等参数模拟平均值、监测平均值、误差百分比和误差均方根 4 项指标进行校验，平均误差率小于 8%。

　　3）上海多水源原水系统综合调控方案

　　针对上海原水系统水质、水量风险，应用原水水力模型计算，水专项研究形成了上海多水源原水系统综合调控方案，包括黄浦江上游原水系统向青草沙水库原水系统调配原水496 万 m³/d，青草沙水库原水系统向黄浦江上游原水系统调配原水 123 万 m³/d，青草沙水库原水系统向陈行水库原水系统调配原水 41.3 万 m³/d。方案包括初始准备、主干管渠关键闸门开启、原水切换、水厂恢复供水等阶段，细化至水泵开启状态及流量、流速、压力等。科研人员对原水系统输水能力和效能进行系统性的评估，从而确定方案可行性。

　　4）多水源原水调度系统

　　根据多水源调度方案，水专项通过技术支撑建设上海多水源原水调度系统，使平台具备供水水源及其原水系统的水质、水量、泵站、输水管线、监测仪表、调度通信等数据的监测、采集、报警、监控管理、数据传输共享、历史数据分析、模拟演练、调试及应急指挥等功能。可视化平台可对原水系统正常情况的不同工况和任一水源发生事故时相互切换的非正常工况调度预案进行模拟演示呈现，指导上海市原水调配方案具体实施。

3. 工程运行管理

　　"十二五"期间，多水源调度系统涉及可调配原水总量达到 700 万 m³/d。"十三五"期间，新建金泽原水智能调度系统，在多水源调度系统基础上接入金泽原水系统，建成上海市多水源供水信息化业务平台（图 3-6），原水联动调配范围覆盖青草沙水库、陈行水库、黄浦江金泽水库三大原水系统，可调配水量超过 1000 万 m³/d。

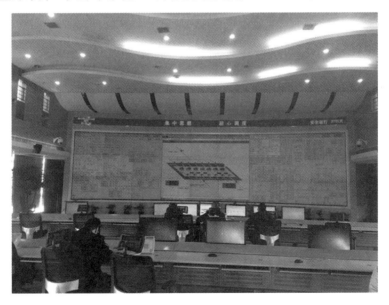

图 3-6　上海多水源原水调度系统与可视化平台现场展示图

4. 工程运行效果

　　上海多水源原水调度系统与可视化平台实现了上海原水系统由单水源调度向多水源调度、由经验调度向科学调度的转变，提升了上海原水系统的整体风险应对和供水保障能力。在示范工程实施期间，该平台科学指导了青草沙水库原水系统和陈行水库原水系统之间水源切换调度。在冬季咸潮期，凌桥水厂和闸北水厂按照"联合抗咸、保质优先"原则优先使用青草沙水库原水，降低陈行水库避咸蓄水压力；在夏季高藻期，根据"经济、合理、高效"原则，优先使用陈行水库原水，降低青草沙水库原水藻类影响。当夏季金泽水库水源受太湖来水影响、导致藻类升高影响原水水质情况下，通过水源调度，将部分水厂黄浦江原水切换为青草沙水库原水，降低金泽水库供水压力和藻类影响，确保水厂原水水质。

3.3.4 跨区域、跨部门的金泽水源水质水量监测与预警业务化平台

1. 工程总体情况

在金泽水库水质特征、变化规律及对流域来水的响应研究成果基础上，依托河网水量水质/突发水污染事件调控模型、供水量预测及水质变化趋势预测分析等结果，水专项支撑上海市建设跨区域、跨部门的金泽水源水质水量监测与预警业务化平台。平台覆盖金泽水库及周边水域，具体包括金泽水库取水口、库区及输水区，太浦河太浦闸—金泽水库—松浦大桥取水口。该项示范工程于 2020 年 1 月建成，具体工程项目由上海市供水调度监测中心负责建设与运行。

2. 工程示范技术与建设内容

工程应用了水专项科研人员研发的水源地水质水量监测与预警技术、突发水污染事件预警预报技术、河网水量水质调控技术、基于水体光学特性的金泽水库水生植物水质净化调控技术、基于食物链动态平衡的金泽水库鱼类群落水质净化调控技术等多项预警、调控、预测技术，建立了跨区域、跨部门金泽水源地水质水量监测与预警多级网络与业务化平台（图 3-7），实现了金泽水源地水质水量监测预警和取水口上下游联动调度。

1）建设跨区域跨部门多级水质水量监测预警网络

水专项支撑上海市建设了金泽水源地的在线、实验室、移动三级监测系统，同时该系统还整合区域内上海市水务局、上海城投原水有限公司、太湖流域管理局、吴江生态环境局以及海事船舶 AIS 等水质水量、污染风险源、水文、气象、工况等监测数据，区域覆盖金泽水源地上下游沿线，形成包含 21 个监测点、160 多项指标的监测体系，构建了跨区域跨部门多级水质水量监测预警网络。

2）构建污染物迁移模型，实现水质水量变化与污染影响预测

科研人员针对金泽水库水源地的水量水质安全问题，构建了石油类、化学品、重金属的迁移模型、水库水动力模型、生态动力模型，实现水质水量变化与污染影响预测，具体包括：动态模拟预见期（72h）内的溢油、化学品、锑等污染物在水中的扩散运动与浓度变化，实现污染物距取水口的距离、到达时间、影响历时、污染浓度等参数预测；动态模拟预见期（7d）内金泽水库总氮、总磷、氨氮、溶解氧、叶绿素 a、蓝藻总数及藻类生物量的变化，实现藻类生态动力学变化预测；分析监测点水质实测与模拟信息，实现水质变化和各区供水量预测。

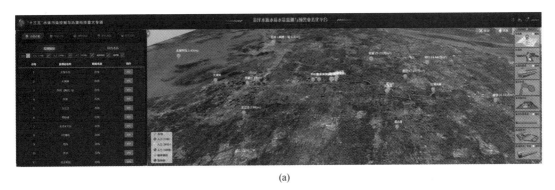

(a)

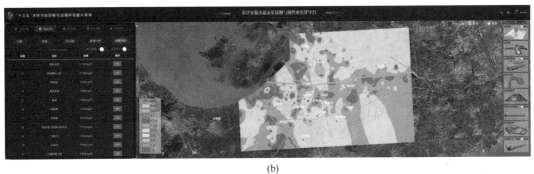

(b)

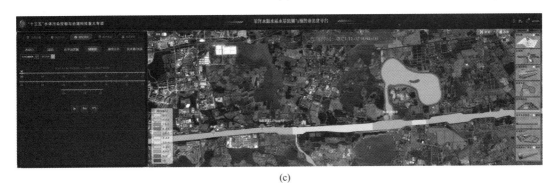

(c)

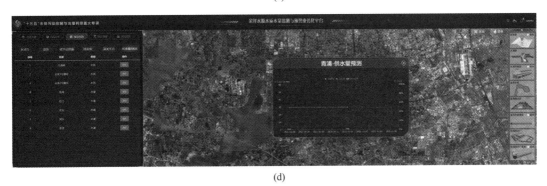

(d)

图 3-7　金泽水源水质水量监测与预警业务化平台示意图

（a）平台登陆后主界面；（b）河网污染物分布；（c）锑污染浓度模型；（d）供水量预测

3）制定上下游联动调度方案

科研人员应用污染物迁移和水质水量模型预测，结合雨情水情数据，制订了太浦闸—金泽水库—松浦大桥的上下游联动调度策略与技术方案，形成取水口常规水质超标联合调度方案集和取水口突发污染联合调度方案集，建成跨区域、跨部门的金泽水源水质水量监测与预警业务化平台。

3. 工程运行管理

上海市金泽水源水质水量监测与预警业务化平台示范工程至今运行稳定。在线监测实现藻类、叶绿素 a、溶解氧、浊度、pH、电导率、盐度数据传输频率每 10min 一次，氨氮、COD$_{Mn}$ 每 4h 一次，总氮、总磷、锑、TOC、挥发酚每 6h 一次，人工监测地表水常规 29 项每月监测 1 次，特定项每季度监测 1 次。示范工程管理机构通过长期监测和分析结果，明确了水源地的污染特征指标，确定金泽水库水源的主要预警指标为锑、氨氮和 COD$_{Mn}$，预警值分别为 5μg/L、0.5mg/L、5.0mg/L。平台能够实现突发污染物迁移模型预报作业时间最短缩短至 0.5h。突发污染时，水源地取水口水质可在 48h 内恢复正常，有效提升金泽水库水源地水质安全保障能力。

4. 工程运行效果

上海市金泽水源水质水量监测与预警业务化平台，支撑上海城市供水实现了金泽水库水源地水质与水量实时监测及预报警，包括对突发性污染物迁移影响、藻类生态动力学变化、供水量/水质的预测，以及太浦河太浦闸—金泽水库—松浦大桥取水口的水量和水质多级联动响应，为跨省市、跨部门协作的水安全保障提供示范。平台业务化运行以来，已针对金泽水库水源地的锑污染问题，开展 4 次锑浓度异常升高事件模拟，均取得了良好的模拟效果，为太浦闸（泵）调度策略提供了技术支撑，有效避免了金泽水库取水口锑浓度超标，最终保障金泽水库水源地水质年均值达到《地表水环境质量标准》GB 3838—2002 Ⅲ类，高藻期（6~10 月）叶绿素 a 平均值小于 30μg/L。

3.3.5 多水源供水信息化业务平台

1. 工程总体情况

上海市多水源供水信息化业务平台在"十一五""十二五"青草沙水库、陈行水库原水调度系统基础上，新建了金泽水库原水智能调度系统，与青草沙水库、陈行水库原水调度系统对接，形成上海市原水联合调度系统并业务化运行，实现可调配原水水量达 1000 万 m³/d。在上述联合调度平台基础上，接入金泽水源水质水量监测与预警业务化平台、供水调度信息系统（包括水厂、管网监测数据）、二次供水监管平台等数据，实现西南五区原水、供水联动，形成上海市多水源供水信息化业务平台。该平台于 2020 年 6 月建成运行。

2. 工程示范技术与建设内容

上海市多水源供水信息化业务平台整合原水调度平台、金泽水源水质水量监测与预警业务化平台、供水调度信息系统（包括水厂、管网监测数据）、二次供水监管平台等业务数据，实现西南五区原水、供水联动，实现业务化运行。示范工程主要应用技术与工程建设内容包括：

1）集成了多水源智能调配展示系统的方案演示功能，可以通过可视化的方式展示原水的 4 套应急调配方案。方案内容包括：演示金泽水库系统发生水源性重大污染的情况下青草沙水库水源向黄浦江上游水源调配的实施方案；演示陈行水库受到严重咸潮入侵时青草沙水库水源向陈行水库水源调配的实施方案；演示青草沙水库水源因严重水质问题，或五号沟泵站双路失电等应急情况无法供水，启动大桥泵站向青草沙水库原水系统调配的实施方案；演示陈行水库泵站 2.7m 局部爆管，2.4m 单管运行的情况下，青草沙水库水源向陈行水库水源 DN2400 单管运行调配的实施方案。

2）集成了金泽水库水源原水智能调度系统的水力模型，实现了根据需水量请求，调用水力模型生成调度方案并展示。金泽水库智能调度系统在供需发生变化时，能够根据各节点目标控制参数的优化，选择高效率的机泵组合运算，给出满足供需平衡的各种组合方案，从中选择兼顾安全性能最大化、运行成本最小化的智能调度方案，通过智能调度系统可以实现设备的部分或全部自动化调控。在该系统的支撑下，金泽水库原水系统运行能耗较 2018 年同期相比下降 5.52%。

3）集成水源、水厂、管网、二次供水等业务数据。具体内容包括：集成了金泽水源水量监测与预警的部分业务功能；从二次供水监管平台接入二次供水水质监测点并进行可视化展示，共接入 145 个水质监测点；二次供水水质示范线展示功能包括青浦、奉贤总共三条水质示范线。平台原水和二次供水覆盖上海青浦、金山、松江、闵行、奉贤西南五区及中心城区，水厂和管网覆盖上海城投水务（集团）有限公司的供水区域。

3. 工程运行效果

上海市多水源供水信息化业务平台示范工程在"十一五"和"十二五"全面信息化水平建设的基础上，整合各类已有系统和新建系统，打造了一个从水源地到居民龙头的一体化、全流程、智慧化的综合性管理平台。平台各工作模块示意图如图 3-8 所示。有了多水

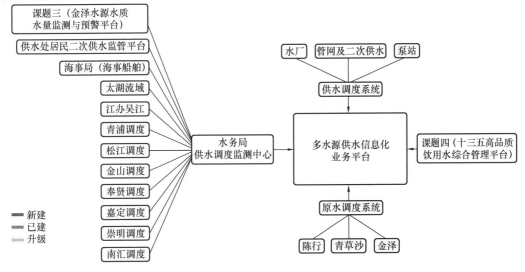

图 3-8　上海城市多水源供水信息化业务平台工作模块示意图

源供水信息化业务平台的建设与集成，上海市通过一个平台即可实现对居民用水的全过程智能化监控，极大地支撑了上海市智慧水务的建设，并为推动智慧城市发展做出贡献。该平台在一定程度上完善了整个城市供水系统的使用功能，确保上海市供水安全、稳定、优质、经济的运行。

3.3.6 临江水厂臭氧生物活性炭与紫外组合消毒技术示范工程

1. 工程总体情况

上海临江水厂臭氧生物活性炭与紫外组合消毒技术示范工程于 2008 年建设完成，2010 年 3 月试运行，工程规模为 60 万 m^3/d。工程通过大型水厂紫外组合消毒技术、基于加氨的溴酸盐抑制技术工程化应用，解决了微生物安全和溴酸盐超标等问题。示范工程建设后，水厂工艺流程为"原水＋预臭氧＋混凝沉淀＋砂滤＋（硫酸铵）＋后臭氧＋生物活性炭＋UV 消毒＋加氯/加氨＋清水"。工艺流程图如图 3-9 所示。

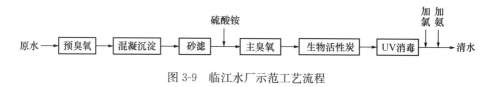

图 3-9 临江水厂示范工艺流程

2. 工程示范技术

该工程主要示范技术为基于硫酸铵投加的溴酸盐抑制技术、紫外与氯组合消毒技术。

1）基于硫酸铵投加的溴酸盐抑制技术

针对原水溴离子过高的问题，科研人员应用基于硫酸铵投加的溴酸盐抑制技术，结合水厂臭氧-活性炭深度处理工艺改造，在砂滤池和后臭氧接触池之间进行硫酸铵投加，氨氮能与 $HOBr/BrO^-$ 反应，有效阻断溴酸盐生成途径，抑制臭氧化过程中溴酸盐的生成。

2）紫外与氯组合消毒技术

针对"两虫"和微型动物泄漏问题，科研人员应用紫外与氯组合消毒技术，在活性炭出水后增加紫外消毒工艺，紫外消毒出水投加硫酸铵和次氯酸钠，同时预处理以臭氧预氧化代替加氯预氧化，构建多级屏障的饮用水安全消毒工艺，降低氧化或消毒副产物的生成趋势。

3. 工程运行管理

该示范工程由上海城投水务（集团）有限公司闵行水厂负责日常生产运行，主要工艺运行参数如下：

1）臭氧-活性炭与硫酸铵投加工艺：在砂滤池和后臭氧接触池之间投加硫酸铵，投加量为 0.3～0.4mg/L（以氨氮计），主臭氧投加量为 0.5～0.8mg/L。

2）紫外与氯消毒工艺参数：紫外消毒剂量为 160～400J/m^2，紫外出水加氯（次氯酸钠）加氨（硫酸铵）出厂，次氯酸钠投加量为 1.0～1.5mg/L（以 Cl_2 计），按照氯氨比 4：1 进行补氨。现场工艺设备如图 3-10 所示。

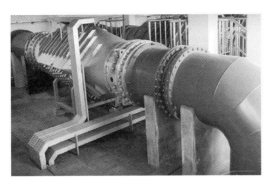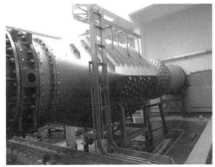

图 3-10　临江水厂紫外消毒工艺现场展示图

4. 工程运行效果

该示范工程是国内首次应用低压紫外组合消毒技术的自来水厂工程。工程投产运行以来，运行稳定，后期跟踪显示出厂水水质明显提升，COD_{Mn} 为 0.84～1.27mg/L，溴酸盐稳定控制在 4μg/L 以下，三卤甲烷总量为 0.06～0.43，细菌总数为 0～2CFU/mL，"两虫"、总大肠菌群等微生物未检出，2-甲基异莰醇、土臭素、β-环柠檬醛等典型嗅味物质也均未检出，水质稳定达到《生活饮用水卫生标准》GB 5749—2006 要求。增加处理工艺后，工程制水成本增加 0.246 元/m³。该示范工程服务人口 70 万人，并保障了世博会供水安全。

3.3.7　徐泾水厂粉末活性炭与膜组合工艺示范工程

1. 工程总体情况

徐泾水厂位于上海市青浦区徐泾镇前云路淀浦河北岸，水厂总规模为 7 万 m³/d。2011 年示范期间，水厂原水水质较差，常规处理出厂水 COD_{Mn}、锰、阴离子合成洗涤剂等指标超标，COD_{Mn} 平均为 4.1mg/L。为保障出厂水稳定达标，水专项在徐泾水厂建立示范工程，进行水厂粉末活性炭与超滤膜组合技术和工艺的集成示范。工程技术人员在水厂一期原有沉淀池基础上进行膜池改造，调整后的工艺流程为"原水＋生物预处理＋粉末活性炭＋高锰酸钾预氧化＋平流沉淀池＋浸没式超滤膜＋消毒＋清水"。示范工程规模为 3 万 m³/d，于 2011 年 3 月开始建设，并于 2011 年 7 月通水运行。工艺流程如图 3-11 所示。

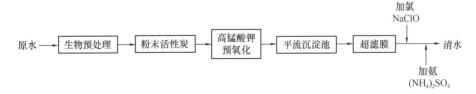

图 3-11　徐泾水厂示范工艺流程

2. 工程示范技术

工程示范技术为粉末活性炭与超滤膜组合工艺。工艺流程为"原水＋生物预处理＋粉末活性炭＋高锰酸钾预氧化＋平流沉淀池＋浸没式超滤膜＋消毒＋清水"。主要技术内容为：通过生物预处理去除原水中氨氮，结合出厂水折点加氯，使氨氮达标；通过投加粉末活性炭去除小分子有机物，利用吸附作用形成污泥沉淀排出；通过投加高锰酸钾的化学氧化作用固化铁、锰离子，通过沉淀和物理截留方式去除；通过沉淀和物理截留的方式直接去除大分子有机物。超滤膜系统可截留粒径大于或等于 $0.1\mu m$ 的颗粒，从而确保出水浊度低于 0.1NTU。

3. 工程运行管理

该项示范工程由上海城投水务（集团）有限公司徐泾水厂负责日常生产运行，主要工艺运行参数如下：

1）超滤膜参数

（1）超滤膜参数：膜系统分为膜池、集水系统、清洗系统和加药系统 4 个部分，沉淀池后部改造为膜池，共设 4 格膜池，单格膜池平面尺寸为 8.9m×3.8m，池深 3.8m，有效水深 3.6m，设计通量为 25L/（m²·h）。

（2）日常运行：沉淀池出水通过下层渠道、上层配水渠和进水堰进入单格膜池；通过常吊真空装置引水，将过膜清水通过母管连接的水泵抽吸至清水渠。

（3）清洗：清洗分为气水反冲洗、化学在线清洗和化学离线清洗。

气水反冲洗：膜池运行 1～2h 进行气水反冲洗，历时 9～10min。膜池气冲强度为 50m³/（m²·h），需气量为 1690m³/h，水冲强度为 60L/（m²·h），需水量为 806m³/h。

在线维护清洗：运行 5～7d 进行维护性清洗，历时 90～100min；将 200mg/L 有效氯的次氯酸钠商品液反洗加入产水母管，浸泡 30min，同时适当曝气；反洗加入亚硫酸钠溶液，脱氯，检测余氯含量达标后排入厂区雨水系统。

离线恢复清洗：运行 4～6 个月进行恢复清洗，将膜置于 0.5％氢氧化钠＋1000mg/L 有效氯的碱洗池中进行 6～12h 循环和浸泡清洗，同时适当曝气；取出沥水后浸在漂洗池中漂洗，同时适当曝气；再浸没在配置 2％柠檬酸溶液的酸洗池中，进行 6～12h 循环和浸泡清洗，同时适当曝气；取出沥水，最后通过多次清水漂洗干净。所有膜箱清洗完毕后，需先在碱洗池中加入亚硫酸钠，进行脱氯处理，然后再将酸、碱液排至中和池，通过加试剂调节 pH 至中性后，将废水排至厂区雨水系统。

2）粉末活性炭投加系统

在水厂内建立 1 座粉末活性炭加注间，设计粉末活性碳最大加注量为 40mg/L，投加浓度为 5％，设 2 座溶液池，1 用 1 调，按 3 万 m³/d 规模每日配液 2 次，配置 2 台凸轮泵，变频，1 用 1 备，流量为 1.7m³/h，扬程为 30m。

3）其他工艺运行参数

药剂投加量分别为高锰酸钾 0.7mg/L，粉末活性炭 15～25mg/L，聚硫氯化铝 55mg/L，次氯酸钠 30mg/L。

4. 工程运行效果

示范工程稳定运行以来，超滤膜出水的 COD_{Mn} 平均为 2.7mg/L，UV_{254} 平均为 0.056cm^{-1}，氨氮为 0.55mg/L，浊度平均为 0.06NTU，色度保持在 5 左右，锰平均值为 0.03mg/L，铁低于检测限，嗅味得到明显改善。

3.3.8　闵行水厂黄浦江水源臭氧生物活性炭示范工程

1. 工程总体情况

闵行水厂黄浦江水源臭氧生物活性炭示范工程于 2014 年 7 月建设完成，示范工程规模为 20 万 m^3/d。工程针对黄浦江原水高有机物、季节性嗅味等问题，通过臭氧生物活性炭工程改造以及工艺优化等关键技术应用，保障出厂水达标。示范工程建成后，水厂工艺流程为"预臭氧（新建）＋机械混合（新建）＋折板絮凝＋平流沉淀池＋后臭氧（新建）＋下向流活性炭（新建）＋V 型滤池＋清水池＋吸水井和二级泵房"。工艺流程图如图 3-12 所示。

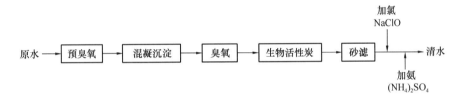

图 3-12　闵行水厂工艺流程图

2. 工程示范技术与建设内容

工程主要示范技术为复杂水质条件下的嗅味物质识别技术、基于臭氧-活性炭的嗅味与多种有机污染物协同去除技术。结合水厂臭氧-活性炭深度处理改造，科研人员针对黄浦江原水高有机物、季节性嗅味、微量有机污染物等问题，识别出影响水质安全的主要嗅味物质，并优化了臭氧-活性炭工艺参数。示范的主要技术内容如下：

1）复杂水质条件下的嗅味控制技术

科研人员应用复杂水质条件下的嗅味控制技术，识别出黄浦江水源特征嗅味物质。科研人员采用感官气相色谱和全二维气相色谱联用的方法，对黄浦江水源嗅味进行解析，确定主要嗅味类型为腥臭味和土霉味，并明确对应的嗅味物质。其中，典型腥臭味的嗅味物质为双（2-氯异丙基）醚、二甲基二硫、二乙基二硫等，土霉味的嗅味物质为土臭素和 2-甲基异莰醇。

2）嗅味与多种有机污染物协同去除技术

科研人员应用嗅味与多种有机污染物协同去除技术，优化了水厂的工艺参数，解决了原水中有机物污染和复杂嗅味问题。科研人员以有机物（COD_{Mn}）和嗅味去除为目标，采用了 1.0mg/L 左右的预臭氧工艺；当存在季节性较高农药等痕量污染物时，采用臭氧浓度为 1.5mg/L 的主臭氧工艺。

3. 工程运行管理

该项示范工程由上海城投水务（集团）有限公司闵行水厂负责日常生产运行，主要工艺运行参数如下：

预臭氧接触池：臭氧投加量为 0.5～0.8mg/L，水力停留时间为 4～5min；

平流沉淀池：水力停留时间为 1.5～2h；

主臭氧接触池：后臭氧投加量为 0.8～1.0mg/L，接触时间约为 15min，控制基本稳定。原水水质严重恶化特殊情况下，适当提高前、后臭氧加注单耗。

活性炭滤池：夏季冲洗周期基本控制在 60h；冬季略长，基本控制在 72～84h。炭池冲洗强度基本固定，水冲强度 7.78L/（m² · s），气冲强度为 15.3L/（m² · s）。

4. 工程运行效果

示范工程投产运行以来，出厂水水质达到《生活饮用水卫生标准》GB 5749—2006 要求，COD_{Mn} 在 2.5mg/L 左右，色度在 5 度以下；土霉味嗅味强度由原来的 4～6 级降低至未检出，腥臭味强度由原来的 5～7 级降为 3 级左右，出厂水中腥臭味物质二甲基二硫醚、二乙基二硫醚、双（2-氯异丙基）醚、土霉味物质（2-甲基异莰醇）、土臭素均未检出。水厂增加示范工艺单元后，单位制水成本增幅为 0.24 元/m³。

3.3.9 崇明堡镇水厂二氧化氯消毒副产物控制技术示范工程

1. 工程总体情况

崇明堡镇水厂位于上海市崇明区堡镇，于 2015 年 11 月建成通水。水厂用地面积 72 亩，即 4.8hm²，处理规模为 8 万 m³/d，采用"预氧化＋混凝沉淀＋过滤＋消毒"常规处理工艺，以次氯酸钠和二氧化氯为消毒剂。水厂工艺流程如图 3-13 所示。

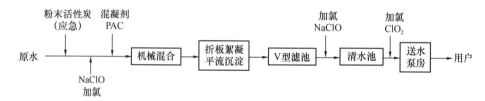

图 3-13　崇明堡镇水厂工艺流程图

2. 工程示范技术

工程主要示范技术为二氧化氯消毒工艺优化与副产物控制技术。科研人员针对目前堡镇水厂存在的二氧化氯消毒副产物超标风险高、存在一定微生物风险性问题，通过优化次氯酸钠预氧化和改善混凝条件，去除消毒副产物前体物；通过优化消毒方式，采用次氯酸钠-二氧化氯联合消毒，即滤后水次氯酸钠消毒，出厂水补加二氧化氯的方式，减少副产物生成；辅助以粉末活性炭应急投加措施，在原水水质恶化时吸附去除消毒副产物前体物，节约投资和运行成本。水专项在堡镇水厂建立了以消毒副产物生成抑制为主、前体物去除为辅的二氧化氯消毒副产物控制技术示范工程，为供水管网长、无法使用成品消毒剂的同类型水厂深度处理工艺升级改造提供借鉴，具有良好的推广应用前景。

3. 工程运行管理

该项示范工程由上海市崇明区自来水公司负责日常生产运行，主要工艺运行参数如下：

1）优化预氧化方式：采用次氯酸钠预氧化，投加量控制在 1.0～1.5mg/L，保证沉淀池出水余氯在 0～0.1mg/L 之间。

2）前体物吸附去除应急：在水厂进水处设置粉末活性炭应急投加系统，根据原水水质适当调整粉末活性炭投加量，一般不超过 20mg/L，以吸附去除消毒副产物及其前体物。

3）消毒剂投加方式优化：控制滤后水次氯酸钠投加量为 0.5～0.8mg/L，二泵房后二氧化氯投加量为 0.1～0.3mg/L，可有效控制消毒副产物的生成量，同时满足微生物安全要求。

4. 工程运行效果

工程运行以来，示范工程水厂及其供水范围内龙头水水质稳定达到《生活饮用水卫生标准》GB 5749—2006，运行期间副产物指标得到了有效的控制，出厂水氯酸盐浓度由 0.23～0.29mg/L 下降至 0.09～0.2mg/L，三氯乙醛浓度由 0.00076～0.00185mg/L 下降至 0.00073～0.00158mg/L，基本消除了副产物超标的风险，居民饮用水安全得到有效保障。

3.3.10　闵行水厂（四期）嗅味与新型污染物控制优化示范工程

1. 工程总体情况

闵行水厂（四期）运行优化技术示范工程，工程规模为 30 万 m^3/d，原水来自金泽水库水源地。工程示范目标为：针对金泽水源存在季节性嗅味问题、COD_{Mn} 超出上海地方标准要求限值、新型微量有机污染物潜在风险等，通过优化臭氧投加量和更换活性炭，控制出厂水二甲基异莰醇等嗅味物质不高于 5ng/L、新型污染物（磺胺类抗生素）总去除率不低于 60%、三卤甲烷总量不高于 0.5。水厂工艺流程如图 3-14 所示。

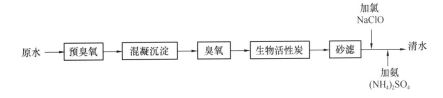

图 3-14　闵行水厂（四期）工艺流程图

2. 工程示范技术

工程示范技术为嗅味与新型污染物控制的臭氧生物活性炭优化工艺，通过工艺运行效能评估与研究，提出工艺优化技术方案：

1）臭氧投加优化

针对出厂水 COD_{Mn} 浓度仍有超过上海饮用水地方标准 2.0mg/L 的风险，以及嗅味、抗生素等微量有机物检出的问题，科研人员通过中试和生产性实验，以嗅味物质、COD_{Mn} 和微量有机污染物稳定去除为目标，提高臭氧投加量，优化不同前、后臭氧投加比例，确定最佳投量范围，提高对有机物的去除效果。

2）活性炭更换

闵行水厂活性炭使用年限近 10 年，活性炭性能严重下降，虽然提升前后臭氧投加量，但出厂水 COD_{Mn} 仍有超标风险。科研人员通过生产性实验，确定了活性炭的换炭条件，具体如下：活性炭滤池 COD_{Mn} 去除率比常规工艺去除率的提高值小于 15％；消毒副产物三卤甲烷去除率比常规工艺去除率的提高值小于 20％；嗅味合格率明显降低；活性炭的碘吸附值、亚甲蓝值、强度、粒度指标不符合《煤质颗粒活性炭净化水用煤质颗粒活性炭》GB/T 7701.2—2008 技术要求；活性炭破损严重影响过滤效果。符合以上任何一个条件时，都应及时更换活性炭。

科研人员还研究了不同换炭比例对 COD_{Mn} 的去除效率，得出结论为：更换 2/3 的活性炭，对 COD_{Mn} 的去除效率更高；保留一定比例旧炭对新炭生物膜的挂膜及生长速度有提升作用。此时炭池有旧生物活性炭的生物降解作用，同时兼具新炭高吸附作用。在水厂活性炭滤池的运行中，合理判断活性炭失活能力，协同换炭比例，可以提高活性炭滤池的高净化效率。

3. 工程运行管理

该项示范工程由上海城投水务（集团）有限公司闵行水厂负责日常生产运行，主要工艺运行参数如下：

1）臭氧投加量：预臭氧投加量为 0.8～1.0mg/L，后臭氧投加量为 0.8～1.0mg/L，强化对 COD_{Mn}、嗅味、微量有机污染物的去除效果。优化后，出厂水二甲基异莰醇稳定在 5ng/L 以下，土臭素未检出；出厂水磺胺总量基本未检出，去除率基本稳定在 90％以上；COD_{Mn} 低于 2mg/L。

2）更换活性炭：水厂在 2019 年 6 月启动活性炭更换工作，2020 年 4 月全部完成。新炭采用 8～30 目的颗粒破碎活性炭，换炭高度均为 2.2m，炭层下 0.13m（2～6mm）的承托层和 0.5m 的石英砂（0.8～1.2mm）全部置换。炭池换炭后，COD_{Mn} 的去除率从 13.8％提升至 20.2％，浊度去除率从 13.8％提升至 28.8％，2-甲基异莰醇去除率从 21.6％升至 36.8％，土臭素去除率 16.8％提升至 20.5％。

3）消毒工艺参数：先自由氯消毒，后氯胺出厂，控制出厂水总氯为 0.9～1.3mg/L，氯投加量宜控制在 1.3～2.0mg/L，氯氨比例为 3：1～5：1。

4. 工程运行效果

示范工程建成后，闵行水厂（四期）的出厂水水质在稳定达到《生活饮用水卫生标准》GB 5749—2006 基础上，2-甲基异莰醇、土臭素不高于 5ng/L，三卤甲烷总量均值控制在 0.15 左右，新型污染物（磺胺类抗生素）总去除率达 90％以上。

3.3.11 松江二水厂消毒副产物臭氧生物活性炭工艺示范工程

1. 工程总体情况

松江二水厂运行优化技术示范工程，工程规模为 20 万 m^3/d，原水来自金泽水库水源地。工程示范目标为：针对出厂水浊度不能稳定低于 0.15NTU，自由氯消毒下三卤甲烷总量偶有超过上海市饮用水地方标准限值 0.5 风险，COD_{Mn} 偶有超过上海市饮用水地方标准 2.0mg/L 的情况，通过采用前后段分段加氯和强化混凝等工艺优化，控制三卤甲烷总量不高于 0.5，浊度不高于 0.15NTU。水厂工艺流程如图 3-15 所示。

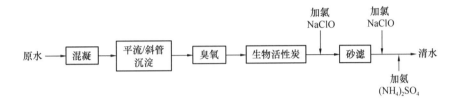

图 3-15　松江二水厂工艺流程

2. 工程示范技术

工程示范技术为消毒副产物控制的臭氧生物活性炭工艺，通过工艺运行效能评估与研究，提出工艺优化方案为：

1）分段加氯技术方案

针对出厂水消毒副产物三卤甲烷存在超过 0.5 风险，科研人员研究了分段加氯、不分段加氯的工艺情况，以及不同加氯工艺条件下的消毒副产物生成情况，得出结论如下：分段加氯的工艺方式，可减少 67% 的三卤甲烷和 30% 的三氯甲烷。科研人员还研究得出：对于砂滤池后置工艺，水厂自由氯消毒除了采用分段加氯外，还需优化次氯酸钠的投加总量。

根据以上技术研究成果，松江二水厂示范工程采用分段加氯的技术方案，在生物活性炭出水进行前自由氯投加，砂滤出水进行后自由氯投加，加氯总量和前后加氯量比值的推荐范围分别为 1.2～1.75mg/L 和 1∶2～1∶2.5。此工艺条件可稳定控制水厂出水的三卤甲烷在 0.5 以下。

2）优化混凝剂投加量

针对出厂水浊度不稳定且偶有超 0.15NTU 的情况，科研人员提出增加混凝剂投加量的方式，进一步降低浊度；同时，科研人员研究了混凝剂对消毒副产物及前体物对去除效果，发现增加混凝剂投加量，可以提高消毒副产物前体物去除效果，降低消毒副产物生成风险。

3）更换活性炭

针对 COD_{Mn} 偶有超过上海市饮用水地方标准 2.0mg/L 的情况，考虑到松江二水厂投产至今已近 7 年未换炭，科研人员结合活性炭滤料的磨损老化以及运行参数等原因，进行系统分析，并得出结论，建议水厂更换活性炭。

3. 工程运行管理

该项示范工程由上海市松江自来水有限公司负责日常生产运行，主要工艺运行参数如下：

1) 分段加氯：加氯总量为 1.2～1.75mg/L，前后加氯比为 1：2～1：2.5。优化后，水厂控制出厂水三卤甲烷不超过 0.5，平均值 0.28。

2) 混凝工艺：聚合氯化铝投加量为 6～7mg/L（按 Al_2O_3 计）。优化前，混凝剂投加量为 5.5～6mg/L，出厂水浊度范围在 0.09～0.22NTU，平均值为 0.15NTU；优化后，出厂水浊度 0.15NTU 以下，平均浊度 0.13NTU。

3) 活性炭滤池：松江二水厂于 2020 年 10 月更换二期 1 号～4 号活性炭滤池滤料，5 号～8 号滤池则没有更换。换炭滤池的出水 COD_{Mn} 为 0.94～1.27mg/L，平均值为 1.07mg/L；未换炭滤池出水 COD_{Mn} 为 1.58～2.27mg/L，平均值为 1.96mg/L。

4. 工程运行效果

示范工程建成以来，松江二水厂出厂水水质达到《生活饮用水卫生标准》GB 5749—2006 要求，三卤甲烷总量低于 0.5，浊度低于 0.15NTU，COD_{Mn} 稳定小于 2.0mg/L。

3.3.12 青浦三水厂生物安全风险控制的生物活性炭与超滤膜组合工艺示范工程

1. 工程总体情况

青浦三水厂运行优化技术示范工程，工程规模为 10 万 m^3/d，原水来自金泽水库水源地。示范目标为：针对青浦三水厂的超滤膜性能降低，膜出水浊度升高，出厂水三卤甲烷超过上海市饮用水地方标准，活性炭池出水浊度升高，COD_{Mn} 去除率降低等问题，通过采用调整消毒方式、优化超滤膜运行，控制三卤甲烷总量不高于 0.5，浊度不高于 0.15NTU，菌落总数小于20CFU/mL。水厂工艺流程如图 3-16 所示。

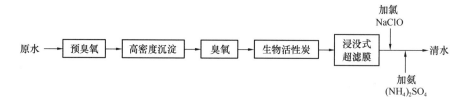

图 3-16 青浦三水厂工艺流程

2. 工程示范技术

工程示范技术为生物安全风险控制的生物活性炭和超滤膜组合工艺，提出工艺优化方案为：

1) 青浦三水厂超滤膜投产已近 9 年（未换膜），跨膜压差大幅增加，膜出水浊度上升，并且出现明显断丝现象，科研人员经过系统分析研究，建议水厂更换超滤膜组件。在更换过渡期，可适当提高混凝剂投加量，降低后续工艺进水浊度，维持膜出水浊度稳定达标。

2）青浦三水厂活性炭已经运行 7 年，并且活性炭滤料存在磨损老化及跑炭等现象，科研人员对照活性炭更换条件，经过分析研究，建议水厂更换活性炭。

3）由于青浦三水厂活性炭滤池的有机物去除能力降低，可能导致消毒副产物前体物的去除能力弱，且水厂使用自由氯消毒，导致出厂水消毒副产物三卤甲烷部分季节超过 0.5，科研人员进一步优化了水厂消毒方式与消毒剂投加量。

3. 工程运行管理

该项示范工程由上海青浦自来水有限公司负责日常生产运行，主要工艺运行参数如下：

1）超滤膜参数：单膜过滤面积为 $15m^2$，膜工作孔径为 $0.01\mu m$，膜池投入运行数为 7～8 格，进水抽吸泵频率为 21Hz 左右；维护性化学清洗采用次氯酸钠，浓度为 200mg/L，化学清洗周期冬季为 7d，其他季节为 14d，化学清洗历时 5～8h；膜通量为 9.1～12.7L/（m^2 · h），平均为 10.6L/（m^2 · h）；跨膜压差为 14 ～ 28kPa，平均为 20.2kPa。

2）消毒参数

氯投加量控制在 1.3～2.0mg/L，并严格控制氯氨比 3：1～5：1 进行加氨后出厂，出厂水总氯为 0.9～1.3mg/L。优化运行后，出厂水三卤甲烷总量为 0.096～0.237，平均为 0.2。

4. 工程运行效果

以上技术在水厂进行工程示范以来，青浦三水厂出厂水稳定达到《生活饮用水卫生标准》GB 5749—2006，三卤甲烷总量不高于 0.5，相比工程示范前降低 50%；浊度不高于 0.15NTU；菌落总数基本未检出。

3.3.13　大型城市供水管网综合治理示范工程

1. 工程总体情况

上海市作为大型城市，依托水专项的技术支持，开展了供水管网综合治理示范工程，示范区域为上海市奉贤区金汇镇，示范点设置在金汇社区。示范技术主要包括以下三个方面：基于水平衡的供水管网漏损控制技术，通过进出水或上下游的水量平衡测算，控制管网供水产销差；气水脉冲管道冲洗关键技术，解决利用较小流量进行大口径、大高程落差复杂管网冲洗难题，节约水量；非开挖修复关键技术，实现不开挖、少开挖、小干扰的条件下解决管网内部修复。

2. 工程示范技术与建设内容

1）基于水平衡的供水管网漏损控制技术

科研人员联合工程技术人员，应用基于水平衡的供水管网漏损控制技术，在金汇镇开展了基于水平衡的供水管网漏损控制技术示范，示范时间为 2012～2014 年。技术结合管网区块化改造，以纵向水平衡分析为主，横向水平衡分析为辅，通过安装水表计量封闭供水区域内的流入量、流出量和用户用水量，以进出水或上下游的水量平衡测试发现漏损，控制产销差。该技术适用于具有封闭特征的独立供水区域，尤其适用于城乡统筹地区的枝状管网结构。工程主要技术应用与建设内容包括：

（1）水平衡表安装，形成阶梯式分级计量：示范区金汇社区是典型的城乡统筹供水地区，具有较多天然独立封闭区域，适合利用水平衡测试方法进行管网产销差控制。技术人员在供水管网的分岔口逐级安装水表，形成阶梯式分级计量，共安装水表（一级表到五级表）206只。安装方案示意图如图 3-17 所示。

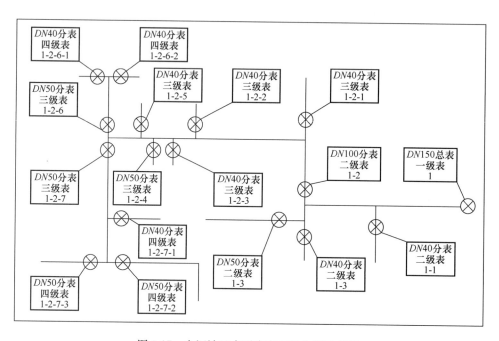

图 3-17　金汇社区水平衡表安装方案示意图

（2）GIS 水平衡测试方法的开发与应用：利用 GIS 系统平台，开发了水平衡测试模块，通过用户账号与 GIS 中水表进行勾连，能自动实现水平衡表之间的运算、比对，若有异常情况出现自动提出预警，有效提高日常的工作效率。

（3）实施绩效考核与承包责任制：社区划分成片，责任到人，包干到片；与养护工签订《分片包干协议》，将区域产销差与养护工的经济利益挂钩。

（4）检漏、修漏、更新改造：采用查渗、听漏、专业检漏等方式进行漏损检查，及时修复和更新改造，进行产销差控制。

2）气水冲脉冲管道冲洗技术

应用气水冲脉冲管道冲洗技术，在上海市奉贤区浦星公路（大叶公路—南奉公路）的 DN800 清水管开展气水冲脉冲管道冲洗技术示范，示范时间 2012 年 10 月。在同等的压力驱动下，气水冲洗具有更高流速，得到更好的冲刷能力，可一次高速冲洗 10km 以上长距离管道，适合对桥管、过河底管等冲洗处理，同等流量下的耗费水量少，节约冲洗用水水量。示范工程主要技术应用与建设内容包括：

冲洗管道情况：对新敷 $DN800$ 供水管道进行冲洗，总长度 6715m，其中球墨管 4991m、钢管 484m、PE 管 1240m，工程设计高差 18m，其中桥管 4 座，最高标高 2m；倒虹拖拉管 7 座，最低标高为负 16m；水平定向钻进穿越 7 处。示意图如图 3-18 所示。

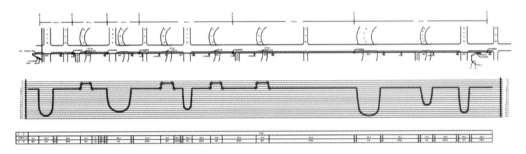

图 3-18　浦星公路 $DN800$ 气水冲洗高程示意图

冲洗参数条件：入口水压为 0.25～0.40MPa，入口气压为 0.40～0.65MPa，进气方式为间歇式加注，进气时间为 5～20s，停气时间为 10～30s，气水输入参数可根据冲洗效果适当调整。

3）非开挖修复关键技术

水专项科研团队在上海市奉贤区西渡工业区奉金路实施非开挖修复关键技术示范，示范时间为 2015 年 4～7 月。该项技术可在地表极小开挖的情况下，将 PE 内衬、薄壁不锈钢内衬等通过折 U 或缩径的形式拉入主管道，或者将水泥砂浆、环氧树脂等作为喷涂材料，通过旋转喷头或者人工方法在管道内壁喷涂形成加固层，经过自然养护，形成管道-衬里复合管，达到管道修复目的。示范工程主要技术应用与建设内容包括：

修复管道情况：修复管道总计 3460m，包括 $DN150$ 管道 1580m、$DN200$ 管道 1700m、$DN300$ 管道 180m。

修复技术参数：结构和半结构性修复采用 PE 内衬、薄壁不锈钢内衬等折 U 或缩径形式，非结构性修复采用环氧树脂喷涂。工程采用分段、分管段清洗、涂敷防腐材料、消毒、通水步骤，按照管道口径，分段开挖作业基坑，并实施清洗作业。$DN300$ 口径管道，每个基坑开挖面积为 1.5m×2.5m；$DN200$ 口径管道，每个基坑开挖面积为 1.5m×2m；$DN150$ 口径管道，每个基坑开挖面积为 1.5m×2m。

3. 工程运行管理

示范区工程由上海市奉贤自来水有限公司建设与运行管理。

4. 工程运行效果

通过技术应用示范，供水管网漏损控制示范区金汇镇的 2014 年管网产销差率较 2010 年降低 6.68%，示范点金汇社区的 2014 年产销差率较 2010 年降低 12.02%。

气水脉冲管道冲洗示范冲洗效果良好，冲洗后水质达到标准要求，保证了后续管网的水质安全运行，气水两相流管道冲洗用水量较单向冲洗相比节水 70% 以上，具有耗水量小、冲洗时间短、冲洗效果好的优点。该技术实现了利用较小流量对大口径、大高程落差的复杂管网进行冲洗，特别是为水厂出水管等大口径源头管线、大口径连续大高程落差管线的冲洗提供了有效的解决方案。该项技术在上海市域范围 $DN500 \sim DN1400$ 范围的管道冲洗工作中进行了推广应用，效果良好。

非开挖修复关键技术示范修复效果良好，修复后水质达到标准要求，完全去除管内结垢，恢复原管道通水内径，保证了该管段的水质安全。非开挖修复前后管道情况如图 3-19 所示。工程应用实践证明，该技术可以实现在不开挖或少开挖地表条件下，跨过重要交通干线、重要建筑物，对地下管道进行修复。该项技术具有施工场地小、施工简单、造价较低等优点。

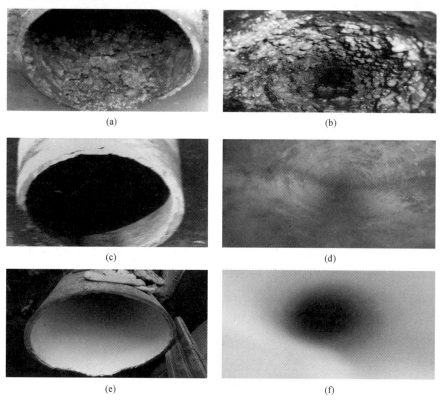

图 3-19　非开挖修复前后管道情况实物展示图
（a）管道清洗前管道口；（b）管道清洗前管道内部；（c）管道清洗后管道口；
（d）管道清洗后管道内部；（e）管道涂敷后管道口；（f）管道涂敷后管道内部

3.3.14　世博园区域（浦东片）二次供水水质保持示范工程

1. 工程总体情况

世博园区域（浦东片）二次供水水质保持示范工程依托上海世博园区浦东片管网改造工程开展，对上钢四村和庆宁寺小区两个小区进行二次供水改造。示范小区总建筑面积 $84161m^2$，总户数 1758 户，共有屋顶水箱 84 只。示范工程实施前，小区供水总体情况为：水箱无内衬，楼宇立管存在镀锌管等落后管材，小区街坊管有渗漏，二次供水水质浊度、总铁等指标不好，部分水压不足。示范工程对泵房、立管、水箱（池）、水表等进行改造，大幅改善了用户水质，保障了世博会的供水安全。

2. 工程示范技术与建设内容

工程示范技术包括二次供水水质管理技术、二次供水设施优化设计技术、水箱水池清洗消毒技术和二次供水设施日常保养维护技术。示范小区二次供水设施改造内容包括：

1）泵房建设：水泵采用不锈钢立式水泵；阀门采用软密封弹性闸阀；控制柜采用变频控制柜；泵房管道采用衬塑镀锌管。

2）水箱（池）：采用经专业部门检验合格的食品安全级的瓷砖贴面；水池内其他所有管配件均采用符合食品安全级标准要求的材质；进出阀门为铜球阀；增加不锈钢人孔扶梯；增加防虫溢流管滤网；不锈钢水箱盖。

3）水箱内衬：采用经专业部门检验合格的瓷砖；水箱内其他所有管配件均采用符合标准要求的材质。屋顶水箱引至居民立管处所用材质为钢塑复合管。

4）楼宇立管：楼内立管外移至公共部位；立管与支管采用 PPR 材料敷设。

5）居民水表：居民水表外移至公共部位，水表箱及水表三件套安装。

6）街坊管道重新敷设。

以上六个方面改造后的现场场景如图 3-20 所示。

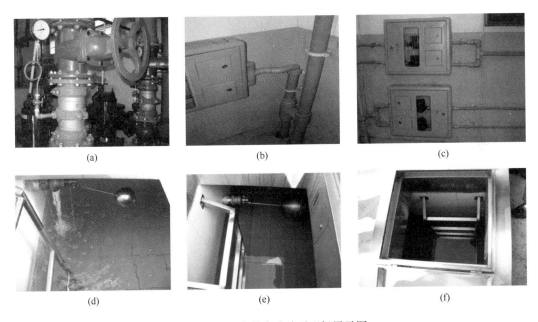

图 3-20　二次供水改造后现场展示图

（a）改造后水泵；（b）改造后立管；（c）改造后水表；（d）改造后水箱内部运行状况；
（e）改造后浮球阀及不锈钢扶梯；（f）改造后水箱不锈钢入孔

3. 工程运行效果

世博园区（浦东片）二次供水示范工程改造完工后，二次供水水质各项指标达到《生活饮用水卫生标准》GB 5749—2006 的要求。小区二次供水设施改造运行一年后，设备运行情况良好，水压稳定，二次供水出水水质与管网水基本一致，浊度保持在 0.3～0.4NTU，用户龙头水余氯达标，用户水质得到较大幅度提高，保障了世博会的供水安全。该项示范工程为推动上海及其他城市居民住宅二次供水设施改造、理顺相关管理体制工作起到良好的示范作用。

3.3.15 闵行高品质饮用水示范区

1. 工程总体情况

为探索超大型城市高品质饮用水建设模式,"十三五"期间水专项在上海市建设了高品质饮用水试验示范区——闵行高品质饮用水示范区。示范区面积约 5.2km²,包括马桥大居、飞碟苑、夏朵园、夏朵小城等 41 个居民小区,现有住户 35988 户,服务人口 10.5 万人。示范区由闵行水厂(四期)供水,原水取用黄浦江太浦河上游金泽水库水源。为实现高品质供水发展目标,科研人员会同工程技术人员通过强化水源保障、提升出厂水质、管网评估改造、二次供水优化运行等技术应用与工程建设实施,保证居民龙头水稳定达到《生活饮用水卫生标准》GB 5749—2006 和上海市《生活饮用水水质标准》DB31/T 1091—2018,并使饮用水的水质和口感进一步改善。

2. 工程示范技术与建设内容

示范工程应用了水厂常规处理与纳滤组合处理技术、管网水质诊断评估与分级保障集成技术、基于水龄控制的二次供水运行优化技术等关键技术,开展了膜处理示范水厂建设,进行了管网评估改造,实施二次供水运行优化,提升了居民用水规范化发展。技术路线如图 3-21 所示。

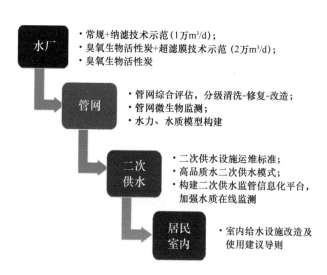

图 3-21　闵行高品质饮用水示范区技术路线图

示范区内主要采用的水专项技术和科技成果如下:

1)保障原水水质:建设金泽水库跨区域跨部门水质水量监测预警系统,保障取水安全;建设水库生态净化系统,提升水库自净能力;建设次氯酸钠(0.6～1.2mg/L)和粉末活性炭(5～20mg/L)的原水预处理系统,强化原水藻类、嗅味、COD$_{Mn}$ 等水质指标的降低,提升出库水质。

2）提升水厂工艺：示范应用常规处理与纳滤组合、臭氧生物活性炭与超滤膜组合的不同水处理工艺，建成闵行水厂（四期）1 万 m³/d 的"常规处理工艺＋纳滤膜过滤"示范工艺单元和 2 万 m³/d 的"臭氧-活性炭＋超滤膜过滤"示范工艺单元。水厂超滤膜工艺单元现场和纳滤膜工艺单元现场图具体如图 3-22 所示。纳滤工艺单元的具体参数如下：运行压力为 0.3～0.7MPa，运行平均通量 21L/(m²·h)，产水量 107m³/h，系统回收率为 85%～89%；出水浊度为 0.01～0.02NTU。经过纳滤处理后，出水水质如下：COD_{Mn} 为 0.24～0.48mg/L，总硬度为 35～42mg/L，溶解性总固体为 69～88mg/L，锑去除率为 100%，铝平均去除率为 40%，全氟化合物去除率为 100%，磺胺嘧啶、异丙隆等微量有机污染物去除率为 50%～99%，三卤甲烷、2-甲基异莰醇和微生物均未检出。纳滤工艺的成本核算为：药剂、电耗成本 0.48 元/m³，综合制水成本 0.82 元/m³。

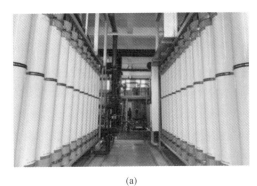
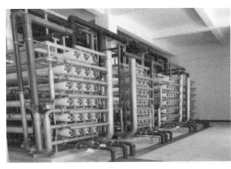

(a)　　　　　　　　　　　　　　　(b)

图 3-22　闵行水厂示范工程现场展示图

(a) 超滤膜工艺单元；(b) 纳滤膜工艺单元

3）管网水质保障：技术人员应用管网水质诊断评估与分级保障集成技术，完成示范区 4km 主干管网检测评估与水力冲洗，完成 18.2km 高危和隐患管道更新改造。示范后管网浊度显著降低，由示范前的 0.18NTU 降到 0.11NTU 以下，菌落总数均未检出。科研人员构建了江川站管网水力水质模型，通过输配水质和水龄的模拟优化，研究提出春季和夏季有效控制闵行示范区微生物生长的余氯条件，总氯控制在 0.42～0.54mg/L。

4）二次供水水质保障：应用基于水龄控制的二次供水运行优化关键技术，优化居民小区二次供水运行模式，将水箱（池）机械浮球阀随用随补的运行模式改变为电动液位自动控制模式，减少水池水力停留时间。通过以上措施进行优化后，平均水龄降低，余氯提升 26%，HPC 数量降低约 50%。优化小区二次供水模式，进行叠压供水，并将生活供水管和消防水管进行分离，改造后余氯平均 0.65mg/L，同比提高 55%；完善二次供水在线监测，完成 11 个居民小区二次供水在线监测点建设。

5）示范工程综合验证：建设金泽水源水厂—管网—二次供水综合验证基地，处理总规模为 20m³/h。基地集成给水处理工艺、不同类型管网和二次供水设施、地下检漏、管材检测等平台，可模拟水厂不同组合工艺（常规混凝、臭氧-生物活性炭、超滤膜、纳滤膜、紫外双氧水高级氧化等工艺）、不同供水模式（市政直接供水、水池水箱联合供水、水池与变频联合供水、屋顶水箱供水、无负压供水等)、管网漏损等,具备膜组件、漏损定位等相关产品验证功能,为高品质饮用水技术研究与产品验证提供了重要的科研基础平台支撑。

3. 工程运行效果

上海市闵行区高品质饮用水示范区建成之后,示范区内的居民龙头水稳定达到《生活饮用水卫生标准》GB 5749—2006 和上海《生活饮用水水质标准》DB31/T 1091—2018,饮用水的水质和口感进一步改善,浊度控制在 0.05~0.19NTU,铝浓度不超过 0.02mg/L,锑浓度不超过 2μg/L,2-MIB 和土臭素的浓度低于 2ng/L。

3.4 科技成果在全市的推广应用情况

1. 水力调控与生态协同水质保障技术在上海水源水库推广应用,取得良好的藻嗅防控效果

水专项研发的水动力调控控藻、原位物理除藻、生物操纵治藻、原水预处理藻嗅削减等水库水力调控与生态协同的水质保障技术在青草沙水库示范应用,并取得良好效果。在上海市后续城市供水管理工作中,相关技术进一步推广应用至陈行水库和金泽水库。在金泽水库,技术人员集成应用了水专项研发的物理净化和生物净化等多项技术措施,构建了金泽水库生态净化系统;在陈行水库和金泽水库,分别建设了次氯酸钠投加、粉末活性炭投加原水预处理系统。以上技术成果形成了《青草沙原水系统应急投加粉末活性炭技术规程》《青草沙原水系统预加氯技术规程》《长江陈行原水系统应急投加粉末活性炭技术规程》《长江陈行原水系统预加氯技术规程》《金泽原水系统应急投加粉末活性炭技术规程》《金泽原水系统预加氯技术规程》等,指导上海市水源地原水水质保障,水源地藻、嗅等问题控制取得良好成效。

2. 嗅味控制技术、溴酸盐抑制技术在上海水厂推广应用,推动了上海水厂深度处理改造全面实施

以臭氧-活性炭优化运行为核心的嗅味协同去除技术在上海市水厂推广应用,同时形成了《上海市饮用水嗅味控制技术方案》《青草沙原水深度处理工艺方案》《制水厂运行规程》T/SWSTA 0002—2019,直接推动了《上海市水厂深度处理改造规划》落地。根据深度处理改造规划,上海市自来水厂在现有常规处理工艺基础上,增加"臭氧-生物活性炭"为核心的深度处理工艺,有效解决了困扰上海多年的饮用水嗅味问题,保障出厂水稳定达标。截至 2021 年年底,上海水厂深度处理率已达到 60%,至 2025 年深度处理率将达到 100%。同时,基于硫酸铵投加的溴酸盐抑制技术在上海临江水厂、南市水厂、杨树浦水厂、金海水厂等多座深度处理水厂推广应用,应用总规模达到 506 万 m³/d,有效控制了臭氧氧化过程中的溴酸盐生成。结合上海市水厂深度处理改造推进,该技术将进一步得到全面应用。

3. 支撑上海"十四五"水务规划编制,推动上海超大城市高品质饮用水示范区建设

在水专项科技成果的支撑下,上海市完成了《"十四五"期间上海水务发展的目标、思路和重点举措研究》,并在闵行高品质饮用水示范区建设经验基础上,推动上海市高品质饮用水实验示范区的建设,并将此项工作纳入了《上海市水系统治理"十四五"规划》和《上海市国民经济和社会发展第十四个五年规划和二〇三五年远景目标纲要》。通过示范建设,形成适合不同供水区域特点的、具有代表性和推广性的高品质饮用水示范案例和实施方案。目前,临港新片区高品质饮用水示范区和黄浦高品质饮用水示范区已开展建设,临港示范区将重点实施高标准的居民小区入户改造,黄浦示范区将重点开展供水系统智慧化精细管理体系建设。

3.5 实 施 成 效

水专项成果在上海饮用水安全保障领域全面推广,助力上海供水高质量发展。水专项结合上海市城市供水科技需求,全面构建了原水保质保量、水厂深度达标、输配稳定安全、监管完善规范的供水安全保障技术体系,支撑上海城市供水技术水平快速发展。截至2020 年,上海已形成了"两江四库、集中取水"的水源格局,原水供水规模达 1328 万 m^3/d,形成了多水源联合调配系统,原水系统风险应对和供水安全保障能力稳步提升。上海市全面推进水厂深度处理工艺提升改造,深度处理规模达 758 万 m^3/d,深度处理率达 60%,至 2025 年水厂深度处理率将达 90%。上海市在全市范围内全面推进老旧供水管网改造和老旧小区二次供水设施改造,累计完成改造并接管二次供水面积 2.2 亿 m^2。同时,发挥水专项科技创新引领作用,建成服务人口 10.5 万人的高品质饮用水示范区。

目前,上海市饮用水品质显著提升,嗅味等水质指标明显改善,2020 年饮用水水质综合合格率达 99.79%,嗅味合格率达 98.37%,困扰上海多年的饮用水嗅味问题已经得到有效解决。水专项的科技创新工作有力保障了上海市特大城市的供水安全,助推上海卓越全球城市的高质量发展,为长三角地区饮用水安全保障起到引领作用。

3.6 城市供水安全保障未来发展展望

"让百姓喝上放心水",是党和国家对广大人民群众的庄严承诺。《上海市城市总体规划(2017—2035)》明确提出,至 2035 年,全市供水水质达到国际先进标准,满足直饮需求。《上海市供水规划(2017—2035)》提出,至 2035 年,上海市将建成"节水优先、安全优质、智慧低碳、服务高效"的城市供水系统,供水水质对标国际发达国家同期水平。《上海市供水"十四五"规划》中明确,将"高品质饮用水试验示范区建设"作为行业发展主要任务。上海作为引领长三角一体化高质量发展的龙头城市、世界第六大城市群核心,应对标国际大都市先进水平,以居民饮用水满意度为考量,率先探索实践高品质饮用水建设,结合主城区改造和五大新城建设,加快推进高品质饮用水试验示范区建设,通过不断论证与完善，形成可复制、可推广的上海高品质饮用水建设方案与运维办法，逐步推广辐射至全市。另外，根据国家对水务行业"十四五"期间"安全、便民、高效、绿色、经济、智慧"的发展要求，上海市的城市供水行业还将以智慧水务建设为抓手，积极探索与推进水务数字化转型工作，应用大数据、人工智能、数字孪生等技术手段，打造智慧化运行、智能化调度、终端化保障、精准化服务的智慧水务体系，创新水务运营管理，实现城市供水系统的智能生产、精细运营、精准服务和智慧管理。

第4章　苏州市饮用水安全保障科技成果综合示范应用成效

苏州市位于长江三角洲中部、江苏省东南部。全市地势低平，境内河流纵横，湖泊众多，太湖水面绝大部分在苏州境内，河流、湖泊、滩涂面积占全市土地面积的 36.6%，是著名的江南水乡。苏州是江苏省的地级市，是国务院批复确定的长江三角洲重要的中心城市之一。

在供水安全保障方面，截至 2020 年年底，苏州市共有 12 个集中式饮用水水源地，水源地原水水质稳定保持在《地表水环境质量标准》GB 3838—2002Ⅲ类及以上水平；共有 21 座县（市、区）级以上供水厂，总制水能力达到 732.5 万 m³/d，已实现深度处理工艺全覆盖；共有 DN75 及以上管道 28930.52km，供水服务人口约 1275 万人，已实现城乡供水同网、同质、同价、同服务，有力保障了全市饮用水水质安全。

在水专项的科技支撑下，苏州市积极践行可持续发展的供水思路，以保障民生为重点，积极探索新形势下苏州供水事业发展的新思路、新模式、新举措。近年来，苏州市依托水专项的科研技术和成果推广应用，实现了区域供水与城乡供水一体化，建设完成了先进的水处理工艺系统，搭建了一流的水厂生产管理体系，提升了供水系统的安全应急管控水平，保障了供水行业的整体服务质量。城市供水事业进入了新的发展阶段。

4.1　水专项实施前城市供水情况

2007 年，苏州市共有 19 座县（市、区）级以上供水厂，设计供水能力 502.5 万 m³/d，共有 33 座镇村级小水厂，设计供水能力 62.6 万 m³/d；共有 DN75 及以上管道 22559km，供水服务人口约 620 余万人。当时"十一五"，水专项尚未实施，受城市开发建设、水体箱网养殖发展、部分工业企业环保措施尚未完全落实等因素影响，苏州市生活、生产等多种污染源与水源地（含备用水源）交错分布，给饮用水安全保障带来污染风险。特别是 2007 年夏季发生的太湖蓝藻事件，虽然苏州市各太湖水源地受到的影响较小，未对苏州市的供水水质造成影响，但是也对各水厂的工艺运行造成了很大冲击。此外，当时苏州地区各水厂均未进行深度处理改造，水厂净水工艺对有机物、嗅味物质等的去除效能不高；同时部分农村地区尚未实现城乡一体化供水，镇村级小水厂仍然较多，且管理规范化程度不高，这些区域的供水水质安全得不到保障。

"十二五"期间，苏州市重点解决二次供水管理不足问题。当时，苏州市各老旧泵房的硬件设施情况参差不齐，部分小区机泵设备、电气和控制系统老化现象严重，存在较大安全隐患；部分小区水箱、管路、阀门材质不佳，已出现严重锈蚀状况，直接影响到供水水质；部分小区使用屋顶水箱，其材质不佳并且长期经受风吹日晒，容易导致水质恶化甚至发生漏水事故，严重影响了居民的正常生活；绝大多数泵房未配备消毒设备和反恐安防设施，不能满足消毒和安全防范要求。同时，二次供水泵房的运维管理由各小区物业自行实施，对泵房巡检、设施设备维保、水箱清洗消毒的频次和质量、泵房环境打扫等事项均没有统一的标准或技术要求，全凭物业单位自行决定，部分物业单位甚至无法保证基本的水箱清洗和卫生打扫；部分小区依然使用屋顶水箱，但是缺乏必要的防护措施，导致雨水、灰尘、蚊虫等外部污染进入水箱，严重威胁到了居民的用水安全。

"十三五"期间，苏州市在水厂、二次供水整体优化的基础上，全面加强城市公共供水管网漏损控制工作。专项实施前，苏州市各供水板块的管网漏损率和产销差率均处于较高的水平，以吴江地区为例，2016 年其产销差率高达 28.82%，城市水资源浪费严重。苏州市亟需科技力量的支持，全面加强城市公共供水管网漏损控制，提高管网精细化、信息化管理水平，提升供水安全保障能力和城市公共服务效率。

综上，在不同发展阶段苏州市在水厂工艺升级、管网漏损控制、二次供水等领域存在一些急需解决的技术问题，迫切需要通过科学研究推动城市供水技术进步，为苏州的供水事业寻找切实可行的技术路径。

4.2　饮用水安全保障科技成果

"十一五"至"十三五"期间，水专项面向苏州市城乡饮用水安全保障科技需求，先后组织开展了水厂深度处理、供水管网水质稳定、二次供水水质保障、城乡统筹供水末端水质保障等领域的技术研究与综合示范，通过全流程集成优化，创新构建了"苏州市城乡统筹供水安全保障技术体系"。

"十一五"期间，水专项在苏州市率先构建城乡统筹区域供水模式，开展"臭氧-活性炭"深度处理工艺研究与示范，有效应对太湖水源污染，通过降低出厂水嗅味、有机物及消毒副产物等指标的含量，极大提高了饮用水的口感，整体提升了市域范围供水品质；"十二五"期间，水专项继续深入研究"臭氧-活性炭"工艺优化运行，深挖水处理工艺潜能，并开展管网水质稳定保障技术研究与示范，重点实施二次供水安全保障技术的研发和管理体系的构建，通过综合示范应用，支撑苏州市实现城乡统筹供水目标；"十三五"期间，水专项面向苏州市高品质供水、节能、节水等要求，开展城市管网漏损控制技术研究、高品质饮用水标准体系研究、高品质水工艺技术和供水全流程节水节能技术研究，实现龙头水水质保障与水厂经济化运行。

4.2.1　水厂水处理工艺与运行参数协调优化与集成技术

"十一五"期间，苏州市已有少数水厂开始使用臭氧-活性炭深度处理工艺，但还有一些关键技术没有攻克，工艺过程中存在一定问题。例如，当原水中溴离子含量较高时，出厂水中溴酸盐将有超标的风险；当后续消毒工艺不足以消灭臭氧-活性炭出水中所含微生物时，其出水的生物安全性将受到影响等。同时，臭氧-活性炭深度处理工艺对于含氮含碳消毒副产物，特别是以藻、微生物及其代谢物为前体物的含氮消毒副产物的控制问题，以及季节性嗅味的控制问题等，也是出厂水水质提升过程中需要重视的问题。水专项在苏州设立的科研项目，针对以上问题，通过对常规工艺与深度处理工艺进行运行参数优化、技术集成等措施，保证了水厂出厂水溴酸盐、消毒副产物、生物安全性以及嗅味等指标满足饮用水标准，同时提高了出厂水水质在输配水过程的稳定性。

1. 溴酸盐控制技术

针对溴酸盐的生成和控制，科研人员开展了一系列小试实验，通过投加铵盐或预氯化技术，能够可靠控制臭氧-活性炭工艺中溴酸盐的生成，保证出厂水溴酸盐含量达标。实验发现，投加铵盐对溴酸盐的控制效果会受到铵盐投加量、臭氧接触时间、水温、水体pH等因素影响；而预氯化对溴酸盐的控制效果会受到加氯量、预氯化时间、水中初始溴离子浓度、水温、水体pH等因素的影响。

该项技术通过中试和工程示范进行扩大性应用，结果表明，臭氧投加浓度的升高、水中溴离子浓度的升高及温度的降低等因素，会引起溴酸盐浓度的增加，特别是当溴离子总浓度大于$150\mu g/L$、低温条件（$T \leqslant 15℃$）、臭氧的投加量超过$1.5mg/L$时，溴酸盐存在超标的危险。而通过控制臭氧投加量或在滤后水投加硫酸铵，能够有效控制水中溴酸盐的生成。

2. 生物安全保障技术

针对臭氧-活性炭深度处理工艺运行过程中各阶段的微生物情况，科研人员开展了跟踪分析。分析结果表明，水处理的各个单元都会存在自己特有的微生物；生物活性炭形成初期，生物量较低，活性炭吸附作用占主导地位，同时出水微生物量较低；随着生物活性炭的形成，整体生物量呈增加的趋势，生物脱氢酶活性上升，增长较为迅速；活性炭生物膜成熟后，生物量维持稳定，并未因季节变化有明显变化；生物活性炭生物膜成熟一段时间后，表面附着大量的生物代谢物质，降低了水中有机物与微生物的接触效率，需进行反冲洗；活性炭池滤后，水中依然存在大量的微生物种属，需要在后期消毒工艺中去除；当原水带藻时，微囊藻毒素浓度在絮凝沉淀后升高，在砂滤及臭氧后逐渐降低，经臭氧-活性炭处理后较为稳定，维持在远低于$1\mu g/L$的标准；加氯消毒对于大肠杆菌等细菌具有明显的杀灭效果，水体中氯的浓度、氯的作用时间、水温、初始菌数量对杀菌效果均有影响。

3. 消毒副产物控制技术

针对臭氧-活性炭深度处理工艺运行过程中消毒副产物的变化规律，科研人员进行了系统性研究。结果表明，藻细胞是消毒副产物的重要前体物，藻细胞新陈代谢过程释放的藻源有机物、嗅味物质、藻毒素等有机物在氯和氯胺消毒过程中生成大量含碳消毒副产物（C-DBPs）和含氮消毒副产物（N-DBPs）的前体物；氯胺消毒的效果相对自由氯消毒总体较差，矿化率略低，接触时间长，费用较高，投加氨的操作程序复杂，虽然产生消毒副产物的量比自由氯低，但产生的含氮消毒副产物量的毒性比自由氯高，而采用自由氯消毒接触时间短，费用低，当水体中消毒副产物前体物较多时，生成消毒副产物较多。

4.2.2 水厂双膜深度处理技术

1. 水源水微量污染物调查研究

2017 年 1 月至 2019 年 9 月期间，水专项的科研人员对以长江水为水源的太仓市第二水厂沉淀池出水进行不定时监测，选取了 22 种水中微量污染物（TrOCs）作为目标物进行测定。经检测，共检出 14 种微量污染物，其中以莠去津、稻瘟灵和草不绿三种农药类物质含量较为突出。除此之外，太仓长江原水中检出浓度较高的物质还有咖啡因、磺胺甲恶唑、避蚊胺、磺胺嘧啶、西玛津、双酚 A 等物质。经分析，太仓长江原水中检出的微量污染物具有分子量小（200～400 道尔顿）、摩尔体积小（150～400cm³/mol）、含量低（纳克级浓度）等共性特点。

2. 饮用水水质纳滤优化技术

纳滤膜突出特点是具有纳米级带电微孔。这个特点决定了纳滤膜对溶质截留的影响因素需同时考虑筛分、电荷效应以及介电截留作用。这也解释了对于分子量小于 200 道尔顿（Da）的微量有机物，通过电荷排斥等作用仍然可以实现较高的去除率。水专项以苏州太仓长江原水为研究对象，使用中试装置在设计回收率为 85%、通量为 16～18L/（m²·h）条件下运行一个月。经研究，纳滤系统对 COD_{Mn} 的平均截留率为 74.0%±6.0%，出水 COD_{Mn} 浓度为 1.39mg/L，低于臭氧-活性炭工艺出水均值。纳滤系统对铝的平均截留率为 96.8%±2.4%，产水中铝的浓度小于 0.05mg/L，远低于《生活饮用水卫生标准》GB 5749—2006 限值 0.2mg/L。DF30 膜对总溶解性固体（TDS）和硬度的截留率较低，意味着钙镁等矿物质离子被较好地保留在产水中，有益于人体健康。纳滤系统对微量有机物有较好地去除效果，对草不绿、稻瘟灵、莠去津、磺胺甲恶唑、磺胺嘧啶的截留率分别为 100%、99%、89%、88%、86%，产水中绝大部分微量污染物（TrOCs）的浓度低于 10ng/L，处于较为安全的浓度水平。纳滤系统对全氟己酸（PFHxA）、全氟辛酸（PFOA）、全氟辛烷磺酸（PFOS）的截留率分别为 93%、100%、90%，对全氟化合物总量（ΣPFCs）的截留率为 94%。总体而言，纳滤系统对污染物有较高的截留效能，同时还在一定程度上保留了对人体有益的钙、镁离子等物质。

3. 饮用水纳滤膜处理工艺预处理关键技术

在研究过程中，科研人员先后对"混凝沉淀"工艺、"预氧化+混凝沉淀"工艺、"混凝沉淀+浸没式超滤"工艺、"混凝沉淀+砂滤+保安过滤器"工艺、"微絮凝+超滤"工艺等多种饮用水纳滤膜处理工艺的预处理技术进行研究对比，最终优选出有利于纳滤系统稳定运行的"混凝沉淀+浸没式超滤"工艺作为预处理技术。在此基础上，通过试验对混凝沉淀阶段、超滤阶段的运行参数分别进行了优化，进一步提升了纳滤系统进水水质的稳定性。

4. 高回收率纳滤膜系统稳定运行技术

科研人员以苏州太仓纳滤中试系统为研究对象，在不添加任何酸或者阻垢剂的情况下，以 30d 为周期、标准化产水量变化为衡量指标开展膜污染水力控制技术研究，通过对比确定了较优的系统回收率和膜通量范围。在膜通量 35L/(m² · h)、回收率为 50% 的运行状态下，科研人员开展膜污染控制技术研究，通过阻垢剂投加对比试验和杀菌剂投加对比试验，明确投加阻垢剂、杀菌剂可有效减缓膜比通量衰减速度，达到延长膜运行周期的目的。同时，经过综合分析表明，高回收率纳滤系统运行过程中产生的污染物主要成分是铝、有机物和胶体，在此基础上研究确定了 1.5% 柠檬酸和 "0.8%EDTA＋0.1%NaOH" 的组合清洗模式。

5. 纳滤工艺浓水处理技术

科研人员以苏州太仓纳滤中试系统的浓水为研究对象，检测其关键水质指标，并与相关标准进行对比，分析得出其主要超标风险在于 COD_{Cr}、硫酸盐两项指标。同时，科研人员在此基础上选择了臭氧催化氧化处理工艺，分别开展了相关对比试验，研究得出了合适的臭氧催化氧化反应时间和臭氧浓度，为纳滤工艺浓水处理寻找到了有效的途径。

4.2.3　管网分区与管网漏损控制技术

1. 城镇供水管网模型应用及分区计量方案研究

水专项科研人员以苏州市吴江区松陵镇的供水管网为研究对象，在宏观等效和小误差原则下，对管网探测拓扑结构进行简化。模型拓扑结构初步建成后，研究人员结合测压点、测流点、远传水表的实时监测数据进行了流量分配，并通过调整流量的区域分配、管段的摩阻系数和阀门的开启度等参数对该水力模型进行了校核，使示范区水力模型精度得到保障。在此基础上，科研人员通过管网模型模拟确定了需重点控漏的区域，针对性地提出了适用于该地区的供水管网计量分区建设方案。该方案采用自上而下和自下而上相结合的分区计量建设方式，以准确的管网拓扑结构为基础，通过在主干管安装流量计将供水管网划分为若干个单独的计量单元，利用区域考核表、分区考核表、小区考核表、用户水表等建立起四级分区、五级水量计量分析的漏损控制体系，实现供水量从源头到龙头的监控。

2. 管道渗漏模型和水击现象模型研究

传统的管道渗漏流量和水压的关系主要根据圆孔出流公式确定。但是依据实践经验发现，圆孔出流公式得到的渗漏模型中渗漏指数偏小。研究人员参考了国内外市政管网中的管道漏损模型，通过计算流体动力学（CFD）方法对含漏口管道进行模拟，研究了渗漏流量与流速、压力等的关系，对点式渗漏模型的有效性进行了验证；科研人员基于多物理场耦合理论，充分考虑流场、应力场及渗流场等多个物理场的相互作用，建立了地下埋置三维管道的渗漏模型，并研究了不同土壤环境对含漏口管道瞬变流的影响。同时，研究人员采用 FLUENT 流体分析软件对水击过程进行分析，对不同流速、管径的直圆管流体进行水击压强规律的研究，获得水击压强最大值与流速、管径的经验公式；研究人员还探索了管道中渗漏孔、管道摩擦因子及不同管道材料对水击波峰值的影响，并对含有渗漏小孔的局部管网系统水击问题进行数值仿真，构建形成水击现象的管道流-固耦合分析模型。

3. 表误分析技术

科研人员针对苏州吴江试点区域现有流量计量设备测量范围及精度有限、难以适应水量波动的影响，导致表观漏损率偏高的问题，研究了一套基于监测数据的表误分析方法。该方法囊括了远传测流点缺失数据统计分析、远传测流点数据偏离整体分布侦察、远传测流点量程合理性检验、小区管理表量程分析等多项内容，从多个维度对表误情况进行分析。在此基础上，研究人员针对由表误分析得出的，在数据缺失、数据分布和有效量程等方面存在疑问的示范区测流设备，从远传测流点、管理表的工作状态和安装环境，居民小区的用户数量、入住率和租户情况，非居民用户的生产类型及产量、用水类型、员工数量和工作时间等方面着手，开展了现场调研和影响因素排查，并根据分析出的原因对症下药，采取计量器具更换、安装位置迁移、计量器具校验等针对性措施进行解决。

4. 管网漏损评估技术

科研人员将苏州吴江试点区域供水管网中的管段按管材进行分组，利用它们在 GIS 系统中的信息，并结合 2012～2017 年间的抢维修台账，统计不同管材的管程占比、破损次数占比、破损比率和年均单位管长破损次数。在这些统计数据的基础上，科研人员分别以管龄为自变量，管道漏损频率为因变量、管径为协变量，采用最小二乘法对各管材分组进行拟合，得到管道漏损的基准风险函数，从而构建管道漏损风险评估模型，并依据拓扑结构，利用管道漏损风险评估模型计算节点漏损风险。

5. 供水管网水力模型与监测数据耦合驱动的漏损区域识别技术

针对城乡统筹管网漏损时空分布不均、全面分区计量成本大、周期长、收效小的问题，科研人员提出了供水管网水力模型与监测数据耦合驱动的漏损区域识别技术。该技术基于模型校核的原理，综合考虑节点漏损风险、节点流量等因素，结合测压点实际监测数据，以最小化水力模型测压点的模拟压力值与实际压力监测点的实测压力值的差异为目标，通过划分虚拟分区，并利用遗传算法优化节点物理漏损量的空间分布，从而实现对漏失水量的分布进行优化，以此来计算各虚拟分区的物理漏损量和物理漏损率。

6. 城镇供水管网漏损检测与定位研究

依托"中德清洁水"国际合作项目，中德双方的科研人员以德国噪声探漏设备为研究对象，在苏州吴江试点区域开展了试用研究，验证了该噪声探漏设备的检漏质量和效率。在此基础上，科研人员使用双向噪声记录仪、智慧水云监测系统、SCA 道尔顿（DA）系统三者结合的方式开展苏州吴江试点区域的漏损监控，并进行了算法开发，实现试点区域内管网漏损的初步定位。

4.2.4 管网输配水过程水质综合保障技术

1. AOC 生成影响因素研究

科研人员以东太湖原水为研究对象，通过加氯试验研究确定了管网输配水过程中的加氯量、反应时间对 TOC 生成和有机物分子量分布的影响，以及氯对可生物同化有机碳（AOC）前体物的去除效果；通过臭氧氧化试验，研究确定了臭氧投加量对 TOC 生成和有机物分子量分布的影响，以及 pH、离子强度、有机物亲疏水程度对臭氧氧化过程中 AOC 生成量的影响。

2. 水厂工艺对 AOC 去除效能研究

科研人员通过对原水、沉后水、砂滤水中的 AOC 浓度和其他常规指标的检测，以及有机物相对分子质量检测和三维荧光光谱分析，研究了常规工艺对饮用水中生物稳定性的保障能力，掌握了常规工艺对 AOC 及其各组分的去除效能和相关的影响因素；通过臭氧-活性炭中试，分别研究了预臭氧投加量、主臭氧投加量、前级混凝剂投加量、小分子有机物占比这四项因素与 AOC 去除率之间的关系；最终得出水厂各工艺对 AOC 生成的影响，为合理控制出厂水 AOC 含量、提升管网水生物稳定性奠定良好的基础。

3. 管网水生物稳定性评价技术

结合太湖周边地区饮用水中大肠杆菌几乎没有检出、而菌落总数容易超标的情况，科研人员开展了 AOC 指标与水中余氯含量、水中细菌含量之间相关性的分析研究，通过对为期 2 年管网水质数据的统计分析，探明了不同余氯含量下水中细菌含量与余氯、AOC 指标之间的相关性，为强化管网水质管理、抑制水中细菌增长探明了两条可行的路径。

4. 城乡统筹末梢管网水质保障技术

针对城乡统筹供水模式下供水服务范围较大、管网中水质分布不均匀、末梢水在管道中停留时间较长等情况，科研人员通过对区域内的用水总量、营收水量数据进行系统调研，并结合管网拓扑结构、在线压力监测数据，搭建了试点区域管网水力（水质）模型，使苏州市城市供水系统具备模拟分析试点区域内管网水龄状况、余氯衰减情况的能力。在此基础上，以管网整体水质保障为目标，使用管网水力（水质）模型，研究分析出了较优的管网水力调度方案，合理分配各个馈水节点的供水量，减小管网的综合水龄，改善了管网水质情况。同时，研究人员还以改善管网末梢水质为目标，针对管网末梢水质优化效果不佳的区域，研究制定管网整体的定向冲洗以及消火栓放水策略，有针对性地改善局部区域水质情况，提高供水管网系统的服务水平。

4.2.5　基于龙头水水质的二次供水保障技术

1. 二次供水水质生物稳定性快速评价技术

为克服 AOC 生物测定法存在的步骤繁琐、测试细菌生长最大值耗时长、成本高等缺陷，科研人员探索采用快速定性-半定量的稀释培养法，以乙酸碳为标准单位或通过与常规法比较进行参数优化而转化为乙酸碳为标准单位来衡量水样中可供微生物生长的有机营养物质总量的相对值。利用 TOC 化学分析快速简便的特点、高生物稳定性水样中的异养菌接种初期存在生长波动剧烈的特点，以及细菌生长对成分复杂的低浓度有机碳浓度变化敏感的生物特性，科研人员建立了水样梯度稀释系列方法，并绘制相应曲线，通过曲线确定水样生物稳定性较好的有机碳浓度范围，并用此范围与已知的有机碳标准基质溶液生物稳定性较好的范围进行对照，从而得出水样与标准溶液有机碳的近似比例关系，并进一步用标准基质的有机碳浓度确定水样生物稳定性。该方法的建立，大幅缩短了水样生物稳定性的评价时间，为二次供水的水质生物监测提供了技术保障。

2. 紫外消毒技术

科研人员在对二次供水水质生物稳定性进行评价的基础上，开展紫外线杀灭水中细菌的试验研究。在试验中，科研人员充分结合二次供水实际运行中的细菌再生情况，探索适用于二次供水泵房的紫外消毒剂量：通过对不同紫外光强照射下水样进行细菌再生长测试，当 UV 消毒强度大于 $30mJ/cm^2$ 时，即可对细菌再生长产生有效控制效果。在 $38℃$ 室温条件下，5h 内的水样保持细菌量基本不增长。该技术在供水水龄较短的二次供水小区进行应用，对保障水质安全起到了积极的作用。

3. 二次供水设施材质优化研究

在苏州市二次供水设施改造前期，苏州市供水企业在经过充分调研的基础上，并结合当时的社会经济发展情况和供水行业发展情况，先后采用 06Cr19Ni10 不锈钢、022Cr19Ni10 不锈钢作为二次供水水箱、泵房内管道的材质，采用衬塑镀锌钢管作为住宅立管材质。近年来，在人民群众对供水水质提出更高要求的背景下，苏州市供水企业再次提升二次供水水箱材质。科研人员参考了日本不锈钢协会在其国内开展的 10 年埋地试验，确认 022Cr17Ni12Mo2 不锈钢比 022Cr19Ni10 不锈钢以及碳钢等其他金属管材抗腐蚀能力更强。他们开展了 022Cr17Ni12Mo2 不锈钢管、022Cr19Ni10 不锈钢管、镀锌钢管、钢管等管材的耗氯量试验。研究发现，不锈钢管对水中余氯消耗量最低，有利于管网中余氯的保持。科研人员还开展了不同管材的浸泡试验，发现 022Cr17Ni12Mo2 不锈钢比022Cr19Ni10 不锈钢更不易产生金属析出，有利于二次供水水质保障。在该研究的基础上，苏州市供水企业分两次对新建居民住宅二次供水泵房的设施及管道材质要求进行了提标升级。目前新建住宅的二次供水水箱、泵房内管道以及住宅立管均采用022Cr17Ni12Mo2 不锈钢材质，全面提升了苏州市姑苏区居民住宅的二次供水水质保障度。

4. 叠压供水适用性分析技术

科研人员采用改进型压力驱动方法进行水力模拟，通过节点用水量、管径、管长、压力等管网信息，分析判断叠压供水的适用性；在保证节点不出现负压的前提下，分析不同供水情况下，采取叠压供水对市政供水管网的影响。经研究，科研人员发现，当引入管的管径越大、长度越小时，连接处的压力值就越大，引入流量就越小，可利用市政剩余水头就越大，越适合采用叠压供水模式。

5. 水箱供水与叠压供水联用技术

新建住宅小区初期入住率较低，易导致水箱水龄过长，且常规水箱清洗时需停水，影响居民正常用水。针对这些问题，科研人员从工艺设计角度入手研发了水箱供水与叠压供水联用技术。该技术使二次供水泵房在常规状态下采用变频调速设备和水池（箱）联合供水，特殊状况下切换叠压供水，具备以下优点：①对初期入住率较低的新建小区，可保持在叠压模式运行，防止因用户过少导致水箱水龄过长、水质变差的风险；待小区入住率提升后，可切换至水箱模式运行，避免大流量对管网造成冲击。②叠压运行时，可在不影响管网服务压力的前提下有效利用管网水压，促进了二次供水领域的节能降耗。③水箱清洗时可切换至叠压模式运行，不影响居民用户的日常用水。

6. 安防系统集成技术

根据二次供水泵房在反恐安防方面的要求，苏州市姑苏区在新泵房建设和老旧泵房改造过程中加强了安防配置，设置了门禁装置，采用刷卡—密码输入—运控中心远程三者并行的方式执行开门动作。泵房内外安装了多个视频监控设备，确保泵房大门、电控柜、水箱人孔、集水坑等关键位置处于视频监控范围之内。在此基础上，采取信息化手段进行了安防系统集成，将供水服务范围内所有泵房视频监控设备、门禁装置所产生的数据和信息融合到统一的数据库中，实现运行管理人员对供水范围内所有二次供水泵房现场情况、进出门状况的远程实时监控以及历史查询，保障二次供水泵房的安全。

7. 水箱侧向人孔技术

为了提高水箱水质安全保障，技术人员在二次供水试点小区的水箱设计了侧向人孔技术，将原本设于水箱顶部的人孔改至水箱侧面。该技术方法在一定程度上解决了部分水箱调蓄容积过小、频繁进水引起管网压力波动、顶部人孔存在反恐安全隐患、清洗人员有跌落风险等问题。该技术具有以下优点：①在泵房高度受限的情况下，可有效压缩二次供水水箱顶到泵房顶板的距离、增大水箱的有效容积。一方面避免了水箱频繁进水引起的管网压力波动，另一方面在整体管网调度中充分发挥水箱容积调蓄作用，达到节能降耗的效果。②侧向人孔盖长期处于水压密封状态，可以有效降低恐怖分子通过人孔进行投毒的风险。③采用侧向人孔盖后，水箱清洗作业人员无需先爬至水箱顶部再进入水箱，降低了人员从高处跌落的风险，提升了二次供水安全防护水平。

8. 基于边缘计算的物联采集技术

科研人员在二次供水管理平台的建设过程中应用了基于边缘计算的物联采集技术。该技术以物联网的技术框架和二次供水泵房内的各类物联采集设备（传感器）为基础，通过边缘计算、物模型、云边交互协议等模块设计，在边缘侧实现"多维感知、多端接入、统一模型、统一物联"的智慧物联体系。通过该技术构建的智慧物联网平台，具备海量站点实时接入能力，可将接入设备进行分布式或集中式管理，提供可云可端的部署模式，满足不同的应用需求。

9. 基于云 GIS 的分布式空间数据弹性存储管理技术

在苏州市二次供水管理平台的建设过程中，技术人员整合了城市基础地形图和供水管网数据，将数据统一部署在云端数据层，通过数据层可实现海量空间数据和管网数据的高性能存储、管理、查询等，并提供一种按需的、安全的、可配置的全新 GIS 服务方式。该技术的应用，使得二次供水泵房能够在城市基础地形图上精准定位，更直观地展现二次供水泵房的地理分布，使远程监控人员能合理派发抢维修工单，减少不必要的路途时间；使抢维修人员能迅速找到相关定位，以最快速度赶赴现场进行工单处理。

10. 基于工作流引擎的工单全流程管理技术

技术人员通过基于工作流引擎的工单全流程管理技术，将所建设的二次供水管理平台通过标准接口与工单系统打通。系统可根据预先设定的原则自动生成计划性巡检、定期维保任务工单，并及时提醒维保作业人员。系统采用网页端与移动端相结合的模式，方便外业人员及时收到相关报警和工单信息，有效减少外业人员路途奔波和电话沟通的时间。同时系统将收集从工单的生成、派发到外业人员的接收、赶赴现场，再到任务完成的全流程反馈信息，并对全流程的关键环节进行详实记录，便于管理人员对计划性巡检、维修保养任务进行有效监管，也便于日后对各泵房的巡检、维保记录进行追溯与查阅，实现了对泵房的电子化和规范化管理。

11. 移动办公技术

苏州二次供水管理平台采用了 B/S、M/S 多端应用模式，其中 M/S 端支持外业人员进行移动办公。系统采用多层级的信息推送模式，根据角色不同、信息类别不同、事件严重等级不同设置对应关系，方便自来水公司的管理层、运行管理人员、维保人员随时随地获取本岗位所需的关键信息，避免因信息传递延迟导致故障处理时间延长、供水服务质量受到影响。运行管理人员、维保作业人员均可通过移动端对二次供水泵房的运行状态进行查看，按照相应权限对二次供水设备信息进行管理、对工单流程进行响应和处置。系统可以有效满足外业人员的移动办公需求。

4.2.6 供水全流程节能优化运行技术

1. 城市供水系统全流程能耗结构分析与标准化评价方法研究

为了研究供水系统的全流程能耗，水专项科研人员面向苏州市自来水有限公司供水区域内包括原水系统、水厂、输配水系统等在内的各个供水环节，研究分析了多水源城乡统筹供水全流程的能耗结构组成、重点耗能环节及特征、能耗比例，形成了供水能耗的标准化评价技术方法，建立了供水系统全流程能耗评估分析体系，为后续的原水输配系统节能、供水管网系统节能等工作提供了定量化、规范化的分析和评价方法。

2. 原水输配系统节能技术

科研人员和工程技术人员基于白洋湾水厂原水管道基础信息、原水管道在线压力监测数据构建了相应的水力模型，针对原水管道的摩阻系数，采用优化算法进行了诊断评估，识别了原水管道输水的水力及能耗瓶颈，提出了管道冲洗措施，并结合原水泵房的水泵组合优化措施，提出了原水系统节能技术方案。

3. 滤池反冲洗工艺节能研究

水厂处理工艺环节中，滤池反冲洗水泵运行多以恒频运行为主，缺乏针对节能降耗的水泵优化运行技术指导。科研人员针对该问题，在苏州白洋湾水厂开展了滤池反冲洗系统优化节能技术研究。研究人员通过收集 2018 年的白洋湾水厂滤池反冲洗数据，选取反冲洗周期、气冲/水冲强度、滤后水浊度等数据作为模型参数，搭建了反冲洗效果及能耗的神经网络模型，并通过生产性试验结合数值模型模拟，对滤池反冲洗周期和滤池反冲洗工艺控制参数两个方面进行优化，提高滤池反冲洗工艺环节的节能效果。

4. 供水管网系统多级协同节能优化研究

科研人员采用 EPANET2 软件建立了试点区域内的管网水力模型，针对二次供水水箱的液位控制，将试点区域内的二次供水水箱添加入管网模型，充分利用这些水箱的调蓄容积，对白洋湾水厂二级泵站的节能潜力进行计算，并对水箱进水阀开关方案进行优化。研究人员构建了净水厂管网水量预测混合模型，基于预测的管网水量和当前时刻清水池液位，研究清水池最优水位调节技术。该技术以优化泵组能耗为目标，采用动态规划方法，预测未来 24h 最佳液位调节方案，并为水厂的水泵选型及水库容量选择及建设提供支撑。

5. 二次供水智能调蓄＋智能变流控制技术

在试点小区二次供水泵房，水专项科研人员实施了"智能调蓄＋智能变流控制"技术研究。该技术采用智能算法，分析历史用水数据，并预测对应分区后一天的用水变化情况，通过控制水箱进水阀门实现进水流量、水箱液位的控制，以及水箱供水和市政供水的切换，在管网压力富余时段充分利用管网水压，从而实现泵房的节能降耗；将预测出的用水变化情况与实际流量、压力监测结果结合，使得水泵出口压力匹配用户所需压力，避免不必要的压力与流量消耗，从而降低实际能量损失、实现节能降耗。

6. 多源供水系统的优化布局及水量优化配置方案研究

针对苏州市自来水有限公司所辖多源供水系统的布局情况，科研人员开展优化布局研究。通过开展 2020 年供水现状情况分析和 2035 年供水量预测，识别评估现状水厂布局、配水干管布局存在的问题。以评估发现的问题为导向，科研人员提出了两套不同的优化方案，并进行比选。经比选分析，确定在苏州市姑苏区东部新建水厂、在苏州市相城区新建若干配水干管，从而整体降低供水管网运行能耗，优化各供水水厂之间的供水负荷，形成苏州市更为均匀的供水格局。

4.3　示　范　工　程

4.3.1　白洋湾水厂深度处理示范工程

1. 工程总体情况

白洋湾水厂深度处理示范工程于 2014 年 8 月建设完成，工程规模为 30 万 m^3/d，工程总投资约 2.6 亿元。示范工程建设后，该水厂的工艺流程图如图 4-1 所示。

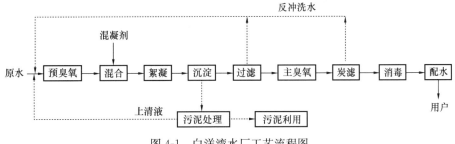

图 4-1　白洋湾水厂工艺流程图

2. 工程示范技术

该工程主要示范技术为微污染水源臭氧-生物活性炭深度处理技术。该技术针对太湖富营养化程度仍然较高、可检出微量污染物质的种类不断增加的状况，在白洋湾水厂改造中增设了臭氧-生物活性炭工艺，采取先臭氧氧化后活性炭吸附，在活性炭吸附中又继续氧化、生物降解的方式，对原水中的有机污染物进行去除，有效提升出厂水水质。

3. 工艺运行管理情况

该工程中新增了臭氧-生物活性炭深度处理工艺，现场图如图 4-2 所示。工艺主要包括预臭氧、主臭氧和生物活性炭过滤 3 个环节，其主要技术参数如下：

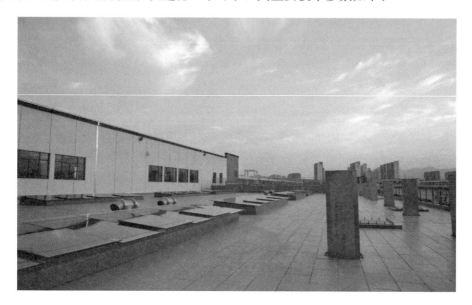

图 4-2　白洋湾水厂深度处理示范工程现场展示图

1）预臭氧

预臭氧接触池与配水井合建，设有 2 处预臭氧投加点，采用射流扩散器结合水射器方式投加臭氧，设计投加量为 0.5～1.0mg/L，设计停留时间不小于 4min。设有 2 套臭氧尾气破坏装置，1 用 1 备，利用加热催化法对臭氧尾气进行破坏，达到排放标准后排入大气。

2）主臭氧

主臭氧接触池分为独立运行的 2 组，主臭氧设计投加量为 0.6～1.5mg/L，分别导入接触池 3 个室内，每个室接触时间约为 4min，总接触时间约为 12min。接触池与活性炭滤池合建，采用微孔扩散器投加臭氧，扩散器位于液下 6m 深。池顶部设正负压释放阀，不锈钢人孔盖板，尾气收集装置等。

3）生物活性炭滤池

生物活性炭滤池与臭氧接触池并排布置，共 8 格，单格滤池面积为 140m²，双排布置，清水总渠中间设置隔墙，可分为独立工作的两组滤池。滤床厚 2.25m，空床停留时间为 12.5min，相应滤速为 11.5m/h。采用单气冲结合单水冲，冲洗周期为 5～10d。

4. 工程运行效果

工程投产运行以来，对 COD 的去除率较改造前提升了 22.8% 左右，对 $NH_3\text{-}N$ 的去除率较改造前提升了约 9.7%，处理效能得到明显提升；改造后工艺出厂水 AOC 较改造前降低了 23%，出厂水三卤甲烷总量较改造前平均下降了 22% 左右，出厂水水质得到了明显改善。同时，改造后深度处理工艺运行稳定，相关副产物维持在极低的水平，出厂水溴酸盐主要介于 0～0.002mg/L，甲醛基本低于检测限。

4.3.2　白洋湾水厂及供水区域综合节能技术体系示范工程

1. 工程总体情况

该工程是对白洋湾水厂及供水区域内供水全流程系列节能工程和节能措施的集成示范，包含了"原水-水厂提升泵-二泵站改造工程""白洋湾水厂浑水管道改造工程""白洋湾水厂滤池反冲洗优化""供水管网压力控制优化工程""供水管网及二次供水优化运行技术改造工程""白洋湾水厂供水全流程节能优化系统"和"白洋湾水厂工艺节能改造其他措施"7 个部分，示范供水规模为 30 万 m^3/d。

2. 工程示范技术

该工程主要示范技术为城市供水系统全流程能耗结构分析与标准化评价技术、原水输配系统节能技术、滤池反冲洗工艺节能技术、供水管网系统多级协同节能优化技术和多源供水系统的优化布局及水量优化配置技术。在工程应用过程中，技术人员从原水输送、水厂工艺、管网调度、二次供水等方面挖掘供水全流程的节能潜力，并研究分析有效的节能措施，为降低城市供水系统全流程能耗提供了有益的实践经验。

3. 改造工程及优化运行情况

1）"原水-水厂""提升泵-二泵站"改造工程

经过科研人员的系统分析，苏州白洋湾水厂及供水区域存在个别机泵设备老旧情况严重、维修费用过高的情况。在水厂内部，技术人员对服役 20 年以上的一级泵房 2 号水泵、二级泵房 6 号水泵进行了更新（现场情况如图 4-3 所示）。更新后水泵的主要技术参数为：一级泵房 2 号水泵，额定扬程为 32.5m，额定流量为 5000m^3/h，配用功率为 630kW；二级泵房 6 号水泵，额定扬程为 42m，额定流量为 4500m^3/h，配用功率为 710kW。更换新泵后，清、浑水泵的运行组合搭配模式更为合理，各台水泵处于高效运行段的时间有所增加，有效降低了清、浑水泵的运行能耗。

针对气蚀、腐蚀并不严重的水泵设备，技术人员采取高分子修复技术对设备进行修复更新。首先修复水泵内部壳体流道，然后涂覆高分子材料进行保护，起到防气蚀、防磨损、防腐作用，保护设备安全稳定运行，延长设备使用寿命；同时改变水泵内部表面光洁度，减少紊流现象，降低气蚀发生程度，达到节能降耗的目的。

技术人员通过供水能耗结构分析得出，提升泵房的电费也是供水系统能耗的重要组成部分，仅次于一级泵房和二级泵房。因此，降低提升泵房用电量也是降低供水系统能耗的工作重点。研究发现，提升泵房能耗主要受提升水量、机泵本身运行状态及恒液位高度等

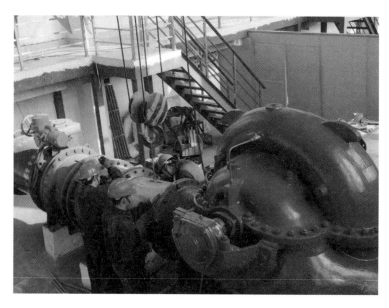

图 4-3 白洋湾水厂机泵更新现场展示图

因素的影响，其中主要用电设备是水泵电机，而采用高效节能电动机是被广泛认可的降低用电功率措施。为此，自来水公司引进了高压永磁同步电动机改造技术，对一台提升泵进行节能改造试点，并开展相应的节能评估，有效降低了电机运行温度和运行能耗。对提升泵进行改造的技术参数为：规格为 90kW，额定电压为 380V，最大频率为 50Hz，运行方式为变频。

2）白洋湾水厂浑水管道改造工程

在该改造工程中，技术人员使用管网水力模型，针对原水管道的摩阻系数采用优化算法进行了诊断评估，识别了原水管道输水的水力及能耗瓶颈，提出了管道冲洗措施，并结合原水泵房的水泵组合优化，提出白洋湾水厂浑水管道更新改造方案。主要改造内容包括：排查导致浑水的管段，更换供水管道或者对管道内衬进行修复，尽可能减少漏损水量及一级泵房所需扬程；采取气水脉冲冲洗技术对浑水管道进行冲洗（图 4-4），清除管道内存在的污泥、水垢等沉积物，增加管道过水断面面积，降低一级泵房输水能耗。

3）白洋湾水厂滤池反冲洗优化

技术人员通过供水能耗结构分析得出，滤池反冲洗是水厂净水工艺中耗能较高的环节之一，且具备一定的节能潜力。白洋湾水厂针对滤池气水反冲洗过程的各步骤开展了参数调整测试及相应能耗分析，通过研究，得出合理延长运行周期、优化冲洗强度、优化冲洗持续时间三项节能措施，有效降低了滤池冲洗过程中的能耗。滤池气水反冲洗工艺单元现场如图 4-5 所示。工艺主要技术参数如下：V 型砂滤池共 12 格，单格过滤单元面积为 139.7m²，设计滤速为 7.6m/h；滤料和承托层采用均质石英砂，有效粒径为 0.9mm，滤料厚 1.3m。反冲洗水泵共 4 台，为卧式离心泵，额定扬程为 10m，额定流量为 1200m³/h，功率为 45kW，每次反冲洗随机启用运行时间最短的 2 台水泵。鼓风机共 3 台，入口风量

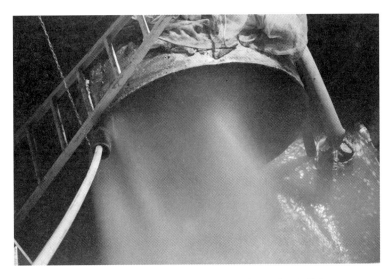

图 4-4　白洋湾水厂浑水管道气水冲洗现场展示图

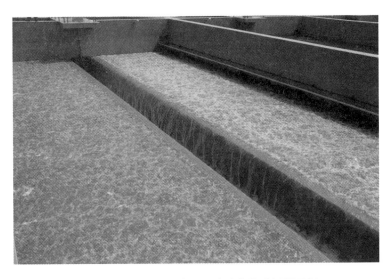

图 4-5　白洋湾水厂滤池反冲洗优化现场展示图

为 3850m³/h，压力为 40kPa，转速为 3076r/min，每次反冲洗随机启用运行时间最短的 2 台，两台间的开启时间相差 2min。

4）供水管网压力控制优化工程

苏州供水企业以苏州市姑苏区屋顶水箱取消的政策要求为改造契机，开展管网压力控制优化。技术人员根据多水厂供水及监测点稳定性需要，选取苏州市姑苏区中央位置"乐桥"压力监测点为压力控制点，研究适应供水新形势的供水管网压力优化控制方案。经分析研究，在满足国家标准和居民用水需求的前提下，技术人员综合考虑整体运行能耗、管网漏损控制等因素，将一天 24h 划分为夜间低谷、早高峰、平峰、晚高峰四个阶段，采用压力控制"四步走"的管网调度策略逐步探索合适的压力控制限值，达到降低配水整体能耗的目标。

5) 供水管网及二次供水优化运行技术改造工程

调查发现，白洋湾水厂部分出厂输水管道内存在淤积较为严重的现象。针对该问题，技术人员采用气水脉冲冲洗技术对该段输水管道进行冲洗，利用气液两相流中的间歇流流态使管道内产生较为明显的震动和水击现象，使得管内壁表面污染物破碎、脱落，从而增加管道过水断面面积、降低管内壁粗糙系数，达到降低白洋湾水厂二级泵站输送能耗的目的。

科研人员还发现，二次供水水箱的调蓄作用未充分发挥作用，不利于能耗的降低。因此，技术人员在建立和校准供水管网水力模型的基础上，以二级泵站出水流量波动最小为主要目标，采用遗传算法对水箱水位调控方式进行优化（图4-6），并在水位调控后对水厂水泵进行变频操作。以上措施能够在维持用户压力恒定前提下，使能量利用效率最高，实现二级泵站与二次供水水箱的联合调度。为充分利用二次供水水箱的调蓄容积，供水区域内的二次供水水箱全部采用侧开人孔的方式，从而解决二次供水水箱进出水管位置不合理导致的运行水位调节受限问题。

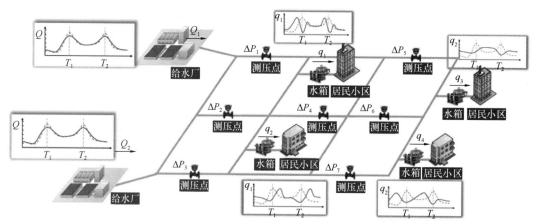

组合优化调控参数：水箱数量、水箱进水组合q_j、水厂供水组合Q_i

优化目标：$\min H_y = \dfrac{1}{n}\sum\limits_{k=1}^{n}\Delta P_k$ 且最不利点处$H_{\min}$满足最低水压

图4-6 供水管网及二次供水优化运行技术示意图

6) 白洋湾水厂供水全流程节能优化系统

基于以上各项节能技术，技术人员针对白洋湾水厂对应的全流程供水系统，开发了节能优化系统，内容涉及加药系统、机泵优化系统、浑水泵房优化系统、提升泵房优化系统、消耗预测系统、排泥优化系统、反冲洗优化系统、生产消耗分析系统、生产成本分析系统等多个部分。该系统分别针对加药、机泵设备运转、构筑物运行等环节的药耗、能耗及相应成本进行监管和分析，实时监控水厂运行过程中的能耗情况，辅助水厂运行人员及时发现具备节能潜力的环节并调整工艺运行参数，达到节能降耗的目的。

7) 白洋湾水厂工艺节能改造其他措施

科研人员基于能耗结构分析，积极探寻白洋湾水厂内具备节能潜力的各零散环节，具体包括：通过优化提升泵控制、合理调整恒液位控制值两项手段降低提升泵房能耗；通过分析臭氧发生浓度与能耗、总成本之间的关系，得出最优的臭氧发生浓度区间；通过排污机泵更新，提升排污泵运行效率，降低运行能耗。

4. 工程运行效果

示范工程实施以来，在各项节能措施的协同作用下，白洋湾水厂供水单耗呈现出明显的下降趋势。至 2020 年 9 月底，供水单耗为 277.02kWh/km³，在 2016 年同期 318.77kWh/km³ 的基础上降低了 13.1%。其中：

1）白洋湾水厂一级泵房综合单位电耗为 350.15kWh/（km³·MPa），在 2016 年同期 374.03kWh/（km³·MPa）的基础上降低了 6.4%。经管道冲洗修复后，苏州白洋湾水厂原水泵站在 2018 年 11 月 2 日的浑水供水量为 24.4 万 m³，总耗电量为 25241kWh。2018 年该原水泵站总取水量为 8831.06 万 m³，总耗电量为 10375568kWh。采用该技术方案优化后，当日泵站总电量下降 1165kWh，约占该日总电量的 4.6%。

2）白洋湾水厂生产单位电耗（除二级泵房外厂内生产电耗）呈下降趋势。至 2020 年 9 月底，生产单位电耗为 52.83kWh/km³，在 2016 年同期 57.29kWh/km³ 的基础上降低了 7.8%。

3）至 2020 年 9 月底，白洋湾水厂配水单耗为 126.48kWh/km³，在 2016 年同期 136.78kWh/km³ 的基础上降低了 7.5%。二级泵房综合单位电耗为 406.3kWh/（km³·MPa），在 2016 年同期 425.37kWh/（km³·MPa）的基础上降低了 4.5%。

4.3.3 吴江庙港水厂净水全流程协同运行及优化技术示范工程

1. 工程总体情况

苏州吴江区庙港水厂深度处理改造工程（一期）项目于 2018 年 5 月正式投入正式运行，投资 1.87 亿元，通过工程建设新增 25 万 m³/d 深度处理能力。示范工程建设后，该水厂的工艺流程如图 4-7 所示。

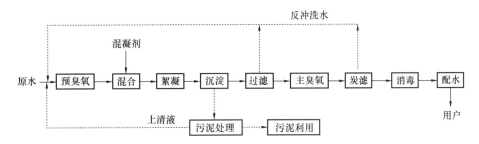

图 4-7 吴江区庙港水厂深度处理改造工程（一期）

2. 工程示范技术

该工程主要示范技术为水质污染特征分析技术和净水全流程协同运行及优化技术。其中，水质污染特征分析技术主要是通过对苏州市吴江区两座水厂所取太湖原水的水质数据进行分析，测定了原水中有机物的分子量分布情况，详细识别了原水中嗅味物质、消毒副产物前体物、部分微量有机污染物的变化规律，同时研究分析了水厂净水工艺对各特征污染物的去除效能以及各特征污染物在管网输配环节的变化规律，完成供水全流程特征污染物监测及优化。而净水全流程协同运行及优化技术，主要针对有机物、嗅味物质、抗生素及内分泌干扰物等特征污染物，研究了是否投加预臭氧对整体工艺特征污染物去除效能的影响，为水厂"预臭氧＋后臭氧＋生物活性炭"深度处理工艺具体关键参数之间的协同处理提供了技术支撑，保证出厂水水质满足《生活饮用水卫生标准》GB 5749—2006 和《江苏省城市自来水厂关键水质指标控制标准》DB32/T 3701—2019 的要求。

3. 工程建设情况

示范工程在原有常规处理工艺基础上新增了"预臭氧＋后臭氧＋生物活性炭"深度处理工艺。通过该项措施，一方面可应对原水水质变化，保障供水安全；另一方面在满足饮用水水质达标的基础上，进一步提高饮用水水质，使吴江供水保障能力再上新台阶。工程建设内容主要包括：新建 25 万 m^3/d 规模深度处理系统，新增 60 万 m^3/d 规模预臭氧系统，建设 60 万 m^3/d 规模臭氧制备车间、液氧站，配套建设配电自控。现场展示如图 4-8 所示。

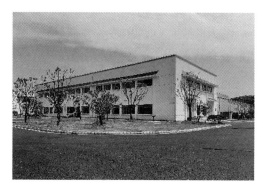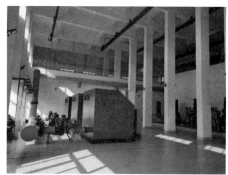

图 4-8　苏州吴江区庙港水厂深度处理改造工程（一期）现场展示图

4. 工程运行效果

根据第三方水质检测报告，水厂出水 106 项水质指标、致嗅物质、高毒消毒副产物、内分泌干扰物、特征金属污染物及抗生素等指标均达到标准要求，一期深度处理系统直接制水成本（电费＋药剂费）为 0.015 元/m^3，出水水质中致嗅物质 2-甲基异莰醇及土臭素均低于 10ng/L，锑浓度低于 4μg/L，制水成本增加小于 0.35 元/m^3。

4.3.4　太仓第二水厂纳滤膜处理（双膜处理）工艺示范工程

1. 工程总体情况

苏州太仓市第二水厂双膜处理深度处理工程于 2019 年 12 月运行通水。该工程由太仓市自来水有限公司负责建设并运营管理，项目总投资约 2.7 亿元。原水厂主体工艺为"平流沉淀池＋V 型滤池＋消毒"，处理规模为 30 万 m^3/d。工程改造内容包括 25 万 m^3/d 的"V 型滤池＋臭氧接触＋活性炭过滤"深度处理工程和 5 万 m^3/d 的"浸没式超滤＋超低压选择性纳滤"（SUF＋DF）高品质饮用水工程。示范工程建设后，该水厂的工艺流程如图 4-9 所示，水厂整体布局如图 4-10 所示。

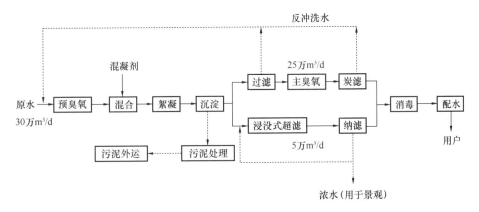

图 4-9　苏州太仓市第二水厂双膜处理深度处理工程

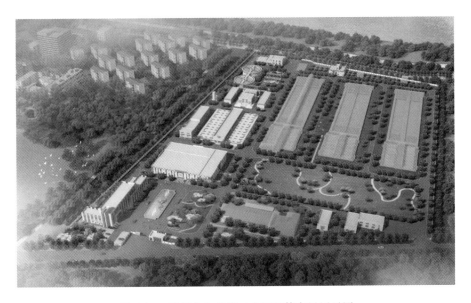

图 4-10　苏州太仓市第二水厂整体布局展示图

2. 工程示范技术

项目通过对纳滤膜预处理、膜过滤、膜清洗与自动控制等关键技术的集成，形成一套完整的饮用水纳滤膜处理工艺技术，确保纳滤膜的稳定、安全、高效运行，建成投产后有效提升了自动化生产水平和供水水质，进一步提高了苏州太仓的供水安全保障能力。

3. 工艺运行管理情况

1）双膜工艺与臭氧-活性炭工艺并联运行

水厂原水设计流量为 30 万 m³/d，经混凝、沉淀后分别进入两种工艺进行后续处理，其中 25 万 m³/d 进入"V 型滤池＋臭氧接触＋活性炭过滤"进行深度处理，另外 5 万 m³/d 进入"浸没式超滤＋超低压选择性纳滤"（SUF＋DF）进行深度处理。在双膜处理系统中，超滤（SUF）膜主要去除水中的"两虫"、细菌、病毒及藻类，降低水的浊度，保证后续纳滤（DF）系统对淤泥密度指数（SDI）的要求，而纳滤（DF）膜系统主要去除原水中的 TOC、氨氮，及其他有机物和有毒副产物。

2）饮用水纳滤膜处理工艺预处理关键技术应用

水专项科研人员在该水厂示范应用了纳滤膜处理技术。科研人员结合长江流域水质特点、整体工艺可靠性及成本等各个方面的因素进行系统研究，确定水厂采用"混凝沉淀＋超滤"工艺作为纳滤工艺前的预处理工艺（图 4-11）。水源水进入水厂后，通过混凝网捕卷扫等作用去除藻类、悬浮物和胶体等物质，然后进入超滤单元。超滤单元采用浸没式，膜丝为 PVDF 中空纤维膜。超滤单元可有效去除水中的藻类、细菌、病毒等微生物，尤其对普通过滤方式难以去除的"两虫"（隐孢子虫和贾第鞭毛虫），可达到 100％去除，为纳滤（DF）膜系统的稳定运行提供了良好的预处理效果。

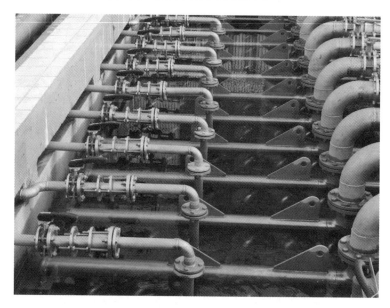

图 4-11　超滤单元现场展示图

3）高回收率纳滤膜系统稳定运行技术应用

科研人员在分析微污染原水中微量污染物（TrOCs）以及污染物的种类和浓度随时间的变化规律后，选用了纳滤（DF）膜进行深度处理。纳滤（DF）膜系统（图 4-12）采用一级两段式，通过平衡两段之间的流量和浓水侧回流量，达到减少污堵、提高回收率、降低能耗的效果。科研人员经实验研究，确定了纳滤膜化学清洗的药剂种类及操作顺序：先采用 1.5％柠檬酸清洗膜表面的钙、镁等无机污染，再采用 0.1％NaOH 清洗膜表面的有机复合污染。在实践运行中，技术人员通过控制膜面流速、运行通量、回收率、化学清洗周期等运行参数，对系统进行优化，纳滤（DF）系统水回收率达 85％以上，工况稳定运行。

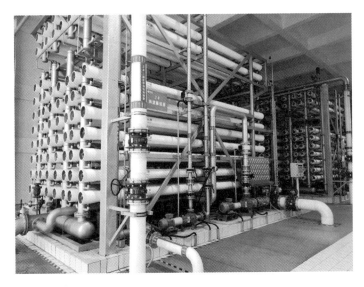

图 4-12　纳滤膜系统现场展示图

4）纳滤工艺浓水处理技术应用

针对纳滤系统产生的浓水，科研人员对标《地表水环境质量标准》GB 3838—2002 Ⅳ类水标准和《城市污水再生利用景观环境用水水质》GB/T 18921—2019 等标准开展研究分析，确定对外排放可能超标的指标为化学需氧量，另外还可能会出现有机物、硫酸盐等超标的情况。针对以上问题，水厂建立了相应的浓水处理工艺单元，采用臭氧催化氧化作为核心技术。该技术的特点为反应速度快，若浓水中有机物超标，可利用强氧化性的羟基自由基降解有机物，对有机物的去除率可达 50％～75％。经处理后，出水可基本达到《地表水环境质量标准》GB 3838—2002 Ⅲ类标准，可作为景观用水。

4. 工程运行效果

工程投产运行以来，双膜系统产水满足《生活饮用水卫生标准》GB 5749—2006 和《江苏省城市自来水厂关键水质指标控制标准》DB32/T 3701—2019 的要求，且浊度小于 0.1NTU，COD_{Mn} 小于或等于 0.6mg/L，总有机物（TOC）小于或等于 0.5mg/L，抗生素磺胺甲恶唑小于或等于 5ng/L，稻瘟灵小于或等于 5ng/L，对微量污染物（TrOCs）的综合去除率大于或等于 85％，出厂水水质得到很大提升。

4.3.5　吴江供水系统节水与高效利用技术体系示范工程

1. 工程总体情况

该示范工程位于苏州市吴江区松陵镇，供水服务面积约 17km²。示范区内共有 DN75 以上供水管线约 150km，用户约 2.4 万户，其中大用户（DN50 以上贸易表 351 块）主要有成型住宅小区、大型用水企业、乡村结合部等不同用户类型。示范工程于 2020 年完成建设，项目总投资约 616 万元（运行、管理成本）。

2. 工程示范技术

该工程主要应用了供水管网多目标分区技术、管网渗漏模型和影响性研究、表误分析技术、供水管网漏损区域识别技术。技术人员结合示范工程运行管理需求，构建了供水管网水力模型和管道漏损风险评估模型，开展了管网分区计量方案优选，研究分析出示范区内可能存在的管网漏损风险，通过采取应对措施，有效降低了示范区的管网漏损率和产销差率。

3. 工程运行管理情况

1）供水管网水力模型应用

技术人员根据示范区内的供水管网拓扑结构和原有管网 GIS 数据，在宏观等效和小误差原则下进行简化，得到管网模型拓扑结构。在此基础上，结合 89 个测流点实时监测数据、41 个测压点实时监测数据、远传管理表的实时监测数据，以及营销系统中的售水量数据等资料进行流量分配和用水模式分析，并建立了示范区内的供水管网水力模型。该模型共有节点 1278 个，管段 1300 根，最大管径为 1200mm，最小管径为 80mm，总管程为 85.61km，覆盖面积约 $100km^2$。模型初步搭建完成后，技术人员通过对流量的区域分配、管段的摩阻系数和阀门的开启度等参数进行调整，对模型推算结果与在线压力点实际监测数据进行对比，选取 36 个测压点作为压力校核点，以平均绝对误差小于或等于 2m 为校核目标，开展模型的压力校核工作（图 4-13）。经调整校核，最终使得其中 34 个测压点的模拟结果达到了目标，达标率为 94%，较好地满足了管网水力状况模拟的需求，为管网漏损控制奠定了良好基础。

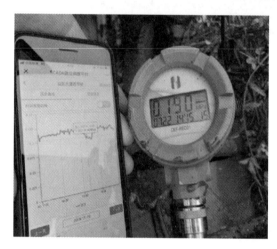

图 4-13　供水管网水力模型校核现场展示图

2）分区计量方案优选

在示范区内，技术人员以最小化管网平均压力、最小化节点平均水龄、最小化分区改造费用和最大化分区数量为目标，开展了管网分区计量方案优选工作。首先，技术人员依据经验，人为指定部分河流、道路等自然边界作为分区边界，然后通过遗传算法进行修正，得到 29 个备选分区方案。经初步梳理，由于平均压力及平均水龄两项目标函数在 29 个方案中差距不大，因此分别在忽略平均压力影响和平均水龄影响的情况下，对其余三项目标函数之间的关系进行研究。经分析，改造费用与分区水量呈明显正相关关系，分区数量对于节点平均水龄以及节点平均水压的影响很小，平均压力随分区数量的增多总体上呈现减小的趋势，平均水龄的升高则是与安装阀门的增多呈明显正相关关系。在此基础上，研究人员结合松陵镇供水管网图、河流道路等地理特征、示范区人口规模、用户水表信息对这 29 个方案进行综合分析，得出以下结论：对于苏州河路以东、苏嘉杭高速以西、东太湖大道-方尖港以北的区域，考虑将示范区内现有 3 号、8 号、9 号分区（图 4-14）进一步划分为二级分区；针对苏州河路以西以及交通路以东的各个分区，需要采取安装流量计、而不是安装阀门的方式，实现二级分区的进一步细分。

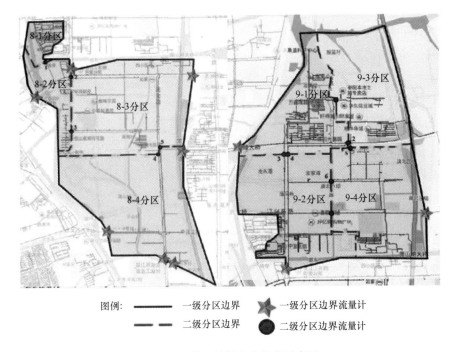

图例：　——————　一级分区边界　　★　一级分区边界流量计
　　　　　—　—　—　二级分区边界　　●　二级分区边界流量计

图 4-14　分区计量方案优化示意图

3）管道漏损风险评估模型应用

技术人员将示范区内 DN75 及以上的管道按管材分为镀锌钢管、塑料管、钢管、铸铁管、球墨铸铁管和其他管材管道 6 组，综合考量其在 GIS 系统中的信息与管道抢维修记录，分别建立 Cox 比例风险模型，并通过模型计算得出基准风险函数的拟合结果和协变量函数的回归结果，从而进行示范区各管段漏损风险评估。同时，技术人员还将水力模型与监测数据耦合驱动的漏损区域识别技术分别应用于示范区供水管网，通过输入水力模型模拟时长、时长内供水管网的物理漏损量总量、物理漏损量误差绝对百分比、节点漏损风险系数、测压点所在节点位置、测压点自由水头实际监测值以及边界节点所在位置等信息，得到了示范区漏损区域识别结果，为检漏工作指明了重点关注的方向。

4）表误分析技术应用

技术人员基于松陵镇远传测流设备的小时实际瞬时和直读瞬时数据，应用表误分析技术，对该地区的 87 个测流点、137 块管理表和 138 块大户及非居民远传表进行数据缺失、数据分布（数据 0、异常大值和偏离总体分布值）、适用量程和夜间最小流量等内容的数据分析与挖掘。通过分析，技术人员找出了可能存在异常的 31 个测流点、96 块小区管理表和 40 块大户及非居民远传表。在此基础上，技术人员还从仪表的工作状态、安装位置、用户用水量规律等方面着手，开展了现场调研和影响因素排查，并根据分析出的原因对症下药，提出采取计量器具更换、安装位置迁移、计量器具校验等针对性解决措施，为实现示范区计量器具的精准计量奠定良好基础。

5）管网漏损管控措施综合应用

技术人员通过分区计量、管网水力模型、管道漏损风险评估等手段，研究分析了示范区内可能引起管网漏损或出现产销差的相关因素，并采取一系列技术应对措施，降低管网漏损率和产销差率。具体技术措施包括：

（1）对示范区内拆迁区域的供水管网进行梳理，开展了部分管网改造及废弃管线切除工作。

（2）以零水量水表为重点，全面核查示范区内大口径水表（DN50 以上），严查偷盗水现象。

（3）结合示范区在线流量检测数据、各管段管材信息和台阶测试结果，对劣质管材供水管线开展针对性查漏。

（4）完善示范区分区计量体系，在关键位置加装水量监测点，并加强大口径水表周检工作。

（5）有效利用噪声探漏技术，应用德国 FAST 移动式噪声记录仪、双向噪声记录仪、水音噪声记录仪、中继器及网络主站等设备搭建区域漏水监测系统（图 4-15），开展成型小区夜间最小流量整治。

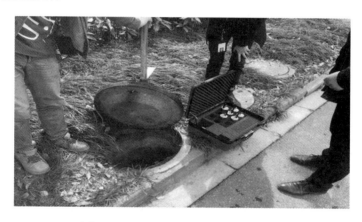

图 4-15　噪声探漏技术应用现场展示图

（6）对示范区内的市政消火栓，特别是公共取水机周边的消火栓开展普查维护工作（图 4-16），排查消火栓漏水及偷盗水现象。

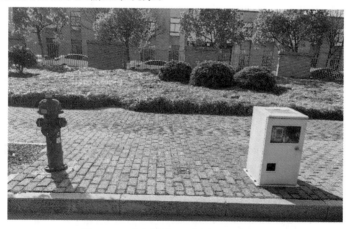

图 4-16　消火栓普查维护现场展示图

（7）加强对示范区关键流量、压力站点的监测预警，及时发现水量异常，缩短漏点感知时间，提高漏损控制效率。

6）工程运行效果

据第三方监测结果，2020 年 1～11 月，苏州吴江松陵镇示范区累计产销差率已降至 4.12%，管网漏损率已降至 3.92%。

4.3.6　二次供水水质保障技术工程

1. 工程总体情况

苏州城区二次供水设施改造工程，涉及 74 个小区共计 78 个老旧二次供水泵房的改造，于 2014 年 12 月完成，工程投资约 1.2 亿元。

2. 工程示范技术

工程示范技术为二次供水水质生物稳定性快速评价技术、紫外消毒技术、供水设施和管网材质优化技术、叠压供水适用性分析技术等。此外，2014 年 12 月苏州市姑苏区二次供水改造项目竣工后，仍有一系列先进技术于后期逐步应用于苏州市姑苏区二次供水领域，主要包括供水设施及管道材质优化研究（新建泵房提标）、二次供水智能化管理技术、基于边缘计算的物联采集技术、基于云 GIS 的分布式空间数据弹性存储管理技术、基于工作流引擎的工单全流程管理技术、移动办公技术、智能调蓄＋智能变流控制技术、水箱侧向人孔技术等。

3. 工程运行管理情况

1）水质稳定性评价及消毒方式优选

苏州市姑苏区二次供水设施改造，充分应用了水专项研发的"管网水化学稳定性评价技术""管网水生物稳定性评价技术"和"二次供水水质生物稳定性快速评价技术"，通过对历史水质数据的大数据分析，探明了苏州市姑苏区的管网水质特点及变化规律，并在此基础上应用了"紫外消毒技术"，在每个二次供水泵房均安装了紫外消毒设备，有效地保障了二次供水水质。二次供水泵房现场展示图如图 4-17 所示。

2）设施及管道材质优选

基于苏州社会经济发展情况和供水行业发展情况，2012～2014 年示范工程建设期间，

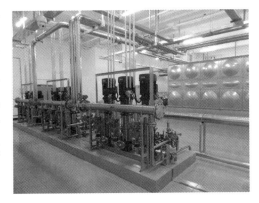

图 4-17　苏州市姑苏区二次供水
设施现场展示图

苏州市姑苏区二次供水改造主要采用 06Cr19Ni10 不锈钢作为二次供水水箱、泵房内管道的材质（图 4-18），采用衬塑镀锌钢管作为住宅立管材质。然而在运行实践中发现，由于二次供水泵房水箱内气水交界面湿度较高，且水汽中具有一定的余氯含量，部分泵房水箱顶部的 06Cr19Ni10 不锈钢板材出现腐蚀现象；另外，由于泵房内管道大多采用焊接方式加工连接，

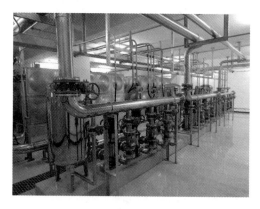

图 4-18 二次供水泵房优选设施和
管道的材质现场展示图

部分泵房中 06Cr19Ni10 不锈钢管道因焊接水平差异出现晶间腐蚀。因此，当地供水企业于 2018 年开展了第一轮二次供水设施及管道材质提标升级，要求姑苏区新建居民住宅二次供水水箱采用 022Cr17Ni12Mo2 不锈钢材质，泵房内管道及住宅立管采用 022Cr19Ni10 不锈钢材质。近年来，随着苏州经济社会的不断发展，人民群众对于高品质供水的呼声不断增强。在此背景下，当地供水企业于 2021 年开展了第二轮二次供水设施及管道材质提标升级，要求姑苏区新建居民住宅的二次供水水箱、泵房内管道以及住宅立管均采用 022Cr17Ni12Mo2 不锈钢材质，进一步提升了苏州市姑苏区居民住宅的二次供水水质保障度。

3）供水模式优选

在示范工程建设过程中，技术人员采用改进型压力驱动方法进行水力模拟，全面分析苏州市姑苏区管网水压变化规律，结合改造泵房空间布局状况选择供水模式。在改造工程涉及的 74 个小区共计 78 个泵房中，共有 29 个水力条件较好的泵采用了叠压供水模式，在保证节点不出现负压的前提下，充分利用管网压力，大幅减少能耗；另外 49 个采用水箱供水与叠压供水联用的供水模式（图 4-19），在二次供水水箱进水前引出一路超越管连接至水箱后、水泵机组前，并设置电动阀门进行控制，常规状态下采用变频调速设备和水池（箱）联合供水，在居民入住率低、水箱清洗消毒、水箱及附属设施检修等特殊状况下，切换叠压供水。一方面保障了水箱清洗等特殊状况下居民用户的正常用水；另一方面

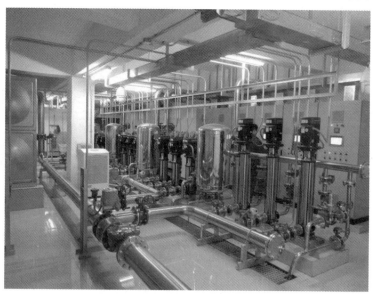

图 4-19 水箱供水与叠压供水联用模式现场展示图

利用叠压供水方式可在不影响管网服务压力的前提下有效利用管网水压，提升二次供水泵房节能降耗水平。

4）新技术应用或试点

虽然苏州市姑苏区二次供水设施改造主体工程已于 2014 年年底全部完工，但当地自来水公司仍不断结合二次供水实际建设和运行过程中遇到的新问题，坚持开展技术研发与试用。近年来，在水专项的支持下，科研人员会同自来水公司的技术人员共同开展了基于边缘计算的物联采集技术、基于云 GIS 的分布式空间数据弹性存储管理技术、基于工作流引擎的工单全流程管理技术、移动办公技术、智能调蓄＋智能变流控制技术、水箱侧向人孔技术等一系列新技术，并在二次供水泵房进行试点应用，为示范工程增添了很多新的技术探索内容。其中，基于边缘计算的物联采集技术、基于云 GIS 的分布式空间数据弹性存储管理技术、基于工作流引擎的工单全流程管理技术以及移动办公技术已在苏州市自来水有限公司二次供水管理平台（图 4-20）中得到全面应用。该平台充分考虑了二次供水管理新模式带来的新需求，基于需求确定了建设内容，并积极应用以上先进技术实现相关功能。目前该平台已构建完成，将苏州市姑苏区全部 185 个二次供水泵房（以及 5 个一体式增压设备）纳入平台管理范围内，覆盖区域面积约 83km^2，服务人口 90 余万人。该平台具备了二次供水整体运行概况掌握、单个泵房运行监控、安防监控、移动办公、泵房异常报警与应急处置、维保工单管理、维保绩效监管、资产设备管理、能耗分析等功能，实现了对二次供水泵房的"专业运维、优质服务"，提升了泵房巡检、设备定期维保、设备抢修、水箱清洗消毒等工作的效率和质量，为当地居民提供了更及时、更精准的二次供水维保服务，有效提升人民群众的生活品质。

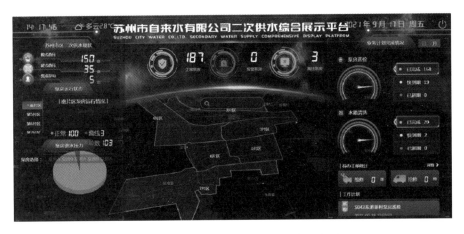

图 4-20　二次供水智能化管理平台示意图

水专项研发的智能调蓄＋智能变流控制技术、水箱侧向人孔技术则分别在相关二次供水泵房进行了试点，通过这两项技术的应用，进一步降低二次供水乃至整个供水系统的能耗，进一步提升水箱清洗检修的便捷性，并为提升泵房反恐安防水平探索出了具有较高可行性的实施路径。

4. 工程运行效果

该示范工程正式运行以来，在水专项技术支撑下，苏州当地供水公司通过硬件设施的更新和标准化的运行管理措施，使二次供水水质得到明显提升，水质合格率提升至100%（图4-21）。具体运行效果包括以下几个方面：二次供水管理平台建设，消除了水质监管的真空地带，供水企业实现了从"源头"到"龙头"的水质全过程管控，有效保障了居民用水安全。机泵设备和自控系统的更新，使得供水水压得到了保障，居民用水体验得到有效改善。自来水公司实施统一的、智能化的管理，规范了泵房巡检、水箱清洗消毒、设备维保等日常运行工作，有效提升了服务质量。苏州二次供水改造工程，取消了小区内原有的屋顶水箱，有效解决了屋顶水箱易污染、易损坏且供水压力偏小的问题。对二次供水设施的全天候监控和保障，提高了反恐安防的标准和机泵设备故障的发现及时率。

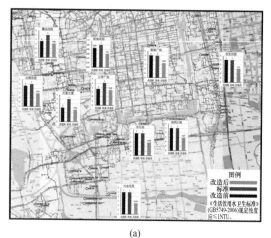 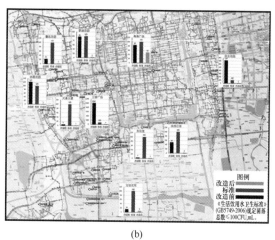

(a)   (b)

图 4-21 二次供水设施改造前后水质对比分析图

（a）浊度对比；（b）菌落总数对比

总体而言，水专项技术支撑的苏州城区二次供水设施改造工程，有效解决了城市小区二次供水散（点多面广，各自为政）、乱（标准不统一，管理不到位）、差（水质不达标，服务不规范）等问题，使示范区内的二次供水达到了水质优、水压稳、水量足的效果，用户反响良好。

4.3.7 供水管网水质稳定技术与工程示范

1. 工程总体情况

该示范工程是苏州市中心城区供水管网水质稳定技术系列工程的集成，包含了白洋湾水厂至相城区供水管道连通及新增控制阀门工程、新建调度系统调度阀门及优化水厂供水比例工程、桂花新村改造项目、梅花一村管网改造、阳澄湖冲洗及泄水项目等多个工程项目。

2. 工程示范技术

该示范工程主要示范技术为"苏州市中心城区供水管网水质稳定技术"。科研人员以苏州市中心城区供水区域为研究对象，对该区域用水总量等数据进行调研，同时结合水量水压的现场监测及节点水龄分布规律，建立综合水质模拟模型，研究该区域管网的水龄情况。科研人员通过水龄模拟、供水交界面模拟和泄水点模拟，分析白洋湾水厂至相城区供水管道连通及新增控制阀门工程、新建调度系统调度阀门及优化水厂供水比例工程和阳澄湖区域泄水方案对降低水龄，改善水质的成效，评价苏州城区供水管网水质稳定性。

3. 工程实施情况

1) 白洋湾水厂至相城区供水管道连通及新增控制阀门工程

为提高城乡统筹区域供水能力，保障紧急情况下苏州城区的供水安全，打通相城和白洋湾水厂之间的供水主通道，工程技术人员建设了白洋湾水厂至相城区供水管道连通工程。供水管道以沪宁高速东原 $DN1200$ 清水管为起点，沿沪宁高速公路西侧向北，至太东路原 $DN1200$ 清水管为终点，全长 9.0km。为保证连通工程顺利实施，在连通工程附近主管道共安装 7 个控制阀门，通过阀门控制管道连通后的优化调控。

2) 新建调度系统调度阀门及优化水厂供水比例工程

苏州市中心城区主要涉及三个水厂，自来水公司全面整合调度系统，使其达成"系统集成化、应用多元化、方案个性化、展示图形化、操作人性化"五项目标，并在此基础上进一步针对三个水厂的供水交界面开展分析研究。技术人员经分析研判，发现杨枝塘路区域周边阀门布设不合理，导致该区域水力条件较差，易引发水质问题。因此，自来水公司在该区域新增调度阀门，实施供水调度。调度系统示意图如图 4-22 所示。具体调度措施为：增大白洋湾水厂（距离较近）的出水比例，降低胥江水厂（距离较远）的出水比例，调整供水分界线，使原供水分界线处的管道具有流速增加的机会，从而改善该区域供水水质。

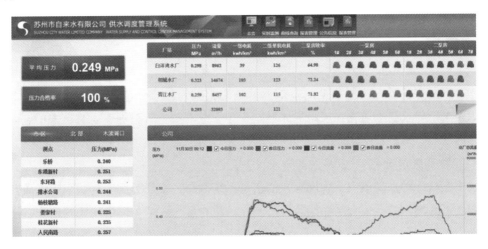

图 4-22　苏州市自来水有限公司调度系统示意图

3) 桂花新村、梅花一村管网改造

示范区域内的桂花新村、梅花一村管网水水质不佳，经常出现居民水质投诉的情况。技术人员通过布点开展水质监测、管网材质调查、管网拓扑结构分析等手段，积极探寻引发水质问题的原因。在此基础上对症下药，实施管网改造工程：对桂花新村采取更换老旧供水管道的措施，解决原先因管道锈蚀引起的水质问题；对梅花一村采取在小区内增设连通管、使供水管道形成环状的措施，解决了原先由枝状管网引起的水质问题。

4）阳澄湖冲洗及泄水项目

一般来说，乡镇区域管网向农村地区延伸距离长，管网中水力停留时间增加，会导致余氯消耗增加。苏州中心城区向阳澄湖区域供水管道即存在该问题。为了解决这个问题，技术人员通过管网布局分析和水质跟踪监测，确定阳澄湖区域管道属于典型的管网末梢。技术人员在该区域采取了管网冲洗的方法，减少管网管壁上的附着物，同时采用管道末梢泄水的方式，降低该区域水龄，提高供水水质保障。

4. 工程运行效果

白洋湾水厂至相城区供水管道连通工程的建成，使得白洋湾水厂与相城区供水管网形成环状，实现了互联互通、提高了供水安全性。新建调度系统调度阀门及优化水厂供水比例工程的建成，使得杨枝塘路区域的管道流速得到提升，有效改善了供水水质。桂花新村、梅花一村管网改造，使这两个小区不同的管网问题得到解决。通过在阳澄湖管道末梢泄水，有效解决了死水问题，改善了水质。总体而言，示范工程保障示范区域内龙头水水质达标率在98%以上，有效改善了示范区域的供水水质。

4.3.8 城乡统筹供水管网水质保障技术工程示范

1. 工程总体情况

工程示范区为苏州市吴中区木渎镇供水区域，示范区供水管网总长度148km，覆盖面积约为70km²，总需水量约为5.73万 m³/d，通过与苏州市区供水管网相连的4个接水口（张思桥、谢村路、金山路、藏书日辉浜桥）进行供水。

2. 工程示范技术

该工程主要示范技术为城乡统筹末梢管网水质保障技术。技术人员在乡镇供水管网拓扑结构、管网在线压力监测数据的基础上，搭建相应的信息化监测系统及水力、水质模型，识别水龄较长和水质存在风险的区域，指导管道改造、管材更新、管道末梢定向冲洗等工作的开展，提高管网水质分布均匀性，改善管网综合水质。

3. 工程实施情况

技术人员针对木渎镇供水管网存在的信息系统薄弱、水质分布不均、末端水质差等问题，在供水区域内增设了管网在线压力监测点，建立了SCADA信息化监测系统、搭建了动态水力模型（示意图如图4-23所示），实时动态监测示范区管网水力状态。同时，技术人员还建立了管网余氯衰减及水龄模型，用以识别水质高风险区域，指导管材改造更新。针对乡镇区域管网水质分布不均匀的问题现状，技术人员基于减小管网节点综合水龄这个目标，采用综合水龄指数作为优化问题的目标函数，对木渎镇供水管网的4个接水点的供给水量水压等进行了水力调度优化，并科学制定管道定向冲洗策略，强化末梢水质保障。

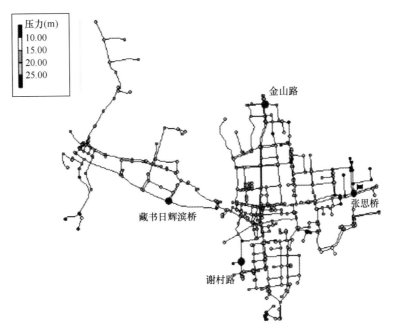

图 4-23　木渎镇管网水力模型示意图

4. 工程运行效果

通过该工程的建设,苏州吴中区木渎镇设置了 30 个管网在线压力监测点,实时监测管网水力状态,并建立了示范区供水管网水力水质管网模型,通过进行动态水力水质模拟,及时把握管网整体情况,识别水质高风险区域,根据管网状态分析结果结合相关主干道路综合治理,开展供水管网的更新改造。对于乡镇区域供水管网自身结构特征导致的水质分布不均匀、末梢管网水质恶化风险等问题,示范工程分别应用了针对性的管网水力调度和末梢管段冲洗技术,进一步保障了管网水质,提升了用户满意度。

4.4　科技成果在全市的推广应用情况

水专项针对苏州城市饮用水安全保障科技需求开展的技术研究成果,在苏州全市域进行推广应用,具体如下:

1. 编制技术导则和指南,引导城市供水行业发展

在水专项成果的支持下,苏州市结合水源特点、水厂运行经验和二次供水建设运行情况,编制了《城镇供水厂臭氧生物活性炭工艺运行管理指南》《城镇供水厂臭氧发生器系统选用技术指南》《江苏省城镇供水厂生物活性炭失效判别标准和更换导则》、《江苏太湖地区二次供水技术规程》等一系列规范性文件,为全市乃至江苏省的供水全流程精细化管理提供了支撑。

2. 全面推广水厂深度处理工艺,增强水厂供水水质保障能力

水专项研发的臭氧-活性炭深度处理、净水工艺全流程协同和多级屏障技术路线,分别在苏州白洋湾水厂、苏州吴江庙港水厂进行了工程示范，探索出了适宜太湖原水的臭氧-活性炭深度处理工艺运行参数，通过在苏州全市范围进行推广应用，进而扩散至江苏全省，有效保证出厂水质稳定达标。水专项研发的饮用水双膜处理工艺技术已在苏州太仓市第二水厂进行了工程示范，为双膜深度处理工艺的应用积累了实践经验。

3. 全面推进供水信息化管理，提升供水风险管控能力和服务水平

苏州市依托水专项研究成果，建立了由 SCADA、辅助决策、科学调度组成的专业信息化管理平台，实现了水源原水监控、水厂工艺自动化控制、管网在线监测调度等功能，通过提升智能化管理水平，提升了苏州市本级 3 座水厂的生产自动化水平，优化了苏州城区 2400 余公里供水管网的运行调度，覆盖面积约 760km²，显著提升了城市供水风险管控能力和服务水平。

4. 大范围推广二次供水保障技术，保障最后一公里水质达标

水专项研究的叠压供水适用性分析技术、水箱供水与叠压供水联用技术、二次供水水质生物稳定性快速评价技术、紫外消毒技术等二次供水领域的技术成果，在苏州市姑苏区 74 个居民小区的二次供水进行了示范应用，示范工程涉及 5 万用户，约 18 万人口。目前技术已广泛应用，太湖流域周边多数城市的二次供水建设与运营，均采用了类似模式与技术路线。

5. 全域推进城乡统筹供水安全保障技术，有效提高乡镇供水水质和服务水平

水专项研发的管道更新改造、信息化系统建设、水力调度等多项技术成果，普遍应用于苏州市城乡统筹供水工程的建设运营中，支撑苏州市实现全市 4 个县级市、共计 50 余万农村人口的城乡一体化供水，有效提升县镇和乡村的供水水质和供水服务水平。

6. 建立科技人才队伍，提升城市供水运营能力

通过水专项课题的组织实施，苏州市从水厂深度处理工艺运行、管网水质管理、管网漏损管控、二次供水建设运维、供水系统节能降耗等领域着手，为供水行业培养了一批核心技术人才，建立了一支高水平的技术队伍，夯实了供水行业技术基石，显著提升了苏州市供水运营管理能力。

4.5 实 施 成 效

2008 年以来，水专项结合苏州城市饮用水安全保障存在问题和科技需求，组织政产学研用联合攻关，以"龙头水"保障和城乡统筹供水为目标，在苏州市开展技术创新集成与综合示范应用，通过研究、集成、示范和应用，创新构建了"苏州市城乡统筹供水安全保障技术体系"，全面支撑苏州市推进水源地达标建设、双水源工程建设、水厂深度处理工艺优化、二次供水改造和城乡区域供水等重点供水工程的建设实施。苏州已基本形成了"水源保护、原水互备、区域覆盖、清水互通、深度处理、预警防控"的饮用水安全保障格局，实现自来水普及率达 100%、城乡统筹供水覆盖率达 100%、龙头水水质合格率达100%，打破了城乡供水"二元结构"，实现了城乡供水同网、同质、同价、同服务。水专项对苏州市饮用水安全保障发挥了巨大的科技支撑作用，推动苏州市水厂工艺技术水平整体提升、管网漏损初步得到有效控制、管网水质得到良好保障、二次供水运行管理实现规范化、供水全流程节能降耗水平大幅度提高。水专项的科技支撑，从根本上提升了苏州市城乡供水保障能力，改善了龙头水水质，提升了人民群众满意度和幸福感，开启了为苏州城乡居民统筹提供安全健康、品质优良、体验愉悦自来水的新时代，助力苏州市向着建设独具魅力的现代化国际都市迈进。

1. 水厂工艺技术水平提升

水专项对水厂臭氧生物活性炭深度处理工艺的运行要点和对污染物去除效能进行了全面总结，运行过程中的溴酸盐控制、生物安全保障、加氯消毒副产物控制等一系列难点问题得到了有效解决，为该工艺的运行提供了精准的技术指导。目前，该工艺已在苏州绝大多数水厂（部分水厂采用双膜深度处理工艺）得到应用。饮用水双膜深度处理工艺在太仓、张家港的净水厂中进行了应用，水专项针对双膜深度处理工艺的污染物去除效能、工艺运行参数调节规律、膜污染控制措施、双膜工艺运行成本等方面内容进行了深入探索，为该工艺未来的推广应用积累了宝贵实践经验。

目前，苏州市已实现管辖范围内所有水厂的深度处理全覆盖，强化了供水"源头"的安全性，有效提升了城市供水水质；苏州市区、吴江区和太仓市的水厂示范工程保持平稳运行，产水水质稳定优于《生活饮用水卫生标准》GB 5749—2022 与《江苏省城市自来水厂关键水质指标控制标准》DB32/T 3701—2019 的限值要求，成为苏州市饮用水安全保障整体解决方案的重要部分，为实现苏州市公共龙头水水质稳定达到《生活饮用水卫生标准》GB 5749—2022 标准、《江苏省城市自来水厂关键水质指标控制标准》DB32/T 3701—2019 标准以及更高品质的水质要求，提供了可行的技术路径和经验参考。

2. 管网分区与管网漏损控制

水专项实施后，苏州市吴江示范区通过供水管网水力模型、供水管网漏损风险评估模型、地下埋置管道渗漏三维模型等信息化手段的应用，构建了供水管网水力模型与监测数据耦合驱动的物理漏损区域识别技术体系。该体系的建立为排查示范区内管网漏损风险、探寻管网漏损重点区域提供了技术支撑，也为苏州其他区域的漏损控制工作提供了参考。示范区通过"人为初步指定＋遗传算法进行修正＋结合地理、人口、水量特征"的模式完成了供水管网分区计量优化研究，以最小化管网平均压力、最小化节点平均水龄、最小化分区改造费用和最大化分区数量为目标，经过综合分析得出推荐分区计量建设方案，为吴江乃至整个苏州地区的分区计量建设工作提供了宝贵的实践经验。

示范区以供水管网水力模型与监测数据耦合驱动的物理漏损区域识别技术体系为基础，通过部分管网改造、废弃管线切除、严查偷盗水现象、在关键位置加装水量监测点细化分区计量、噪声探漏技术应用、市政消火栓普查维护、加强关键流量及压力站点的监测预警等一系列手段落实了管网漏损管控措施，使示范区累计产销差率降至 4.12%、管网漏损率降至 3.92%，有效地推动了吴江示范区以及整个苏州地区的供水管网漏损控制工作，为推广先进适用节水技术与工艺，全面提升苏州地区水资源利用效率，促进苏州市的高质量发展作出了贡献。

3. 管网水质保障

水专项结合苏州供水管网水质保障需求，系统研究 AOC 生成影响因素，掌握了水厂中常规工艺、臭氧-活性炭深度处理工艺对 AOC 及其各组分的去除效能和相关的影响因素，探明了不同余氯含量下水中细菌含量与余氯、AOC 指标之间的相关性，为强化苏州市的管网水质管理、抑制水中细菌增长探明了可行的路径，为合理控制出厂水 AOC 含量、提升管网水生物稳定性奠定良好的基础。苏州市吴中区木渎镇示范区域搭建了管网水力（水质）模型，具备了模拟分析试点区域内管网水龄状况、余氯衰减情况的能力，示范区持续应用管网模型优化管网调度模式、制定管网定向冲洗以及消火栓放水策略，有效提升了乡镇、农村地区的管网水质，实现了城乡统筹管网水质保障。

4. 二次供水安全保障

在水专项的技术支持下，苏州市姑苏区二次供水泵房全部配备了低噪声、节能、维修方便的水泵机组，采用了耐腐蚀、寿命长、便于维护、卫生环保的水箱、管道和配件，建设了智能化的自控系统和运行管理平台，配齐了符合反恐要求的技防设施。泵房设备设施质量得到全面提升，达到了安全、卫生、反恐、节能、环保的目标。水专项实施后，苏州市姑苏区二次供水设施实现了"统一管理、专业运维、优质服务"，规范了泵房巡检、水箱清洗消毒、设备维保等日常运行工作，有效提升了服务质量；取消了原有屋顶水箱，有效解决了屋顶水箱易污染、易损坏且供水压力偏小的问题；消除了由物业管理二次供水设施、代收水费等原因引起的用水纠纷；实现了对二次供水设施的全天候监控和保障，提高了反恐安防的标准和机泵设备故障的发现及时率。

苏州市通过硬件设施的更新和标准化的运行管理措施，使得二次供水水质得到明显提升，水质合格率从原先物业管理时代的 60% 左右提至 100%。实现从"源头"到"龙头"的水质全过程管控，消除了水质监管的真空地带，有效保障了居民用水安全。同时，机泵设备和自控系统的更新使得供水水压及其稳定性得到了保障，居民用水体验得到有效改善。解决了老旧二次供水设施因机泵设备、电气和控制系统老化造成的机泵效率降低和电耗升高问题，改造后同一泵房吨水电耗较之前下降约 10%。同时，个别小区试点开展的"智能调蓄＋智能变流"控制模式，采用智能算法分析预测用水变化情况，将预测用水变化情况与实际流量、压力监测结果结合，通过控制水箱进水阀门、水泵出口压力实现智能调蓄与变流控制，避免不必要的压力与流量消耗，从而实现节能降耗。经测算，试点小区二次供水吨水电耗较试用前下降约 20%。

苏州市自来水有限公司通过二次供水智能化管理平台的搭建，实现了对所辖泵房安防状况的全面监管，提升了二次供水安防智能化水平；实现了 PC 端、移动端双端并行，满足了外业人员的移动办公需求，提升了业务处办效率；实现了"专业运维、优质服务"，提升了泵房巡检、设备定期维保、设备抢修、水箱清洗消毒等工作的效率和质量，为姑苏区居民提供了更及时、更精准的二次供水维保服务，有效提升了人民群众的生活品质。

随着基于龙头水水质的二次供水保障技术在苏州市的应用以及苏州市姑苏区二次供水

改造工程的完成，苏州市二次供水散（点多面广，各自为政）、乱（标准不统一，管理不到位）、差（水质不达标，服务不规范）的问题得到了很好的解决，城市二次供水建设、运行技术水平取得了长足的进步，实现了水质优、水压稳、水量足、管理效率高，人民群众反响良好。

5. 供水全流程节能

水专项从原水输送、水厂工艺、管网调度、二次供水等方面挖掘供水全流程的节能潜力，系统探讨多水源城乡统筹供水全流程的能耗结构组成、能耗比例、重点耗能环节及特征，并研究分析出了有效的节能措施，为降低供水全流程能耗提供了有益的实践经验。示范区通过采取老旧浑水管道拆改、老旧机泵更新、机泵壳体修复、部分出厂管道气水脉冲、滤池反冲洗模式优化、充分发挥二次供水水箱调蓄作用等措施，全面降低供水全流程能耗。经第三方监测，示范区 2020 年 1～9 月供水单位电耗较 2016 年同期降低了13.1%，节能效果显著。

4.6　城市供水安全保障未来发展展望

"十四五"期间，苏州市将瞄准高品质供水的发展目标，进一步用新发展理念指导城市建设工作，打造现代化城市供水系统。水专项的实施和苏州市饮用水安全保障科技成果的应用，使苏州建成了"从源头到龙头"的供水全流程保障体系，供水安全保障水平得到了很大的提升。但是从长远来看，苏州在城市供水安全保障领域仍然存在着一些问题，需要各方齐心协力、不断探索，以期寻找出适宜的解决方案。

在水源地水质保护方面，虽然当前苏州市各级主管部门和供水企业均很重视此项工作，严格按照江苏省集中式饮用水源地达标建设的要求和《中共江苏省委江苏省人民政府关于全面加强生态环境保护坚决打好污染防治攻坚战的实施意见》《省政府办公厅关于加强全省饮用水水源地管理与保护工作的意见》等文件精神开展饮用水水源地的管理与保护工作，但是太湖、阳澄湖各水源地的富营养化等问题，长江各水源地的船舶污染等问题依然较为严峻，需要各方给予充分的重视。

在水厂净水处理环节，臭氧-活性炭深度处理工艺是苏州目前的主流工艺，该工艺有效解决了苏州太湖水源的异嗅，改善了饮用水的口感，但多年运行发现，仍有一些技术问题待解决，整体工艺待优化，比如：活性炭滤池是细菌的温床，滤池内微生物较为丰富，以此为核心的工艺存在微生物逸出的风险；该工艺对颗粒态物质的去除能力较弱，即便在出水浊度小于或等于 0.1NTU 的情况下，连续运行数天后仍会使 PP 棉滤芯变色；现有整体工艺对 TOC 的去除效能尚有提升空间，当原水 TOC 指标较高时，需采取措施进一步去除水中有机物。目前水厂多采用"超滤＋纳滤"的双膜处理工艺，实现对有机物指标、TDS、微量污染物等的去除，出水水质较臭氧生物活性炭工艺更优，但是，纳滤膜系统产水率仅有 85% 左右，且日常运行能耗很高。因此，供水行业还需进一步探索先进处理工艺和技术，既满足高品质供水要求，又不过多增加水耗和能耗。

在管网环节，虽然苏州市大部分区域的老旧市政管网更新率已到达一个较高的水平，但是个别区域受管道位置、道路情况、周边建筑布局等因素影响无法对老旧市政管道进行更新施工，而一些终端用户，如老旧小区、工厂、商业体、学校等的内部管道老化锈蚀、材质较差情况较为突出，即便市政供水管网水质达到较高标准，其内部水质也有可能超标。但是该部分管道的产权并不属于供水企业，在没有接到用户申请或没有明确资金来源的情况下，供水企业无法对其进行更换。同时，虽然目前苏州地区各供水企业均对供水管网的运维管理提出了明确而细致的要求，但是由于管网运维人员配备数量有限、抢修时限紧张、施工人员素质参差不齐等客观原因，供水管网管理的精细化管理水平仍有待进一步提升。

在二次供水环节，苏州市现有各项政策均只对居民住宅的二次供水设施作出规定，对于学校、医院、商业体、工厂等非居民用户二次供水设施的建设标准、运维要求没有明确，这部分二次供水设施仍然由用户自行建设、运维。由于用户缺乏技术力量，在二次供水设施的建设、运维过程中可能存在不符合国家、行业相关标准的情况，由此可能引发供水安全问题。因此，非居民用户二次供水设施的相关技术和管理要求有待进行明确。同时根据苏州地区现有相关政策，无论是新建还是改造的居民住宅二次供水设施，在工程建设时都只收取了10年的运行维护费用，二次供水长期的运维费用来源及政策机制尚需进一步明确，以期为二次供水设施的稳定运行提供保障。

在智慧水务的发展方面，虽然苏州地区各供水企业均不同程度地开展了供水自动化、信息化建设，也形成了一系列专业性强、功能齐全、流程顺畅、可操作性高的智慧水务系统，为提升供水行业工作效率、减少企业人工成本支出作出了很大贡献。但是，当前苏州地区各供水企业的水务信息化建设大多是作为业务应用发展的组成部分来提出，其关注的重点集中在某项或者某几项具体业务功能的实现方面，缺乏智慧水务整体规划和顶层设计，导致各信息化系统间出现相互封闭、信息分散、"数据孤岛"等现象。同时，由于智慧水务体系建设涉及的专业学科较多、知识系统较庞杂，因此对承担人员的专业素养有很高的要求，但是由于具有水务行业经验和信息化技术经验的复合型专业人才的缺乏，制约了水务行业智慧化发展进程。

在未来一段时期内，苏州市将立足于水专项研究形成饮用水安全保障科技技术体系和大量科技成果，通过科技创新引领和支撑作用，全面提升城市供水的技术水平和管理能力，构建与现代化国际城市相适应的城市供水现代化基础设施支撑体系，在江苏省"争当表率、争做示范、走在前列"。苏州市将通过先进技术引领和先进设备产品支撑，形成一套可看、可学、可复制的城市公共供水系统的运营管理模式，建立城市饮用水安全保障和低碳节能降耗发展的先进模式，为苏州百姓提供安全健康的饮用水，为苏州市高质量发展提供有力支撑。

第5章 无锡市饮用水安全保障科技成果 综合示范应用成效

无锡，江南文明发源地之一，地处长江三角洲江湖间走廊部分，南濒太湖，北临长江，境内水网发达，河流纵横交错，拥有长江（一江）、太湖（一湖）、运河（一河）、湖荡和河网，不仅有江南水乡的秀美景色，还有绵延千年的水文化传承，是南方河网地区的典型代表。

2008年前，无锡市主要以太湖为饮用水源，太湖源水具有高藻、高有机物、微污染的特点。2008年年底，以长江为水源的锡澄水厂建成后，无锡形成了太湖、长江双水源的供水格局。目前，无锡市共有中桥水厂、雪浪水厂、锡澄水厂和锡东水厂4座地面水厂，供水能力达245万 m³/d。现有南泉、锡东、澄西三个水源地，以太湖为水源的中桥、锡东、雪浪水厂构建了"预处理＋常规处理＋深度处理"的多级屏障工艺，以长江为水源的锡澄水厂实现了深度处理全覆盖，应急设施健全，体系完善。无锡市通过清水高速通道联通四座水厂，在省内率先构建起"江湖并举、安全优质"的供水格局，建成供水管道9260多公里，供水服务人口逾400万人，供水普及率达100%。

在水专项的支持下，无锡市秉持以人为本、保障供水安全、提高供水质量的理念，先后实施了水厂工艺提升、安全保障扩能、清水高速通道等工程，建立健全供水安全保障体系，贯彻落实优于国家标准和省级标准的水质内控标准，为无锡市的可持续发展和高质量发展奠定了坚实基础。

5.1 水专项实施前城市供水情况

"优于水，亦忧于水"。无锡市地处江南富水地区，水资源量较丰富，降雨量较充沛。2007年，无锡市有3座主力供水厂，设计供水能力为115万 m³/d，主要以太湖为饮用水源。然而，随着经济的快速发展、人口的增加和城市化进程的加快，无锡市水环境受到点源和面源的双重污染，加之无锡市水环境自身弱水动力条件和河湖自净能力较弱，导致太湖环境恶化，富营养化问题愈发严重。尤其是2007年太湖蓝藻暴发，造成无锡市主力水厂自来水水源污染，随之启动了城市供水一级应急预案应对该事件。

水专项实施前，无锡市存在的主要供水问题包括以下几个方面：

1）原水水质微污染，存在突发性污染风险

太湖蓝藻事件后，无锡市委、市政府发布并实施了《治理太湖保护水源"6699"行动计划》，太湖无锡水域总体有所改善，但太湖原水水质稳定性和保证率仍需进一步提高，高藻、高氨氮以及藻类爆发带来的嗅味物质问题时有发生，造成供水水质南北差异较大。

2）水厂处理工艺简单，水质保障技术缺乏

市区自来水厂多采用常规处理工艺，对水中的藻毒素、嗅味物质、微量有机污染物、氨氮等污染的去除效果有限。尽管常规处理工艺对藻类去除效果良好，但由于高藻水对其他单元工艺造成了沉淀效果下降、滤池堵塞等不利影响，导致取用太湖水源水厂出水水质和水量下降，无法满足用户需求。

3）管网布局存在局限性，水厂互补能力不足

锡澄水厂建成通水，但受限于城市供水水量分布以及供水管网的现状条件，其服务区主要集中在无锡市北部诸镇，对于沿太湖的无锡南端和西南端城区的补充有限。无锡市供水系统面临长江、太湖两大水源地之间快速应急互补能力不强，供水厂之间大规模水量调度及南北管网转输能力较弱，市区无法实现水厂互联互通。

面对以上诸项问题，无锡市迫切需要通过研究提升城市供水应急能力、提高出厂水水质，增强城市供水管网的管理运行能力，从而整体推动城市饮用水安全保障技术进步和能力提升。具体技术需求包括：

1）水源有机物分布研究及应急能力提升。太湖水源水质波动时有发生，为了有效保障饮用水水质安全稳定，需调查研究太湖水源有机物的分布及变化情况。此外，需进一步建设并完善科学有效的水源水质应急装置，提高供水系统对水源水质波动的应急处理能力。

2）改进水厂工艺，提升出水水质。针对高藻、高有机物、嗅味等太湖水质问题，在各厂现有工艺的基础上，需增设预处理和深度处理工艺，并优化现有工艺生产参数，优化提升无锡市安全优质供水保障能力。

3）多水源供水管网主干管道布局优化。通过水厂间输水干管的布局优化，建立清水高速通道，调整增加管网转输和调蓄能力，实现水源备用互外，南北对供，以满足城市工业生产和居民生活对水质、水量和水压的需求。

5.2 饮用水安全保障科技成果

水专项面向无锡市城乡饮用水安全保障科技需求，在"十一五""十二五"期间，先后部署"高藻湖泊型水源突发事故城市供水应急处置工程""高藻型原水处理技术工程示范""无锡市太湖水深度处理关键技术研究与示范"等科研任务，围绕城市供水安全问题开展了多项研究，主要包括：

1）对原水水质生物毒性开展研究，分析其变化规律及水源之间的差异。

2）对预臭氧、生物预处理工艺开展研究，基于无锡市现有长距离管道，将预处理工艺与长距离管道耦合，针对不同水源水质，研究不同组合工艺处理效果。

3）针对高藻湖泊水，研究深度处理技术，形成多级屏障，并对投运的工艺开展优化研究；特别是针对生物活性炭处理工艺，开展其失效判别和更换技术研究。

4）在多级屏障处理工艺的基础上，研究消毒副产物前体物变化规律，开发消毒副产物控制技术。

5）借助管网模型开展水量预测、电耗对比等研究，达到优化管网运行的目的。

6）针对太湖原水突发性污染，开展应急技术及装置的实践应用研究。

水专项科研团队采用"研究-应用-研究"的模式，着重关注从源头到龙头的技术突破，将科技研究和综合示范应用相结合，取得了一系列卓有成效的科技成果。

5.2.1　太湖水源和长江水源有机污染物监测分析

为了有针对性的去除水源水中的污染物，水专项的科研团队对太湖原水水质和有机污染，开展了系统的跟踪调查和监测分析，摸清了有机污染物的季节变化和种类；同时对太湖、长江两种水源开展了生物毒性有机物的分布和变化研究，摸清其水文期变化规律及各工艺去除效果。

1. 太湖水源原水中有机物调查研究

科研人员利用气质联用仪（GC/MS）进行全分析研究，发现太湖原水中微量有机物最高浓度出现在春季，最低出现在冬季，夏秋两季水平接近。这可能与季节性降雨、太湖水流量变化、排污等有关。太湖中可检定的微量有机物以酯类化合物、酸类化合物、醇类化合物、多环芳烃类化合物、苯酚类化合物、单环芳烃族类化合物为主，其中邻苯二甲酸酯类物质浓度最高。

同时，科研人员还发现 6～10 月份的太湖原水中微囊藻毒素-LR 浓度升高。这主要与藻类繁殖及温度有关。另外，太湖原水中检出抗生素，其含量在纳克数量级，其中四环素类抗生素含量较高，磺胺类、喹诺酮类等类别抗生素含量很低。这与当地养殖业和畜牧业的排污存在一定的关系。

科研人员通过广泛调研发现，在水厂处理环节中，各工艺段对有机物均有不同程度的去除作用，特别是常规工艺和臭氧-活性炭工艺。预臭氧工艺对微量有机物也有明显的处理效果，比如对邻苯二甲酸酯微囊藻毒素-LR、多环芳烃等的去除率可接近 50%。

2. 太湖水源和长江水源中水生物毒性有机物调查研究

科研人员对太湖水源和长江水源中的水生物毒性有机物进行调查研究，结果如下：太湖、长江水源水在枯水期（12 月至次年 3 月）均表现出明显的类雌激素效应；丰水期（6～10 月）的水样类雌激素效应相对较弱，基本在检出限附近或低于检出限；平水期（4 月、5 月、11 月）的水样类雌激素效应强度水平处于枯水期和丰水期之间。整体而言，无锡市水源地中，太湖（锡东、南泉）水源水、长江（澄西）水源水类雌激素效应强度水平在不同水文由高至低依次表现为枯水期＞平水期＞丰水期。其中锡东水源水的类雌激素效应强度高于同期的澄西水源水，南泉水源水的类雌激素效应强度在同期处于最低水平。

科研人员对原水中的酚类环境雌激素物质进行检测，结果如下：双酚 A（BPA）在太湖、长江水源水中均有检出，检出率为 96.3%；南泉水源水 BPA 中位数为 19.5ng/L；锡东水源水 BPA 中位数为 25ng/L；澄西水源水 BPA 中位数为 25ng/L。除个别水样外，锡东水源水中的BPA和己烯雌酚（DES）含量均高于同期的澄西水源水和南泉水源水，有机物类雌激素效应强度的变化趋势也与此基本相同。

科研人员发现，COD_{Mn}，氨氮，亚硝酸盐，总氮和总有机碳与水样的类雌激素效应强度（EEQs）之间的关系具有统计学意义。从相关系数上看，氨氮，总氮与EEQs之间为正相关关系；COD_{Mn}，亚硝酸盐和总有机碳与EEQs之间为负相关。

另外，调查发现，位于太湖的锡东、南泉水源水取水口水样的类雌激素效应强度明显受到了长江水引入太湖的影响，调水量越大，类雌激素效应强度越强。其中锡东水源水和南泉水源水相比，类雌激素效应强度波动更大，受到调水影响更明显。这与锡东水源地取水口距离望虞河口的距离（3.1km）比南泉水源地取水口（17.3km）更近有关，受到引入太湖的长江水影响更为直接和明显。

在水厂处理工艺中，常规、深度处理均可明显降低水中有机物类雌激素效应强度水平，并可去除四种酚类环境雌激素物质（己烯雌酚、双酚A、壬基酚、辛基酚），去除率接近100%；混凝、沉淀常规处理和生物曝气处理能够很好地除去水源水中具有类雌激素效应的有机物和双酚A，去除率在80%以上。

5.2.2 水厂预处理强化技术

1. 高藻、高有机物原水的预处理技术

水专项科研人员针对太湖水源水中高有机物、高藻和高嗅味物质问题，研究形成了“预臭氧化+生物预处理耦合处理技术”，通过预臭氧化将大分子的有机物氧化成小分子，增加可同化有机碳（AOC），有利于后续生物预处理工艺的生物降解。与预氯化相比，预臭氧可以降低氯化消毒副产物的生成。另外，技术人员还在生物接触氧化池中安装高效悬浮填料生物膜载体，利用微生物降解小分子有机物及氨氮。

臭氧预氧化工艺的技术核心为预臭氧化与其后置生物预处理工艺形成耦合处理技术。臭氧投加量的控制，一般不大于1.0mg/L。臭氧氧化后，可同化有机碳（AOC）的浓度明显增加，即可被生物利用的小分子有机物明显增加。具体机理如下：AOC是细菌获得酶活性进而对有机物进行共代谢最为重要的基质，因此AOC的浓度与细菌的繁殖有着密切的关系；臭氧预氧化能产生微絮凝效应，具有助凝作用；预臭氧化能有效去除四氯化碳、卤乙酸、三卤甲烷等含碳消毒副产物和含氮消毒副产物及其前体物，大大地降低了水的致突变活性。与预氯化相比，预臭氧可以降低氯化消毒副产物的生成，致癌风险和致突变活性均明显小于预氯化出水。

生物预处理工艺主要针对太湖微污染原水中高氨氮、高藻类和高有机物等水质污染特征，特别是高氨氮的情况，具有较好的处理效果。水厂采用生物接触氧化工艺，通过添加经过筛选的高效悬浮填料生物膜载体，挂膜效果好，不易堵塞，流化状态佳，污染物传质效果好，对氨氮处理效果佳。

2. 预处理水在长距离输水管道中的水质变化规律研究

城市现有输水管道系统中，水流在其中输送时间较长，导致水质不稳定。科研人员有

效利用管道系统内足够的空间和停留时间,采用简单可行的强化处理工艺,在输送过程中对目标污染物进行处理。长距离输水管道反应器示意图如图 5-1 所示。这种强化原水预处理的方式,不仅可以大大减轻后续处理的污染物负荷,减少其运行费用,而且能避免增加预处理设施,降低占地面积,并实现较高的污染物去除率。

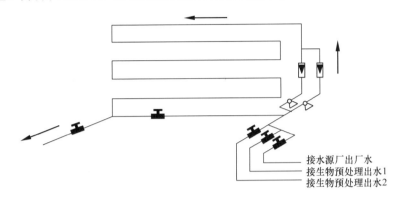

图 5-1　长距离输水管道反应器示意图

接水源厂出厂水
接生物预处理出水1
接生物预处理出水2

水专项科研人员通过中试试验,发现预处理水在长距离输水管道中的水质变化规律,即生物量和生物活性随着长距离输水管道反应器沿程呈降低趋势。其科学原理为:一方面长距离输水管道反应器的溶解氧降低,好氧微生物新陈代谢减弱;另一方面沿程水体中的营养物质不断被消耗,微生物生长得到限制。长距离输水管道中的污染物(氨氮、COD_{Mn}、UV_{254}、TOC、DOC、藻类)浓度随着反应时间的延长而降低。当停留时间达到 8h 时,各污染物的去除率均达到 10% 以上。同时,对三种微量有机污染物(微囊藻毒素-LR、六氯苯和邻苯二甲酸酯类)平均去除率超过 10%,降低了后续处理单元的污染物浓度。

3. 长距离输水管道强化处理技术

科研人员通过中试试验研究投加次氯酸钠强化去除特征污染物:在加氯量为 1.8mg/L 时,次氯酸钠对藻类、UV_{254}、氨氮、COD_{Mn}、TOC 和 DOC 的去除率分别为 60%、23.9%、68.6%、35.1%、31.7% 和 41.5%,相比较于不加药时,加氯后长距离输水管道反应器对污染物去除均有提高。但投加次氯酸钠之后,消毒副产物浓度在长距离输水管道反应器 1/4 处明显上升,之后趋于平缓。经检测,管道出水的消毒副产物浓度未超过《生活饮用水卫生标准》GB 5749—2006 标准要求。

科研人员通过中试试验,研究投加粉末活性炭强化去除污染物的处理效果:随着粉末活性炭投加量的增加,长距离输水管道反应器对特征污染物的去除率逐渐上升。最佳投加量为 30mg/L,对藻类、UV_{254}、氨氮、COD_{Mn}、TOC 和 DOC 的去除率分别为 95.3%、33.8%、41.9%、50.5%、72.6% 和 69.9%。投加粉末活性炭后,长距离输水管道反应器消毒副产物的生成势呈降低趋势。

4. 针对太湖原水的预处理与长距离输水管道反应器耦合技术

针对太湖原水高藻、高氨氮的水质问题,水专项研究形成了三组预处理工艺,具体如

图 5-2 所示：

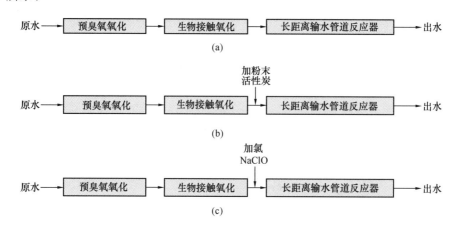

图 5-2 针对太湖原水水质的组合工艺

(a) 工艺一；(b) 工艺二；(c) 工艺三

这三组预处理工艺，均利用预臭氧-生物耦合的预处理技术＋长距离输水管道反应器综合净水技术，根据不同原水特征和水温，调节臭氧（0.5～1.0mg/L）、气水比（间歇或连续）、投加氯（控制长距离出水余氯低于 0.05mg/L）或粉末活性炭（10～30mg/L），进一步强化多种污染物的去除，降低后续处理工艺负荷。

科研人员研究确定了不同情况下的工艺选择，基于太湖原水不同水质提出了应对技术路线：针对低温水，选择工艺一，亦能有效地去除污染物；针对高藻水，选择工艺二，粉末活性炭的吸附性和还原性，能够去除嗅味物质（2-MIB 和 GSM）、藻类外表面的有机物，同时中和藻细胞；针对高氨氮水，选择工艺三，次氯酸钠能够氧化去除部分氨氮。

5. 预氧化强化混凝技术

科研人员开展了预氧化强化混凝的预处理小试试验，采取了 $KMnO_4$ 预氧化、粉末活性炭预吸附和 NaClO 预氯化等处理技术，并结合浊度、有机物、氨氮、藻类等的去除效果开展研究。结果如下：投加 $KMnO_4$ 的量在 1.0～1.5mg/L，延长 $KMnO_4$ 预氧化时间，有利于提高出水浊度、NH_3-N 等的去除效果。在应急条件下，应在取水口处投加 $KMnO_4$，而非在原水进厂后投加。粉末活性炭投加量在 20～30mg/L 时，出水浊度、COD_{Mn}、UV_{254}、NH_3-N 和藻类的去除效果最佳，延长粉末活性炭吸附时间对混凝出水效果并无明显作用。NaClO 投加量在 1.5mg/L 时，对混凝除藻有较好的强化效果，适当延长预氯化时间能够促进混凝的出水效果，投加点宜在取水口处。预臭氧投加量在 0.75～1.0mg/L 时，能与预生物曝气达到良好的联用效果，有效减轻后续水处理工艺的污染负荷，对后续的混凝工艺有较好的强化效果，降低出水的浊度、有机物浓度和消毒副产物的生成。

5.2.3 水厂深度处理技术

1. 高藻高有机物湖泊型原水深度处理技术

针对太湖原水高有机物、高氨氮、高藻和嗅味以及含有多种有毒有害物质等问题，

"十一五"期间，水专项研究了常规工艺与超滤膜深度处理联用技术，探索其对太湖水中有机物、藻类等污染物的去除效果；"十二五"期间，水专项研究了"后臭氧＋生物活性炭"深度处理工艺，分析了后臭氧投加量控制及优化、生物活性炭的挂膜及处理效果。该工艺的技术核心是后臭氧投加量和生物活性炭的生物挂膜以及生物泄漏控制。

1）超滤膜深度处理技术

针对太湖高藻以及藻类爆发的水质突发污染事件，科研人员系统考察了常规工艺与超滤膜深度处理联用的协同作用。研究表明，常规工艺＋超滤膜处理工艺的联用，对浊度、藻类的去除率高达 99％，对有机物去除效果较低；同时投加高锰酸钾、粉末活性炭等，可提高常规＋超滤膜组合工艺对有机物的去除效果。在水源藻类爆发情况下，采用该技术措施，基本可保证出水 COD_{Mn} 低于 3mg/L。

另外，科研人员发现，投加混凝剂可以缓解膜污染。在高藻期，水厂在运行超滤膜处理工艺单元时，需进一步调整膜清洗周期、优化试剂，以减缓膜污染。无锡市中桥水厂的外压式中空纤维超滤膜，采用上下两端集水设计，大大改善过滤和反洗过程的配水均匀性。在具体运行过程中，当运行时间超过 30min 或跨膜压差大于 120kPa 时进行反洗，反洗时不设反洗泵，把浸没式膜系统的空气擦洗方式引入压力式膜系统之中，增强擦洗效果、节省系统能耗、提升清洗安全性，回收率高达 97％以上。

2）"后臭氧＋生物活性炭"的深度处理技术

"后臭氧＋生物活性炭"深度处理工艺的技术核心是后臭氧投加量和生物活性炭的生物挂膜以及生物膜的生物泄漏控制。在该工艺中，后臭氧可以有效氧化水中的嗅味化合物，除嗅除色功能突出。后臭氧将大分子有机物进一步氧化成小分子，有利于后续生物活性炭中生物降解或吸附，其表征指标为 AOC 明显增加。颗粒活性炭在运行初期主要发挥吸附作用。生物活性炭夏季挂膜优于冬季，主要源于夏季温度适宜，但此时炭池进水氨氮浓度偏低，成为硝化细菌生长的制约因素。为提高炭池中硝化菌和亚硝化菌的营养基质浓度，可采用人工加氨的方式，提高进水氨氮浓度，促进硝化菌和亚硝化菌的生长。生物膜形成以后，生物活性炭层中的微生物，可同时发挥降解和吸附作用。经研究发现，相比不投加臭氧，投加臭氧后活性炭出水 DOC 浓度、三维荧光强度和 UV_{254} 都得到大幅度的下降。通过不同臭氧投加量的对比实验结果表明，主臭氧投加量在 1mg/L 附近臭氧-生物活性炭工艺出水的效果最佳。

2. 生物活性炭失效判别技术

臭氧-生物活性炭工艺在国内水厂中得到广泛应用，普遍取得了理想的净化效果，但在实际应用中发现，随着使用时间的增加，生物活性炭工艺单元的净化效能会逐步下降，同时，耐冲击负荷能力、出水水质稳定性、出水生物安全性等方面均会出现一定程度的弱化。如何及时、准确地判定生物活性炭的"失效点"并及时进行相应的更换和再生是确保水厂出水稳定、安全达标的必要途径之一。

针对臭氧-活性炭工艺长时间运行出现的净化效能和耐冲击负荷能力下降的问题，水专项研究团队开展了生物活性炭失效判别及更换研究。结果表明：活性炭工艺的反冲洗周期、冲洗方式和强度对生物活性炭使用寿命具有较明显的影响。生物活性炭失效的判定指标主要包括处理效能指标、活性炭理化指标和参考性指标。

处理效能指标：直接反映生物活性炭失效与否的指标，其数值大小直接反映了生物活性炭的运行状况及自身失效程度。然而，实际运行中，该指标的数值常常会随着水质条件、运行参数而发生一定程度的变化，有时甚至会受到测定方面偶然误差的影响，因此此数值的选用应是一个相对较长时间段内的综合数值；针对具体水质指标的选择，则应根据其具体的应用目的来予以选择和使用。结合目前生物活性炭应用的主要目的，选择 COD_{Mn}、$NH_3\text{-}N$、微量有机污染物（ATZ）、致嗅物质（2-MIB）等水质指标作为生物活性炭失效判定的指标。

活性炭理化指标：主要考虑活性炭的机械强度。该指标对出水颗粒物浓度有显著影响，且其强度随着使用时间呈现降低的趋势，以此作为生物活性炭失效判定的理化指标。

参考性指标：活性炭作为生物附着的载体，其自身性能参数在使用过程中呈现一定的变化规律，而且这种变化会影响生物活性炭的应用效能及稳定性。因此，考虑将活性炭自身的性能指标，包括碘值、亚甲基蓝值和生物量等，作为判定活性炭失效的参考性指标。

生物活性炭失效的判定，应基于其在各个水厂中的实际功能定位，结合生物活性炭的作用机理以及各类指标之间的相关性分析，根据各类指标的实际特点及稳定性，综合多个指标所组成的具有一定优先性差异的判定指标体系，进行系统性的判断。

3. 生物活性炭再生技术

失效的生物活性炭可通过再生来全部或部分恢复其净化效能。科研人员采用超声波作为活性炭的再生处理方法，在作用时间为 5min、超声功率为 450W、超声频率为 40kHz、再生液温度为 25℃ 的条件下，吸附性能整体恢复率为 40%。再生活性炭对 COD_{Mn} 和 UV_{254} 的去除率分别达到 40% 和 35%，活性炭再生后同时提高了对微量有机污染物（ATZ）和致嗅物质（2-MIB）的吸附容量。

4. 失效生物活性炭换炭方式优化研究

活性炭失效后，可采取更换旧炭方式恢复其处理效能。科研人员研究了不同换炭方式下活性炭池的运行情况。将炭池内的活性炭设置三组对比实验：如果全换新炭，炭池运行寿命最长，更换 75% 新炭次之，更换 70% 再生炭＋30% 新炭最短。从所需成本来看，全换新炭成本最高，更换 75% 新炭次之，更换 70% 再生炭＋30% 新炭最经济。试验期间，不同更换方式下的活性炭在运行期间，均可达到较好的处理效果。全换新炭的更换方式处理效果最好，且全换新炭和更换 75% 新炭可应对突发水质性污染带来的冲击负荷，更换再生炭可有效应对一定范围内的包括氨氮、天然有机物、溴酸盐和阿特拉津等突发水质性污染。一般而言，换炭方式的选择，需根据水厂的需求，综合考虑原水水质、优质供水、经济效益、社会效益等，选择换炭方式。

5.2.4 消毒方式及消毒副产物研究

针对太湖原水水质特征，水专项科研团队研究了水体中微量有机物形成消毒副产物的潜在可能性。该项研究主要是在水厂的"预处理＋强化＋深度处理"的处理工艺条件下，比较不同消毒方式对消毒副产物的影响，由此确定适宜水厂的消毒副产物控制技术。

1. 水中微量有机物形成消毒副产物生成潜在可能性

科研人员针对太湖原水微量有机物的特点，对一系列典型消毒副产物前体物如藻类及藻源性有机物、常见嗅味物质、藻毒素和小分子有机酸等产生含氮和含碳消毒副产物的潜能和特性展开研究。在加氯条件下，藻胞外有机物、胞内有机物、β-环柠檬醛、β-紫罗兰酮、可溶性微生物代谢产物、抗生素、微囊藻毒素-LR（MC-LR）等微量有机物，均会产生一定浓度的三氯甲烷，是产生消毒副产物的重要前体物。有机物初始浓度、加氯量、氯化时间、pH、温度，甚至溴离子浓度、氨氮浓度等会对消毒副产物的生成产生影响，而预处理、常规处理、深度处理工艺均可对以上前体物的初始浓度产生影响。

2. 消毒方式研究

通过中试研究，科研人员探索臭氧、紫外、双氧水、高锰酸钾等多种预处理方式对有机物消毒副产物生成潜能的影响，发现：采用紫外或预臭氧与氯联用工艺时，氧化 2-异丙基-3-甲氧基吡嗪（IPMP）和 2-甲氧基-3-异丁基吡嗪（IBMP）所产生的消毒副产物较单独氯化工艺高。采用高锰酸钾或双氧水与氯联用时，对有机物生成消毒副产物既有促进又有抑制作用，故需控制反应条件抑制消毒副产物的生成。

研究人员对比不同消毒方式发现，氯胺消毒的效果相对自由氯消毒总体相对较差，接触时间长，费用较高，因需投加氨而操作复杂，虽然产生消毒副产物的量比自由氯低，但产生毒性较强的含氮消毒副产物量比自由氯高。

3. 消毒副产物控制技术研究

研究人员基于不同的消毒方式对于消毒副产物前体物控制效能进行研究，发现利用"预氯化＋预臭氧＋预曝气"组合工艺、多点加氯和多级屏障工艺可有效去除消毒副产物前体物。在生产实际运行中，技术人员可通过及时调整工艺参数，确保各工艺构筑物处理效果，提高各类有机物的处理效率，尽量减少液氯投加量，从而降低消毒副产物的生成趋势。

1）预氯化＋预臭氧组合工艺

预氯化＋预臭氧可有效去除藻及藻类有机物，并控制消毒副产物生成。科研人员在预氯化和预臭氧杀藻的基础上，强化了常规处理对藻类的去除。在不影响常规指标的基础上，预臭氧投加量在 $0.6 \sim 0.8mg/L$ 为宜。

2）强化常规处理

通过强化混凝，降低沉淀池出水浊度。科研人员通过调控砂滤池前余氯浓度、活性炭滤池前臭氧浓度，以确保活性炭滤池的生物膜成熟。研究发现，必要时，可在砂滤池中形成部分生物作用，可减轻活性炭滤池的负担，延长其使用寿命。

3）优化深度处理

生物活性炭深度处理工艺运行中会产生可溶性微生物代谢产物（SMPs），其与后续消毒剂接触发生化学反应生成消毒副产物。科研人员发现，对后臭氧投加量和活性炭滤池反冲洗周期进行优化后，可以有效减少 SMPs 的产生。在不影响常规指标的基础上，臭氧投加量在 0.8～1.0mg/L 为宜；活性炭滤池夏季反冲洗周期基本控制在 3～4d；冬季反冲洗周期可在一周左右，确保活性炭滤池的生物膜成熟稳定。

4）多点加氯工艺

水中含氮、含碳消毒副产物前体物含量依然较高的情况下，特别是在高藻期，各工艺在较高负荷运转时，一次性较大剂量投加消毒剂（氯）会造成消毒副产物浓度的快速升高。科研人员研究发现，采用多点加氯工艺，不仅可提高除藻能力，同时还可去除一部分含氮、含碳消毒副产物前体物，有效减少后续消毒时的氯投加量。在水厂运行管理中，可通过控制各工艺段余氯来优化多点加氯量，避免过量加氯引起的消毒副产物的产生。建议预氯化后余氯控制在 0.05mg/L 左右，沉淀出水、砂滤出水余氯控制在 0.05mg/L 以下。

5.2.5 清水通道工程

"十一五"水专项实施期间，无锡市实施了清水通道工程（也称安全供水高速通道工程），以加强水厂间的互联互通，提高一网互通的安全供水能力。该工程管线由北向南自锡澄水厂经中桥水厂、雪浪水厂，最后至锡东水厂，全长约 40km，工程已于 2013 年 7 月中旬全线贯通，如图 5-3 所示。清水通道工程的建成和运行，进一步完善了长江和太湖双水源互联互通的安全供水格局，使全市供水调度更趋灵活，管网供水压力更趋均衡，应对水质突发事件能力增强，供水安全可靠性得到进一步提升。

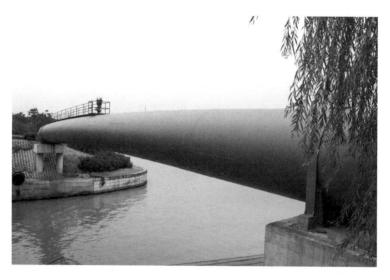

图 5-3 无锡市清水通道现场展示图

1. 清水通道投运后水龄水质研究

由于清水通道约有 12.5 万 m³ 的贮水能力，其通水后导致管网各节点水龄略有提高，科研人员对清水通道通水前后的水龄进行了模拟分析，并通过在全市 100 个管网水质点采样监测。研究发现，管网水质指标波动较小，检测点水质数据全部合格，其中管网余氯值趋于均衡。表明清水通道通水对给水管网水质影响较小。

2. 需水量预测模型

科研人员对无锡市用水量的历史数据进行分析，系统研究城市用水量的需求规律和影响用水量波动的主要因素，发现节假日调峰、气候温度等对用水量影响较大。无锡市周日用水量最高，节假日用水量较平时减少约 7%，夏季用水量明显增加。科研人员以时间序列法自回归模型（AR 模型），结合时间变化系数特征，形成了无锡市供水管网运行调度的逐时用水量预测模型。

3. 清水通道优化调度技术

针对清水高速通道在无锡市供水调度中所需发挥的关键作用，科研人员通过遗传算法，以运行成本最小化为目标函数，以水厂供水能力、用户水压为约束条件，形成了不同用水量需求下的各水厂水量和水压的优化调度方案，并以此为基础构建了清水通道优化调度运行管理平台。通过该方案，千吨水电耗在清水通道开通后下降 7% 的基础上又下降了 1.13%，同期单位配水电耗下降 4%~6%。

5.3　示　范　工　程

5.3.1　南泉水源厂预臭氧-生物预处理技术示范工程

1. 工程总体情况

南泉水源厂预臭氧-生物接触氧化预处理技术示范工程于 2010 年 7 月开工建设。该工程中，将原增压泵房改造成提升泵房，增建臭氧接触池、生物接触氧化池、调节池和增压泵房。示范工程于 2010 年 12 月建设完成，水厂处理规模为 100 万 m^3/d，工程总投资 3.36 亿元。示范工程建设后，该厂工艺流程如图 5-4 所示：

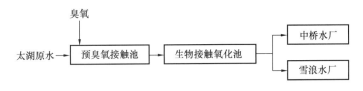

图 5-4　南泉水源厂工艺流程图

2. 工程示范技术

预臭氧-生物接触氧化预处理技术在南泉水源水厂进行示范性应用，具体工艺参数如下：

预臭氧接触池：预臭氧池设计停留时间为 5min。采用"水射器＋扩散管"投加方式。

生物接触氧化池：每座接触池分 2 格，4 阶段布置，每阶段曝气管上均安装气体流量计及电动调节蝶阀，池体底部布置鸭嘴型曝气头。生物接触氧化池采用填充聚乙烯悬浮球，停留时间约 53min。

3. 工程运行管理情况

示范工程运行期间，产水量稳定，正常日产水量达 60 万 m^3。根据原水水质变化，臭氧投加量变化范围为 0.3～1.5mg/L；生物接触氧化池气水比变化范围为 1.3∶1～0.8∶1。

4. 工程运行效果

通过臭氧氧化和生物接触氧化，可有效改善原水嗅味问题，降低水中 COD_{Mn}、UV_{254}、TOC 等含量，并对藻类有一定的去除效果。臭氧接触池出水、生物接触氧化池出水、出厂水的藻类浓度逐步降低，各工艺对藻类物质的平均去除率分别为 17.4%、4.3%、10.9%。预臭氧工艺单元外观如图 5-5 所示。

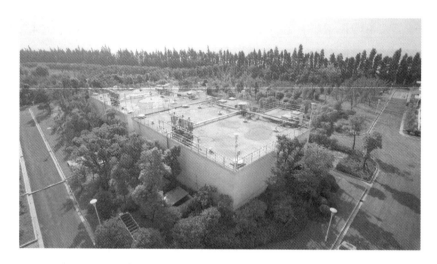

图 5-5　南泉水源厂预臭氧工艺单元外观展示图

5.3.2　中桥水厂超滤膜、后臭氧-活性炭深度处理示范工程

1. 工程总体情况

无锡市中桥水厂超滤膜、后臭氧-活性炭深度处理示范工程于 2010 年 12 月建设完成，工程规模达到 60 万 m^3/d，其中，超滤膜设计规模为 15 万 m^3/d。工程总投资 3.14 亿元。示范工程建设后，该水厂的工艺流程如图 5-6 所示。

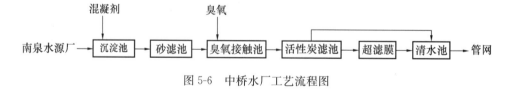

图 5-6　中桥水厂工艺流程图

2. 工程示范技术

工程改造后，水厂工艺参数如下：

1）臭氧接触池

臭氧接触池紧贴提升泵房布置。每座臭氧接触池三阶段曝气接触，各段接触时间依进

水方向约为 4.0min、5.5min、5.5min。各阶段布气量设计按 45%～55%、25%～35%、15%～25%布气。曝气头采用微孔曝气，臭氧向上，水流向下，充分接触。接触池内逸出的臭氧经负压收集、热催化剂破坏分解成氧气后排入大气。臭氧接触池出水跌落后经过渠道接至活性炭滤池。

2）活性炭滤池

活性炭滤池采用翻板滤池池型，共 14 格，双排布置，空床滤速为 9.8m/h。填料层由上而下为：活性炭厚度为 2.1m，砂层厚度为 0.6m，支承层厚度为 0.45m。空床停留时间为 13.9min。活性炭滤池采用新型布水布气系统。管廊内设两台水箱补充水泵，鼓风机房内设鼓风机 2 套和空压机 2 套，反洗方式为气冲加水冲。

3）超滤膜工程

超滤膜工程（图 5-7）选用外压压力式膜系统设计，采用 CP240 "双翼形"设计，即将两个 CP120 膜堆排列成翅膀形状，中间用阀门和管道组成的阀组连接起来，构成一套超滤膜架。翼形设计的进出水在两个膜堆的中间。超滤膜净水系统主要由膜进水泵单元、预处理单元、超滤装置单元、膜擦洗系统、化学清洗系统、加药系统、自动化控制系统构成。其他辅助系统包括反洗排水系统、中和系统。超滤膜净水系统每个系列单元能单独运行，也可同时运行。

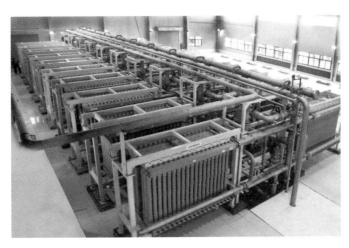

图 5-7　中桥水厂超滤膜车间现场展示图

3. 运行管理条件

1）臭氧-活性炭深度处理工程

臭氧-活性炭深度处理工艺调试运行期间，产水量在 30 万～40 万 m³；臭氧投加量变化范围为 0.5～2.0mg/L，三阶段布气比为 2：1：1。活性炭滤池反冲洗气冲强度为 60m³/(h·m²)，水冲强度为 10～60m³/(h·m²)。

2）超滤膜工程

中桥水厂超滤膜工程为 15 万 m³/d，设计回收率为 97%。超滤膜系统进水的母管压力为 150kPa，设计通量为 89L/(m²·h)。为确保超滤系统的安全运行，系统设置过滤精度为 200μm 的自清洗过滤器作为膜处理单元的预过滤设备；并在系统调试前，对管道进行清理和吹扫，去除颗粒物质和焊渣。维护性清洗采用次氯酸钠加盐酸，清洗周期为 2d。化学清洗采用次氯酸钠＋柠檬酸，清洗周期一个半月。此外，在膜系统运行过程中需定期进行膜丝完整性检测，膜丝在使用过程中会产生断裂现象，致使原水直接通过破损的膜丝进入产水侧，影响出水水质。系统会定期自动进行压力测试，根据在规定时间内压力的衰减速率计算出完整性检测的结果，若衰减过快，表明膜丝破损，再通过超声检测定位并将其隔离修补。

4. 工程运行效果

1）臭氧-活性炭工艺单元

臭氧-活性炭工艺单元投运之后，通过臭氧氧化、活性炭吸附和生物降解的双重作用，使有机物去除率达到 45％ 左右，对嗅味体现出优异的去除效果，出厂水水质明显改善。通过臭氧-活性炭的深度处理，中桥水厂已基本具备应对太湖原水有机微污染、高藻等水质问题的能力。

2）超滤膜工艺单元

超滤膜工艺的应用，能够将细菌、病毒、"两虫"、水生生物等几乎全部去除，出水浊度降至 0.1NTU 以下，出水水质安全性高，生物稳定性好。

5.3.3 中桥水厂饮用水应急装置示范工程

1. 工程总体情况

根据无锡市太湖水源的水质特点，针对湖泊型水源在高藻期往往伴随着高有机物、高浓度嗅味物质等的存在，科研人员结合水专项对于高藻湖泊型水源突发事件时的工艺研究结果，同时参照水厂现有工艺技术，在中桥水厂原有水处理工艺基础上，增加了高锰酸钾及粉末活性炭应急投加系统。高锰酸钾投加系统设备总投资约 10 万元，粉末活性炭投加系统设备总投资约 150 万元。

2. 工程示范技术

1）粉末活性炭示范工程

中桥水厂粉末活性炭示范工程（图 5-8）采用全自动连续投加系统，由真空上料机、粉末活性炭投加机、储料仓、料位计、真空压力表、电磁阀、手动阀、气动球阀、气动蝶阀、空气压缩机、水射器装置、电气控制柜（含 PLC、触摸屏）、现场手动操作控制柜等构成。

2）高锰酸钾示范工程

中桥水厂高锰酸钾投加系统由小搅拌桶、大搅拌池及加药计量泵单元组成，高

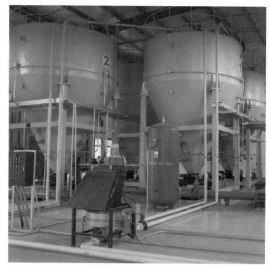

图 5-8　粉末活性炭示范工程现场展示图

锰酸钾投加系统的小搅拌桶、大搅拌池两套搅拌装置互为调换使用，如图 5-9 所示。

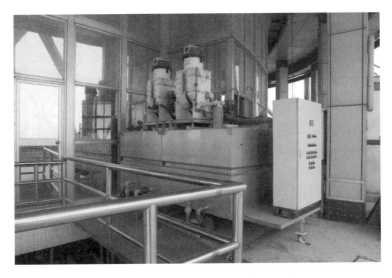

图 5-9　高锰酸钾示范工程现场展示图

3. 运行管理条件

1）粉末活性炭示范工程

粉末活性炭通过真空上料机输送到储料平台上的储料仓中。干粉投加机采用双定量螺旋计量，通过总水流量，主控制器根据工艺设定的投加比例，自动控制变频电机调整活性炭投加量跟随水流量的变化而变化，保持配比恒定。干粉投加机将粉末活性炭投加到水射器中，水射器将粉末活性炭与水混合后投入到水管路中。

粉末活性炭最大投加量为 50mg/L，平时为 10mg/L，采用一体化专用调配装置，投加浓度为 5％，设 1 座 120m³ 料仓，储存 2d。投加泵按 60 万 m³/d 规模时，4 个投加点设4 台螺杆泵，单泵流量为 6250 L/h，扬程为 10m。

2）高锰酸钾示范工程

高锰酸钾最大投加量为 8mg/L，平均投加量为 1mg/L，采用一体化专用调配装置，共设 8 套，投加浓度在最大投加量时为 2％，在平均投加量时为 5％。投加泵按 60 万 m³/d 规模时，4 个投加点设 4 台螺杆泵，平时投加时 2 用 2 备，单泵流量为 2500 L/h，扬程为 10m。

4. 工程运行效果

1）粉末活性炭示范工程

粉末活性炭由于粒度小、接触面积大，所以吸附速度快、吸附效果好。混合絮凝前投加活性炭可有效去除水中嗅味、微量有机污染物，减轻了后续工艺的负担。在原水水质较为恶劣情况下，可使水厂保证优质供水。

2）高锰酸钾示范工程

高锰酸钾的投加，可通过其强氧化性进一步提高有机物的去除，还可以强化混凝，降低深度处理负担。与膜联用可以减轻膜过滤阻力，保证了出水有机物、嗅味、出水浊度、藻类等指标达标，即使在原水水质较为恶劣情况下，水厂的各项出水水质指标均能达到国家标准。

5.3.4 锡东水厂消毒副产物协同控制与龙头水质保障技术示范工程

针对太湖无锡原水中有机氮水平高、藻类代谢产物多，以及常规处理工艺去除有限等造成消毒后龙头水中高毒性含氮、含碳消毒副产物浓度升高的问题，水专项科研团队开发了多点加氯以及基于"预处理＋强化常规处理＋深度处理的多级屏障处理工艺"的含氮、含碳消毒副产物控制技术，并在无锡市锡东水厂扩建工程（30 万 m³/d）进行示范应用。

1. 工程总体情况

锡东水厂示范工程于 2012 年 7 月建设完成，工程总投资 5.8 亿元。水厂示范工程规模为 30 万 m³/d。工艺包括"预处理＋常规处理＋深度处理"。具体流程为预臭氧＋曝气氧化＋混凝＋沉淀＋过滤＋臭氧＋活性炭。工艺流程如图 5-10 所示。

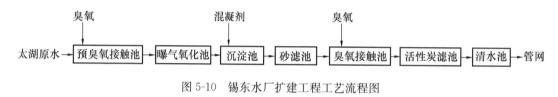

图 5-10 锡东水厂扩建工程工艺流程图

2. 工程示范技术

1）预处理工艺

预处理按照 60 万 m³/d 设计，由预臭氧接触池、曝气氧化池、鼓风机房、臭氧发生器间和氧气站组成。

预臭氧接触池共 2 座，每座规模 30 万 m³/d，分别对应原净水工艺和新建净水工艺后续处理设施。预臭氧接触池设计停留时间为 5min。预臭氧采用水射器投加，在接触池内设置臭氧扩散器。每座预臭氧池设催化氧化型尾气破坏器。

曝气氧化池共 4 座，每座规模 15 万 m³/d，分为独立 2 格，每格前后进出水管均设有阀门，保证每格能单独运行。每格又分别用隔墙均匀分成 3 格，出水孔上下错落布置，使水流能上下均匀流动。每个出水孔用 15mm×15mm 网格网分隔开，保证每格池中填料均匀。布气系统采用鸭嘴阀曝气器。每座接触氧化池停留时间为 50min，气水比为 1:1～1:1.3。

2）常规处理工艺

常规处理包括平流沉淀池和清水池、砂滤池及其鼓风机房和反冲洗泵房。

平流沉淀池共有 2 座，为机械混合机械絮凝平流沉淀池，每座规模 15 万 m³/d，每座又分为 2 格，可以独立运行。沉淀池和清水池采用上下层结构合建方式，上部为沉淀池，下部为清水池。

砂滤池 1 座，采用气水反冲洗均质滤料滤池，共分 18 格，呈双排布置，中间设管廊，钢筋混凝土结构。滤料采用石英砂均质滤料，滤料总厚度为 1.2m。支承层厚度为 0.1m。

滤池反冲洗方式为气水反冲洗加表面扫洗。

3）深度处理工艺

深度处理包括后臭氧接触池、活性炭滤池、臭氧发生器间和鼓风机房。提升泵房、臭氧接触池及活性炭滤池合建一处，规模为 30 万 m³/d。

臭氧接触池紧贴提升泵房，采用全封闭结构，分为 2 组，每组又分为独立 2 格，接触时间为 15min，分 3 阶段布气。臭氧接触池内逸出臭氧经负压收集、热催化剂破坏分解成氧气后排入大气。臭氧接触池出水跌落后经过渠道接至活性炭滤池。

活性炭滤池采用翻板滤池池型，共 14 格，双排布置，空床滤速为 9.8m/h。上层为活性炭，厚度为 2.1m；下层设砂过滤层，厚度为 0.6m；支承层厚度为 0.45m。采用新型布水布气系统。冲洗时通过大流量气冲和水冲轮流冲洗。

3. 工程运行管理条件

为减少消毒副产物的产生，锡东水厂示范工程从减少加氯量和降低消毒副产物前体物的生成这两个方面入手，对各项生产参数进行了调整优化，从而保证优质供水。

1）控制臭氧投加量

在水厂预臭氧接触池和后臭氧接触池工艺。技术人员对臭氧投加量进行调整和优化，实际生产中，前臭氧投加量控制在 0.5～1.0mg/L，后臭氧量控制在 0.7～1.0mg/L，臭氧投加总量基本在 1.5mg/L。

2）多点加氯

水厂多点加氯分别设在以下位置：取水泵房、沉淀池前、砂滤池前、炭滤池后和出厂补加。锡东取水泵房进行预加氯主要为了达到除藻的目的，沉淀池前少量加氯也可保证混凝效果，保证沉淀池出水的藻类降低。实际运行中，通过参数分析发现，水厂砂滤池有生物降解作用，因此在砂滤池前短暂、低量地对砂滤池进行加氯，可以达到控制砂层生物量增长和保持池体清洁的效果。炭滤池后加氯即对清水池进水进行加氯消毒。出厂前补加氯是为了保证管网水质余氯达标。

3）强化常规处理

常规处理工艺通过强化混凝，确保沉淀池出水浊度小于 1.5 NTU。同时，强化常规处理可在工艺前段有效去除各类有机物，保证砂滤池在较长周期情况下平稳运行，减轻对炭滤池的负荷冲击。锡东水厂絮凝剂投加量受气温影响较大，气温升高后，原水中藻类数量增加，并且原水浊度明显上升，为确保沉淀出水浊度需要上调絮凝剂的投加量。

4）优化生产参数

（1）加氯量的调整。遇到原水微污染氨氮升高类似情况，将工艺流程前端的加氯量下调或暂停投加，增加前、后臭氧投加量，强化混凝，提升砂滤池和炭滤池的生物降解作用，从而安全、有效地去除原水中的高负荷有机物。

（2）炭滤池洗池周期的调整。夏季活性炭表面微生物繁殖加快，为了控制炭滤池生物量和出水 pH、溶解氧，采取缩短洗池周期、增加气冲强度等措施，确保炭滤池的运行效果，起到有效降低消毒副产物前体物的目的。炭滤池洗池周期夏季基本控制在 3～4d；冬季略长，周期在1周左右。

（3）灵活调整砂滤前加氯量。根据砂滤池和炭滤池的运行效果，进行低浓度、短时间的加氯。通过该措施，可有效杀灭砂滤进水中的微生物，保证炭滤池微生物安全性；同时，确保炭滤池进水的余氯量小于0.05mg/L，不对活性炭造成损害。

5）严格净水质量控制

根据供水生产特点，在水源、生产过程和管网三大环节上，建立了水源地外围和水源地自动仪表连续监测、水源地人工检测、净水厂进水、中间过程水、出厂水和管网水监测等7道监控防线。严格落实净水厂各工艺环节水质监测项目和频次，严把水质关，做到不合格的水不能进入下一道工序，确保出厂水安全优质。

4. 工程运行效果

1）预处理、常规处理、深度处理工艺对以小分子有机物为主的太湖营养化水源有很好的去除效果，COD_{Mn}去除率接近80%，UV_{254}去除率在35%～50%，氨氮去除率均在80%以上，亚硝酸盐去除率为95%以上，出水溴酸盐、甲醛含量低于检测限。

2）多点加氯工艺能够有效控制消毒副产物，确保水质指标达标；原水预加氯，在杀菌除藻的同时，消耗了部分含氮、含碳消毒副产物前体物以及耗氯物质，可以有效减少后续消毒时的氯投加量，大大降低了龙头水的消毒副产物风险；出厂水中消毒副产物含量显著下降，下降比例为38.3%。

3）当原水嗅味物质异常时，由于水体中有机物的竞争氧化，预臭氧不能完全去除嗅味物质，但结合常规工艺和深度处理工艺联用则可确保出水GSM和2-MIB在10ng/L以下，出厂水中嗅味物质稳定达标。

锡东水厂（图5-11）示范工程全面建成并成功运行，可以很好地处理以嗅味、有机物等为关键指标的湖泊型原水，对有机微污染太湖原水水质突发事件的应对能力显著提升。同时，预处理、深度处理工艺的运行，以及在这些工艺环节采用多点加氯的方式，能够降低水厂液氯投加量，去除消毒副产物前体物，有效降低出厂水消毒副产物，明显改善了水厂出水水质。

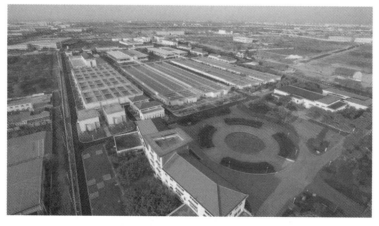

图5-11　锡东水厂全貌展示图

5.4　科技成果在全市的推广应用情况

水专项形成的水源—水厂—管网的饮用水保障技术研究成果，在无锡市高质量供水管理中得到全面推广应用，取得了良好的效果和社会效益。主要表现在以下几个方面：

一是系统开展太湖水源和长江水源有机污染物的监测分析，掌握全市原水、各处理工艺中有机物雌激素效应强度水平现状，为进一步完善无锡市在饮用水有毒有机污染物控制方面提供大量科学依据。

二是预臭氧、生物预处理技术已在无锡市以太湖为水源的水厂中普遍推广应用。通过臭氧氧化及生物接触氧化，可改善原水嗅味，降低水中有机物等含量，同时对藻类有一定的去除效果。目前，富营养化原水"生物预处理长距离输水管道反应器"强化预处理技术已成功应用于南泉水源厂以及南泉水源厂与中桥、雪浪水厂之间的输送管道。该项技术可使氨氮、COD_{Mn}、藻类及其代谢物和微量有机物等得到有效降低，减轻后续水厂处理负荷，减少消毒副产物的生成，提高混凝效果，降低药剂使用量。

三是臭氧-活性炭深度处理工艺在锡东水厂、中桥水厂、雪浪水厂、锡澄水厂等水厂全面应用，实现了无锡市自来水水厂深度处理全覆盖，出水水质明显改善，尤其是对于嗅味、COD 和藻类的去除效果明显。超滤膜工艺在中桥水厂应用，有效去除原水中的悬浮物和胶体物质，将出水浊度降至 0.1NTU 以下，细菌、病毒、"两虫"、藻类、水生生物等去除率接近 100%。

四是含氮、含碳消毒副产物控制技术应用于锡东水厂示范工程，该项技术的应用可有效去除消毒副产物前体物，降低了锡东水厂液氯投加量，通过工艺参数的优化，保证了出厂水水质达标，三卤甲烷比值下降 38.3%，低于《生活饮用水卫生标准》GB 5749—2006 中三卤甲烷总量限值，有效控制了出厂消毒副产物的产生。

五是清水高速通道的建设与运行，形成了长江水源、太湖水源双水源互通的安全供水格局，使无锡市供水安全可靠性得到进一步提高。根据清水高速通道优化调度研究结果，千吨水电耗降低了 1.13%，实现了良好的供水调度节能降耗效果和直接经济效益。

六是粉末活性炭投加系统、高锰酸钾投加系统均已在南泉水源厂、中桥水厂、雪浪水厂、锡东水厂应用。混合絮凝前投加活性炭可有效去除水中嗅味、微量有机污染物，减轻了后续工艺的负担。通过高锰酸钾强氧化性进一步提高有机物的去除，强化混凝，降低深度处理负担。

七是水专项在无锡市开展的大量试验研究和示范工程实践，积累了丰富的科技成果。无锡市编写了《太湖地区富营养化水源饮用水臭氧-生物活性炭深度处理工艺运行规程》，用于指导无锡市各水厂的深度处理工艺运行，为水厂提供工艺选择和参数优化参考；编写了《江苏省城镇供水厂生物活性炭失效判别标准和更换导则》全面指导水厂生物活性炭的失效判定、再生及更换技术操作。以上技术规程不仅适用于采用臭氧-生物活性炭深度处理工艺的城镇供水厂，也可为新建水厂中臭氧-生物活性炭工艺的设计提供参考。目前相应技术已应用在锡东水厂、雪浪水厂、中桥水厂的换炭工作中。

水专项研发的科技成果，目前已在无锡市其他水厂进行全面推广，相关工艺流程和工程运行管理经验，逐步扩散至江、浙、沪等地区，也为长三角地区饮用水水质的安全保障提供了有力的技术支撑。

5.5 实 施 成 效

2008 年以来，水专项在无锡市构建了产学研深度融合的科技攻关模式，深入研究了"从源头到龙头"的饮用水保障系统，形成了"预处理＋强化常规处理＋深度处理的多级屏障"处理工艺。在水专项的支持下，无锡市构建了"江湖并举、安全优质"的供水格局，实现了无锡以太湖为水源的水厂深度处理全覆盖，满足了龙头水的水质、水量和水压的安全保障，为无锡市高质量发展注入了强劲动力。

目前，无锡市区共有 3 处水源地、4 座水厂，总供水能力为 245 万 m^3/d，建成供水管道 9260 多 km。水专项的实施，形成了无锡市饮用水安全保障体系，提升了城市供水软实力，支撑了双水源清水通道互联互通、水厂预处理及深度处理工艺改善和供水管网运行与调度优化。目前，无锡市已经实现了自来水普及率 100％、出厂水水质合格率 100％，为无锡市经济和社会发展提供了安全、优质、高效的水务服务，对我国湖泊型水源地的饮用水处理工程建设发挥了良好的示范作用。

5.6 城市供水安全保障未来发展展望

《无锡市国民经济和社会发展第十四个五年规划和二〇三五年远景目标纲要》提到要把无锡市建设成为群众认可的最具幸福感城市。至 2035 年，无锡将搭建"多源并重、区域互补、多网联动、优质供水，系统低耗、安全智慧"的供水体系，"从源头到龙头"全流程管好城市供水系统，把好饮水安全"总闸门"，补齐饮水高品质的"短板"。为做好上述工作，在未来一段时间内，无锡市将进一步加强政产学研用的充分结合，通过科技需求带动先进技术研发，引领城市水处理技术水平的提升。

1. 供水管道服役性能判断研究与应用

近年来，供水管道破损渗漏引发的城市地面塌陷等次生灾害造成了大量财产损失并威胁市民生命安全，已成为城市安全管理领域备受关注的问题。因此，对供水管道及周边环境进行安全性评价，成为一个亟需解决的问题。无锡市清水高速通道运营已近 8 年，其实际使用情况已经发生了不同程度的改变：例如，供水高速通道的服役性能和周边环境安全状况亟需进行客观评价。无锡市将围绕自来水供水管道的受力变形、安全评估和在线监测等难题，开展典型管道区间在线监测和地层综合物探，分析现阶段无锡供水高速通道及周边环境安全性，并针对性地提出管道应力应变控制标准和次生灾害预警阈值，建立运行过程中管道数据采集-安全性分析-预警管理模型，指导城市供水管网的运行和管理。

2. 高品质饮用水的生产路径探索

近年来，全国各地供水企业的饮用水处理工艺升级和供应能力不断提升，城市生活饮用水水质有了大幅度提升。但受到饮用水水源水质波动、供水管网老化陈旧及突发环境污染等因素的影响，饮用水水质持续安全稳定，仍然面临着考验。当前，按照城市发展要求和百姓生活品质提升需求，城市供水从安全饮用水到高品质饮用水的转变是必然发展趋势。实施高品质供水体系建设、运营和管理，是满足居民高品质饮用水需求最切实有效、最可持续的方案。未来一段时间里，无锡市将结合当前城市高品质饮用水发展需求，进一步探索高品质饮用水的生产路径和技术方法，为城市供水事业的跨越式发展提供支撑。

第6章 常州市饮用水安全保障科技成果综合示范应用成效

常州市是江苏省地级市，地处长江之南、太湖之滨，位于长江三角洲中心地带，与苏州、无锡联袂成片，构成苏锡常都市圈。常州市下辖天宁区、钟楼区、新北区、武进区、金坛区五个行政区和一个县级市溧阳市，总面积 4385km²，常住人口 470.1 万人，其中城镇人口 329.1 万人，城镇化率达到 70.0%。

常州市区内地表水系发达，水资源丰富，区域性河流有 10 余条，湖荡密布。长江是市区内最大的河流。常州市主城区及武进区主要水源为长江水源，金坛区水源为长荡湖水源。常州市主城区的应急水源为德胜河，未来还将建设新孟河备用水源地。目前常州市有 4 家供水企业，所辖水厂 7 座，总供水能力为 201 万 m³/d。其中，常州通用自来水有限公司辖 2 座水厂，供水能力为 106 万 m³/d，负责常州市城区、武进区及周边金坛市、丹阳市、江阴市部分乡镇实施跨区域供水，供水区域 620km²，服务人口 230 多万人。江河港武水务（常州）有限公司辖城市自来水厂 3 座，总规模为 60 万 m³/d，供水范围为武进区城区、周边 13 个街道、乡镇。金坛自来水有限公司下辖自来水水厂 1 座，规模为 20 万 m³/d，供水范围为金坛区。溧阳水务集团有限公司，辖中心水厂 1 座，规模为 25 万 m³/d，一期生产能力为 15 万 m³/d，供水范围为溧阳市。

"十三五"期间，常州市充分吸收借鉴水专项饮用水主题在"十一五"和"十二五"期间形成的太湖流域水源水质识别和预警、太湖水下向流生物活性炭深度处理、管网水质保障等饮用水安全保障先进技术成果，并在此基础上开展研究和综合示范。针对常州市长江水源多重污染风险、长荡湖水源弱碱高溴高有机物的水源问题，水专项科研团队研发了备用水源应急快速启动运行技术、长江水源和长荡湖水源的监测预警技术、适于长江水源低营养负荷下的臭氧-生物活性炭工艺优化运行技术、基于厂一网一二次供水多级监测与反馈的厂网联动水质保障技术，形成适用于常州市的"从源头到龙头"全系统饮用水安全保障技术体系，支撑常州市实现综合示范区 100 万人口龙头水水质稳定达标。

6.1 水专项实施前城市供水情况

1. 水源问题

长江水源常州段，原水水质总体良好，基本符合《地表水环境质量标准》GB 3838—2002Ⅲ类标准，部分指标在Ⅱ类标准以上。浊度短期飙升至 600NTU 以上，但平均值不高（日检数据统计平均值为 57NTU）；氨氮的平均值不高，总氮含量偏高（1.31～

3.23mg/L），原水存在一定的富营养化风险；铁含量较高，最高达 2.44mg/L；高锰酸盐指数为 1.2～3.9mg/L，受污染水平较低。按照《地表水环境质量标准》GB 3838—2002，水质检测机构每月对原水进行 32 项检测，每半年进行 89 项检测。依据地表水 Ⅱ 类的标准要求，常州市水源地近三年数据中，超标项目主要集中在总铁、总氮、粪大肠菌群和总磷，部分月份会出现石油类、溶解氧和总锰超标。除此之外，常州市长江水源的上游河段存在众多城市和大型工业企业，特别是在取水口上游建有工业园区，因化学品泄漏，危及供水安全的案例时有发生，存在水源突发污染的风险。例如 2012 年 2 月 3 日长江镇江段苯酚泄漏事件，使下游多个城市发生饮用水氯酚嗅味问题。为确保供水安全，常州市急需研究应对突发污染主要风险污染物的应急净水技术，进行主力水厂的应急净水能力建设，并研究备用水源快速启动关键技术。

长荡湖是常州市金坛区的水源地，地域性水源水质问题凸显。长荡湖属草型浅水湖泊，平均水深 1.6m，水功能区为"洮湖常州饮用水源、渔业用水区"。长荡湖主要由丹金溧漕河（承接京杭运河来水）和金宜溧山丘区降水径流补给，同时受金坛境内入湖河流沿线排污和湖内围网养殖〔面积 1.6 万亩（约 1066.7hm²），占水域总面积 15%〕影响，原水水质复合污染问题突出：2013 年总体达地表水 Ⅳ 类，水质指标较高的包括总磷（平均为 0.2mg/L）、总氮（平均为 3.8mg/L）、有机物（平均为 5mg/L，小于 1000Da 组分达 45% 以上，明显高于太湖流域湖库 20%～30% 的平均水平）。除此之外，水产养殖导致溴化物偏高（100～200μg/L），水体属中度富营养化，藻类和嗅味较为严重，氨氮浓度偏低（平均在 0.5mg/L 以下），pH 偏高（在 8.2～8.7 波动）。由以上数据可见，长荡湖原水水质既有太湖流域湖库水源共性问题，如富营养化、嗅味、有机污染等，又有本地地域性特点，如弱碱性、高溴化物、小分子有机物占比高、高总氮低氨氮等。上述水源原水污染问题，对水厂工艺协同净化与优化运行提出巨大挑战。常州市供水工作需要在进一步明晰水源的特征污染物的基础上，开展具有针对性的水质净化技术研发工作。

常州市的应急水源地德胜河，其水功能区的水质目标为地表水 Ⅱ 类。根据《常州市地表水（环境）功能区水资源质量状况通报》，按照《地表水资源质量评价技术规程》SL 395—2007的评价标准，2011 年 1～6 月，德胜河水质为地表水 Ⅲ 类-Ⅴ 类，其中 2 月和 3 月为地表水 Ⅲ 类，1 月、5 月和 6 月为地表水 Ⅳ 类，超标项目为 NH_3-N、COD_{Cr}、BOD_5、COD_{Mn} 和 DO。德胜河作为应急备用水源地时，其水流主要来源于区域河网水体。目前，区域河网水体水质为地表水 Ⅴ 类-劣 Ⅴ 类，需要通过整个区域的污染治理，提高区域河网水质，以满足应急备用水源地的水质要求。

常州市饮用水水源，整体而言，存在水质风险高、水源预警系统和应急处理设施不完善的问题。另外，水源单一，应对突发污染事故时存在较大的风险。而当备用水源切换时，需综合考虑输水管线中的水质影响、备用水源水质的影响、备用水源启动后导致河流水流流向变化引起的水质恶化等问题。以上各个方面，均需要通过科技研究的支撑，提升城市供水应急、备用水源管理和快速启动等综合应对能力。

2. 水厂建设存在的问题

为落实江苏省对城镇供水"原水互备、清水联通、双重水源、双重保障"的总体要求，保障城市饮用水安全，提升供水能力和服务水平，在"十三五"初期，常州市面向城区供水需求，计划实施魏村水厂深度处理改造工程和西石桥水厂深度处理改造工程；面向金坛区供水需求，计划实施长荡湖水源及水厂臭氧-上向流生物活性炭深度处理工程建设。但是常州市缺乏深度处理工艺启动和运行的经验，需结合本地水质特点，建立臭氧-生物活性炭的强化常规工艺、长江水源的深度处理快速启动技术和优化运行。针对长荡湖高溴、高有机物和pH高且波动大的水源水质现状问题，需要开展基于臭氧-上向流生物活性炭深度处理技术的常规强化处理和系统优化运行的研究，通过水厂全流程水质安全保障关键技术工程示范，全面提升常州地区出厂水水质安全保障技术水平。

3. 管网供水水质安全问题

截至2016年年底，常州主城区供水管网总长度达5737km（不含小区立管长度），其中DN50以上达4447km；二次供水泵房总数达478个，管网叠压供水形式240个，"水箱＋变频恒压"形式的179个，"低水位水箱＋工频泵＋高位水箱"10个，小型管网叠压49个。少数小区处于管网末梢，水龄较长，二次供水水箱水质检测偶发指标不合格。2014年，管网水质指标检测10755项次，综合合格率99.84％。管网水质检测结果反映，主要存在问题为余氯、浊度不达标（未达到《生活饮用水卫生标准》GB 5749—2006水质要求）。2015年，管网水质指标检测12447项次，综合合格率达99.95％，主要问题为浊度不达标。2016年，管网水质指标检测15840项次，综合合格率达99.98％，主要问题为浊度及肉眼可见物不达标。

常州城区供水范围广，管网拓扑结构复杂，水力条件多变，易出现管网水龄过长、余氯浓度降低以及浊度升高等水质问题。另外，虽然二次供水设施已经实现规范化、标准化的管理，但部分小区由于入住率低的原因，小区二次供水的停留时间偏长。夏季偶尔出现肉眼可见物，浊度和菌落总数水质指标偶尔超标。另外，小区表后用户家中管道由用户家装自行选材，材质各种各样，水质缺乏保障，给龙头水水质达标造成阻碍。

供水管网漏损是复杂大型管网中存在的一大问题，管网漏损会造成大量水资源的浪费和供水公司的经济损失，严重的漏水事故甚至会造成服务压力降低、居民停水、地面塌陷以及水质污染等严重问题，威胁供水安全。

常州市要实现城区管网水质全面达标、输配水安全和漏损率显著降低的目标，需进一步明确管网水质敏感区域，实现管网水质与水量的全面监控，研究包括二次供水在内的管网水质保障技术以及管网漏损控制技术，建设复杂大型管网水质水量监控系统、管网水质污染预警系统和漏损控制系统等，提升常州通用自来水有限公司管网水质与安全运行保障的能力。另外，基于城乡一体化供水的水质保障要求，管网水质安全控制有待强化，多水源互用互备的供水模式与水源切换调度策略有待建立。金坛区部分乡镇地处丘陵地带，其管网输配缺乏合理高效的加压泵站优化运行策略，易出现供水压力不足或爆管等现象。因此，该地区的管网建设管理亟需开展因地制宜的技术研发和技术集成，形成满足多源供水水质安全和丘陵地带供水管网优化运行技术体系，通过工程示范，带动该区城乡一体化供水保障水平的提升。

6.2　饮用水安全保障科技成果

"十三五"期间，水专项针对太湖流域常州地区饮用水安全问题现状及需求，设置"常州市太湖流域水源饮用水安全保障技术与应用示范"课题，以"单项技术优化完善补短板、多屏障协同增效保安全"为基本思路，从保障水源安全、提高水厂水处理工艺技术适应性、增强管网水质水量安全性能，以及开展突发污染应急等多方面入手，开展水源地评估体系和评估方法、备用水源管理和应急快速启动技术、臭氧-生物活性炭深度处理工艺快速启动及工艺优化技术、复杂管网系统管网水质安全保障技术、多水源突发污染事件预警技术、潜在风险供水应急技术等方面的研究，通过技术创新、系统集成和综合示范，整体提升常州地区饮用水水质，实现示范区龙头水水质稳定达标。

6.2.1　长江水源和长荡湖水源的监测、预警和应急技术体系构建

水专项针对常州市长江水源和长荡湖水源，开展了一系列监测预警技术和应急技术的研究工作。主要包括：通过构建水源地安全评估指标体系对常州市水源安全评估，有效识别出各水源及应急水源存在的问题、短板及风险；通过对水源有机污染物筛查，确定特征污染物的清单；通过水力学模拟和编制预案速查手册，用于支持预警决策；构建水源水质在线监测系统，提出水源地水质监测预警系统建设技术指南；确定水厂的应急净水措施，指导水厂应急能力建设和应急净水处理。技术路线如图 6-1 所示。

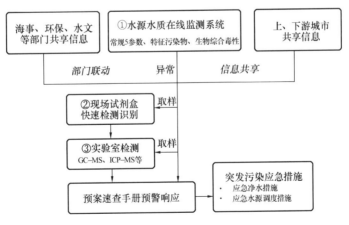

图 6-1　水源监测、预警、应急技术路线图

1. 水源安全评估

水专项课题研究主要采用层次分析法和"压力-状态-响应"模型拟合法，构建水源安全及污染风险评估方法。城市饮用水水源安全评估指标体系共包括用水增长水平、水质安全、水量安全、应急供水能力、监管防范能力 5 个维度、14 项指标。评价指标体系见

表 6-1。评价采用专家打分法，确定各指标权重，对常州市城市饮用水水源安全进行综合评估，提出水源保护、应急水源建设、水源配置的优化建议。

城市饮用水水源安全评估指标体系表 表 6-1

目标层	准则层	要素层	指标层	评估指标得分		
				单项指标评分	指标权重	
城市饮用水水源安全状况	压力子系统	污染风险及用水增长水平评估	污染源危害程度	5分	0.05	0.2
			风险种类及数量	5分	0.1	
			用水量增长水平	5分	0.05	
	状态子系统	水质安全评估	一般污染物水平	5分	0.1（0.05）	0.25
			有毒污染物水平	5分	0.15（0.1）	
			富营养化水平（湖泊）	5分	0（0.1）	
		水量安全评估	枯水年来水量保证率	5分	0.1	0.2
			取水、净水设施供水能力	5分	0.05	
			流域/区域水资源配置状况	5分	0.05	
	响应子系统	监管防范能力评估	风险综合防范能力	5分	0.1	0.2
			风险综合处置能力	5分	0.1	
		应急供水能力评估	应急水源供水规模	5分	0.05	0.15
			应急水源水质状况	5分	0.05	
			应急水源运维管理水平	5分	0.05	
合计	—	—	—	—	1	1

2. 水源特征污染物筛选

常州市水源特征污染物筛选研究，针对水源潜在生态风险和人体健康风险，采取主动采样与被动采样相结合、靶向分析与非靶向分析相结合、极性与非极性有机物检测相结合的实施策略，从长江水源地及其上下游水体中检测到的数百种有机污染物中，筛查出 68种候选特征污染物清单。以水源水质标准、优控清单、暴露与毒性参数等为参考依据，按照检出频率高、检出浓度高、水生毒性高以及水厂工艺去除率低的筛查原则，遴选出长江水源中 20 种特征污染物。其中，环氧七氯、苯并［a］芘、邻苯二甲酸二丁酯、邻苯二甲酸二（2-乙基己基）酯、全氟辛酸及其盐类、全氟辛基磺酸及其盐类、磷酸三（2-氯乙基）酯、三丁基锡及其衍生物 8 种特征污染物纳入常规监测污染物；阿特拉津（莠去津）、三氯苯、磷酸三乙酯、1，1，2-三氯乙烷、1，1，2，2-四氯乙烷、2，6-二异丙基萘、多菌灵、咖啡因、氯霉素、酮洛芬、十甲基环五硅氧烷、八甲基环四硅氧烷 12 种特征污染物纳入专项监测项目。

3. 突发污染预案数据库编制

水专项研究团队系统收集常州市魏村水厂水源取水口区域的水下地形资料，构建水动力模型，进行溶解性物质突发性水污染事故和溢油突发水污染事故的情景模拟。模拟参数包括污染事故地点（取水口上游和下游）、污染物释放量、河流径流量、潮型、潮时、风速、风向等，见表 6-2。模拟结果及不同污染情况的应对方式，形成突发污染预案数据库，并纳入常州市供水业务化管理平台。

4. 监测预警响应机制建立

科研人员研究建立了水源地水质监测系统，对水源地水质指标进行长期水质监测，具体包括长荡湖水源重点监测叶绿素 a、高锰酸盐指数和氨氮等核心污染物指标。同时综合水文、环保、海事部门以及上下游水厂的监测信息，建设水质监测预警模块，为水厂应对水源污染风险提供精准响应决策依据。

魏村水厂取水口上游溶解性物质水污染事故基础预案数据（部分）　　表 6-2

场景	距离 （km）	释放量 （kg）	大通流量 （m³/s）	潮型	潮时	到达时间 （h）	影响历时 （h）	最高浓度 （mg/L）
1	50	100	53463	大潮	落憩	6.8	41.1	1.7
2	50	100	53463	大潮	涨憩	6.5	41.5	1.7
3	50	100	53463	小潮	落憩	6.5	41.5	1.7
4	50	100	53463	小潮	涨憩	6.4	41.6	1.7
5	50	100	28303	大潮	落憩	9.8	38.3	3.2
6	50	100	28303	大潮	涨憩	9.7	38.3	3.3
7	50	100	28303	小潮	落憩	9.8	38.3	3.1
8	50	100	28303	小潮	涨憩	9.5	38.5	3.3
9	50	100	11611	大潮	落憩	20.7	27.3	4.4
10	50	100	11611	大潮	涨憩	19.8	28.3	7.4
11	50	100	11611	小潮	落憩	20.7	27.3	5.0
12	50	100	11611	小潮	涨憩	20.3	27.7	7.2
13	40	100	53463	大潮	落憩	5.7	17.2	2.0
14	40	100	53463	大潮	涨憩	5.4	22.6	2.0
15	40	100	53463	小潮	落憩	5.4	17.8	2.0
16	40	100	53463	小潮	涨憩	5.3	20.6	2.0
17	40	100	28303	大潮	落憩	8.2	29.5	3.7

5. 应急保障措施完善

科研人员针对不同水源的突发污染事故，研究确定了对应的应急保障技术措施。

长江水源的主要风险污染物是油类、苯类和酚类污染物。科研人员在常州魏村水厂中试系统模拟开展原水柴油加标试验，结果表明：对于原水柴油含量在 0.25～1.50mg/L 的突发污染，在魏村水厂取水口投加粉末活性炭 20～40mg/L，出厂水的石油类浓度稳定小于 0.01mg/L，冷嗅和热嗅均无嗅味，满足出厂水水质标准要求。

长荡湖水源的主要风险污染物是藻类和重金属类污染物。对于藻类及其代谢产物的突发水污染，采取在取水口投加高锰酸钾和水厂内投加粉末活性炭，并优化臭氧-生物活性炭工艺的运行参数以强化藻类及其代谢产物的控制。中试系统试验中，模拟原水镉离子浓度为《生活饮用水卫生标准》GB 5749—2006 限值 5 倍的突发水污染情况，通过在水厂进水管投加氢氧化钠调节原水 pH 至 8.5～8.7，混凝剂投加量增加至 3～5mg/L，出厂水的镉浓度可以稳定达标。技术工艺示意图如图 6-2 所示。

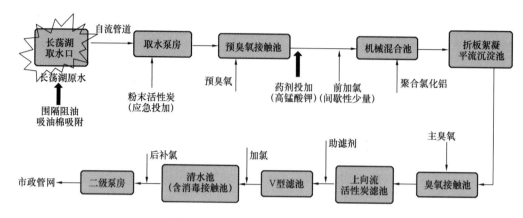

图 6-2 长荡湖水厂应急技术示意图

6.2.2 备用水源应急快速启动运行技术

一个城市确保饮用水安全，除了日常供水保障外，还需要在水源突发污染等紧急情况发生时，能快速启动应急水源，以满足应急供水的要求。应急水源平时不使用，管道中的存水由于生物作用会导致溶解氧浓度持续下降。如果滞留时间过长，管道中水质恶化，严重时会导致水的黑臭。在这种情况下，应急水源启动时，必须先行排出管道内的存水并冲洗管道。这一操作将浪费宝贵的应急时间。因此，应急水源及其输水管道的日常维护，特别是能够采用有效措施控制输水管中存水的滞留时间，避免出现水质恶化现象，是备用水源应急快速启动的关键。

科研人员以常州德胜河应急水源为对象，系统研究了应急输水管中存水水质衰减特性，获得了相应预测模型，确定管道存水置换时间，以用来控制管道存水的水质恶化。该技术主要针对压力输水型应急水源的热备。

1. 管道存水水质衰减模拟

科研人员以溶解氧不低于 2mg/L 作为管道保持好氧状态的控制指标，利用管道存水水质衰减特性和关键水质指标参数预测管道存水所需的换水周期。水质指标包括常规指标（pH）、有机物指标（DO、COD_{Mn}、TOC 和 UV_{254}）、营养盐指标（NH_3-N、NO_2-N 和

NO_3-N）和微生物指标（细菌总数）。经测试，水质衰减特性如下：

1）水质较好的水源水（DO 饱和度大于 90%，COD_{Mn}<4mg/L 且 NH_3-N<0.5mg/L），溶解氧的衰减主要受温度的影响。在 10℃、20℃和 30℃条件下，溶解氧降到 2mg/L 所需时间分别为 4 周以上、2 周和 1 周。水体溶解氧与温度影响关系趋势图如图 6-3 所示。

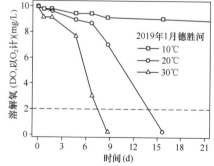

图 6-3 水体溶解氧与温度影响关系趋势图

2) 水质极差的水源水（DO 饱和度小于 40%，$COD_{Mn}>4mg/L$ 且 $NH_3\text{-}N>0.5mg/L$），管道存水好氧状态保持时间小于 3d。当水源水处于此种条件下，不适宜进行应急输水管的换水作业。

3) 水源水质介于上述 1) 与 2) 两种情况之间时，根据原水 $NH_3\text{-}N$ 浓度，用模型回归式进行计算，见式（6-1），所得结果为温度 20℃ 时的好氧状态保持时间。温度 10℃ 对应的好氧状态保持时间是计算值的 2 倍，温度 30℃ 对应的好氧状态保持时间是计算值的 0.5 倍。

$$好氧状态保持时间(d) = \frac{DO_0 - 2}{0.51 \times 原水\,NH_3\text{-}N\,浓度 + 0.46} \tag{6-1}$$

式中　　　　　DO_0——原水初始 DO 浓度，mg/L；

原水 $NH_3\text{-}N$ 浓度——原水初始 $NH_3\text{-}N$ 浓度，mg/L。

本研究中，管道存水水质衰减模拟的建模方法为：根据溶解氧衰减的反应动力学关系式，先对不同水质参数（COD_{Mn}、TOC、$NH_3\text{-}N$）进行相关性分析，发现 $NH_3\text{-}N$ 的相关性高。经过模型回归，获得好氧状态保持时间的算式。不同水源地，模型参数需根据当地试验数据进行回归获得。

2. 应急水源热备方案

在应急输水管管道存水水质衰减模拟试验研究基础上，水专项的科研人员和工程实践人员针对常州供水应急热备需求，编制了《常州备用水源切换及快速启动技术导则》和《魏村水厂备用水源应急启动作业指导书》，建立了应急水源热备方案。

方案中明确，当管道存水保持在好氧状态的条件下（$DO>2mg/L$），水中各项污染物指标的变化情况是：COD_{Mn}、TOC 和 UV_{254} 基本保持不变，嗅味强度没有显著增加，pH 和菌落总数略有降低，$NH_3\text{-}N$ 和硝酸盐的浓度降低，亚硝酸盐浓度先升后降。总体上，管道存水的水质基本保持稳定，对于水厂净水处理没有实质性的影响。在该方案的支持下，常州市的供水应急热备可实现水源切换后至稳定供水不超过 6h 的快速响应，包括启动应急水源和输水管线清洗时间少于 2h，水厂净水工艺调整的时间少于 4h，保障水源切换全过程供水不间断。

6.2.3　适于长江水源低营养负荷下的臭氧-生物活性炭工艺优化运行技术

常州市魏村水厂原主流工艺为混凝、沉淀、过滤、消毒的常规处理工艺，难以满足长江水源复杂的水污染特征。水专项科研人员在识别长江水源物理化学污染特性的基础上，开展了臭氧-生物活性炭工艺优化运行技术研究。

该项工作以 DOC、UV_{254}、$NH_3\text{-}N$ 为核心评价指标，研究臭氧投加量、臭氧接触时间、炭柱空床停留时间、反冲洗周期、炭层厚度等影响因素对出水水质指标的影响，从而确定臭氧-生物活性炭工艺的最佳运行工况。研究结果如下：

1) 当主臭氧投加量小于 1mg/L 时，主臭氧环节对 DOC、UV_{254}、$NH_3\text{-}N$ 均有一定的去除效果，水体有机物浓度有所降低。而当投加量大于 1mg/L 时，水中不溶性有机物被臭氧氧化为可溶性有机物，有机物浓度反而升高。主臭氧投加量为 0.50～0.75mg/L。

2）主臭氧接触时间长短对原水中污染物去除影响不大。

3）随着活性炭柱停留时间增长，活性炭柱对 DOC、UV_{254}、NH_3-N 的去除率均有所增加。综合考虑成本和运行管理要求，空床停留时间为 15min。

4）随着过滤周期的延长，臭氧-生物活性炭工艺对 UV_{254} 和氨氮的去除，呈现先增长再稳定后下降的趋势。当停留时间到第 8～9d 的时候，出水水质变差。反冲洗周期为 8d，此时生物膜较稳定，反冲洗不会使生物量产生明显损失。

5）活性炭滤池表层（0～30cm）对 DOC、UV_{254} 的去除率较高，中层（30～60cm）对氨氮的去除率较高，这与不同厚度炭层优势生物种群特异性相关。炭层厚度确定为 150cm。

6.2.4 适用于长荡湖原水水质特征的全流程工艺协同净化技术

常州市长荡湖原水呈现出高锰酸盐指数高、pH 波动、含溴化物的水质特性。针对长荡湖原水的水质特性，科研人员研究提出了不同季节的水处理工艺流程：夏季，通过高锰酸钾预氧化和预臭氧两种预处理技术协同，控制沉后水浊度，并同时提高常规工艺对有机物的去除效能。工艺流程如图 6-4 所示。冬季，采用投加铁/铝复配混凝剂强化混凝与预臭氧协同技术，控制沉后水浊度，并有效降低混凝剂的投加量。工艺流程如图 6-5 所示。

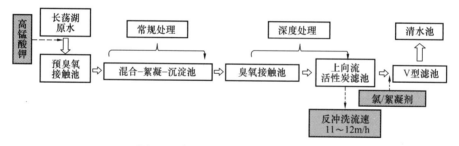

图 6-4　水厂夏季水处理工艺流程图

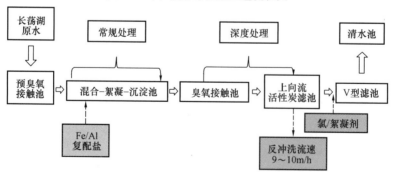

图 6-5　水厂冬季水处理工艺流程图

水厂各处理工艺单元优化调整内容如下：

1）在混凝工艺前，实施预氧化工艺，以起到助凝和提高有机物去除效能的作用，进一步强化常规工艺单元的净化效能。

2）对各种混凝剂及其投加方案进行优化，有效提高混凝过程对污染物的去除效果，稳定控制沉淀池出水浊度。

3）对臭氧投加量和投加方式进行优化，以提高臭氧化去除污染物的效能，并降低副产物产生。

4）在活性炭池运行过程中，确定合适的炭池冲洗强度，从而快速、彻底地去除炭层中累积的颗粒杂质和活性炭颗粒上老化增厚的生物膜，从而降低运行周期内的炭出水浊度、颗粒数和细菌数，实现炭池的高效净化。

5）后置砂滤作为最后屏障，通过滤前加氯，有效灭活水中颗粒上所附着的微生物，并抑制砂滤层微生物的生长，降低颗粒表面的表面负电荷和双电层排斥作用，达到强化过滤的效果。

通过以上五个方面的研究，构建基于预处理＋强化混凝＋深度处理优化＋后置砂滤的全流程净化技术。

各工艺单元技术参数优化的研究成果如下：

1）夏季，采用 $0.5\sim0.6mg/L$ 的高锰酸钾预氧化、$0.7\sim1.0mg/L$ 预臭氧、$60\sim65mg/L$ 的聚合氯化铝强化混凝，沉后水浊度达到《江苏省城市自来水厂关键水质指标控制标准》DB 32/T 3701—2019 的要求，高锰酸盐指数去除率提高到 60% 以上。冬季采用 $0.4\sim0.7mg/L$ 预臭氧、$45\sim50mg/L$ 的聚氯化铝复配聚合硫酸铁（铁盐与铝盐的浓度比为 1:6）强化混凝，沉后水浊度稳定达标。

2）臭氧-上向流生物活性炭深度处理工艺中，主臭氧投加量在 $1.0\sim1.5mg/L$，采用 3:1:1 方式投加。夏季，炭池的最佳反冲洗流速为 $11\sim12m/h$；冬季，炭池的最佳反冲洗流速为 $9\sim10m/h$。炭池反冲洗周期延长至 20d，炭池反冲洗排水历时由原来的 50min 缩减至 40min。

3）后置砂滤池的滤前加氯量为 $0.5\sim1.0mg/L$，或使用微絮凝技术，投加 $5mg/L$ 的聚合氯化铝，可保障后置砂滤出水水质稳定达标。

6.2.5　厂网联动水质保障技术

针对常州管网水质监测网络不完善、水质沿线变化不明、水质薄弱区域不清、市政管网余氯时空分布不均等问题，水专项科研人员研究建立了厂网联动水质保障技术：一是通过管网采样法和水质模型法识别出管网水质薄弱区，构建厂-网-二次供水全流程水质监测网络；二是形成基于多参数协同反馈的二次供水水质预警技术，构建以小区入口和水箱出口水质为关键控制点的水质分段监管与保障机制；三是以小区入口为关键控制点，提出管网和二次供水加氯优化方案，实现龙头水余氯浓度稳定达标。

1. 厂-网-二次供水全流程水质监测

科研人员通过管网采样法和水质模型法，识别出制约龙头水稳定达标的关键指标和管网水质薄弱区，构建厂-网-二次供水全流程水质监测网络，监测数据实时上传至管网调度中心数据库。每天采集各种频率的运行数据近 200 万条，实时监控管网运行情况。

2. 多参数协同反馈的二次供水水质预警技术

在充分考虑管网水质沿线逐渐劣化规律的基础上，以龙头水余氯浓度稳定达标为前提，科研人员研究明确了小区入口和二次供水水箱的出水余氯的最低浓度限值：冬季为 0.25mg/L，夏季为 0.35mg/L。以此为依据，确定了出厂水和管网加氯量，将龙头水的水质安全保障防线前移。同时，利用二次供水水箱出水余氯精准调控技术，根据用户龙头水余氯浓度，确定二次供水水箱出水余氯浓度，并实时调控自动补氯装置的加氯量。

3. 厂网联动优化投氯技术

科研人员以水质模型末梢（即小区入口）余氯浓度满足 0.25mg/L 为前提条件，研究确定水厂和增压站的投氯方案。通过多点加氯优化调整，实现供水管网的精准加氯，在降低消毒剂投加量的同时，提高了市政管网余氯时空分布均匀性。通过该措施，冬季总加氯量降低 11.2%，管网余氯分布均匀度提高 13.7%；夏季总加氯量降低 4.6%，管网余氯分布均匀度提高 13.6%。

6.3 示 范 工 程

6.3.1 魏村水厂深度处理工艺优化运行示范工程

1. 工程总体情况

示范工程实施前，魏村水厂一期工程采用"机械絮凝＋平流沉淀＋V型滤池"的净水工艺，规模为 40 万 m³/d；二期工程采用"法国 OTV 公司 Multiflo 絮凝高速沉淀＋TGV 滤池"工艺流程，规模为 30 万 m³/d。依托水专项技术研究成果，魏村水厂进行深度处理工艺优化的示范工程建设。该项工程于 2019 年 8 月建设完成，工程规模为 70 万 m³/d，工程总投资 14847 万元。工艺流程如图 6-6 所示。

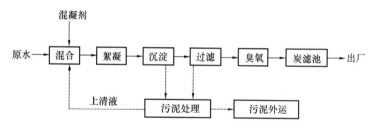

图 6-6 魏村水厂深度处理工程工艺流程图

2. 工程示范技术

该工程主要示范技术内容为"适于长江水源低营养负荷下的臭氧-生物活性炭工艺优化运行技术"。示范内容包括：优选混凝剂种类及投加量、助凝剂投加量，确定强化常规工艺运行参数，提升常规工艺的抗冲击能力，实现常规工艺稳定运行。深度处理工艺环节中，优化臭氧投加量，完善活性炭过滤速度、反冲洗周期、反冲洗强度等参数，保证臭氧-生物活性炭深度处理工程的快速启动和稳定运行。

该工艺流程中的具体技术参数如下：长江原水高锰酸盐指数为 2.0～3.2mg/L；预臭氧投加量为 0～0.5mg/L；絮凝剂铝盐投加量为 25～35mg/L；助凝剂投加量为 0.07～0.09mg/L；主臭氧投加量为 0.50～0.75mg/L；主臭氧投加方式为 1∶1∶1；炭池周期为夏季 7～8d，冬季 10～12d。

深度处理单元稳定运行后，该工艺单元的制水成本约为 0.16 元/m³。

3. 工程运行管理情况

通过该项工程的建设运行，科研人员和工程技术人员结合水专项研究成果，修订完善了《魏村水厂 Multiflo 滤池操作规程》和《魏村水厂臭氧-活性炭深度处理操作规程》等 10 项相关操作规程，用于指导水厂的日常运行管理。示范工程实施后，水厂出厂水水质满足《生活饮用水卫生标准》GB 5749—2006 要求和《江苏省城市自来水厂关键水质指标控制标准》DB32/T 3701—2019 要求。

6.3.2　长荡湖水厂臭氧-上向流生物活性炭工艺优化运行示范工程

1. 工程总体情况

长荡湖水厂原水取自长荡湖，为金坛区主要供水厂。长荡湖水厂于 2016 年 2 月开工建设，2018 年 6 月竣工验收，2018 年 7 月投产运行，建设周期为 2.5 年，总投资 70332 万元。工程总规模为 30 万 m³/d，一期规模为 20 万 m³/d。示范工程建设后，该水厂的工艺流程如图 6-7 所示。水厂鸟瞰图如图 6-8 所示。

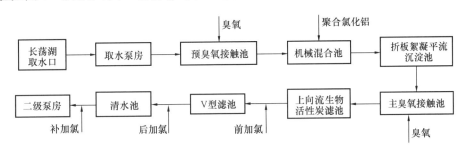

图 6-7　长荡湖水厂净水处理工艺流程图

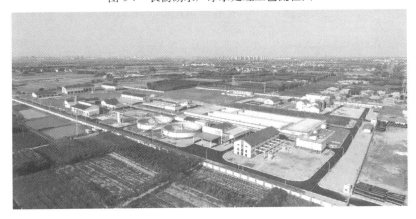

图 6-8　长荡湖水厂鸟瞰图

2. 工程示范技术

长荡湖水厂结合水专项技术成果，主要开展以臭氧-上向流生物活性炭深度处理工艺为核心的水厂全流程工艺优化运行技术工程示范，技术内容包括：预处理优化、铝铁盐复配药剂强化混凝、主臭氧投加量和投加方式优化、上向流生物活性炭工艺优化、后置砂滤前加氯强化过滤等。各工艺单元的技术参数见本书 6.2.4 节。水厂工艺单元稳定运行后，深度处理单元制水成本平均约为 0.11 元/m³。

3. 工程运行效果

示范工程运行以来，对水厂各工序段水质进行跟踪检测，沉后水浊度保持在 1.5NTU 以下，出厂水水质优于《生活饮用水卫生标准》GB 5749—2006 要求，达到《江苏省城市自来水厂关键水质指标控制标准》DB32/T 3701—2019 要求。

6.4　科技成果在全市的推广应用情况及实施成效

水专项科研项目紧密结合常州市城市供水发展要求开展科技研究工作，构建了备用水源应急快速启动运行关键技术、长江水源和长荡湖水源的监测预警技术、适于长江水源低营养负荷下的臭氧-生物活性炭工艺优化运行技术、基于厂-网-二次供水联动的龙头水水质保障技术，形成了适合常州市水源水质特点的饮用水安全保障技术体系。科研人员将以上技术研究成果结合工程应用实践，编制了《常州水源地水质预警监测技术体系建设技术指南》《常州备用水源切换及快速启动技术导则》《常州突发污染应对技术指南》和《常州二次供水水质安全保障技术指南》。这些技术指南和导则目前已经由常州市管理部门正式对外颁布，并在常州供水企业内部广泛推广，整体提升常州市城市饮用水安全保障能力。

目前，常州市已经建立了"江湖并举"多水源格局的饮用水安全保障综合解决方案，实现了水源污染时的快速切换，提升了常态和突发事件情况下城市安全供水保障能力。常州市市域自来水厂深度处理覆盖率 100%，水厂水质达标率 100%，水厂出水水质优于《生活饮用水卫生标准》GB 5749—2022，达到《江苏省城市自来水厂关键水质指标控制标准》DB32/T 3701—2019 要求，综合示范区内 100 万人口龙头水稳定达标，并由示范区逐步向外扩散。

6.5　城市供水安全保障未来发展展望

"十四五"期间，常州市将继续探索水源水质监测、"最后一公里"水质安全保障、智慧水务建设等领域的前沿科技，进一步提升供水系统韧性。主要工作内容包括以下几个方面：

1）掌握水源特征并控制水源污染

常州市将增加新孟河为备用水源。但在该备用水源建成投运前，德胜河仍是常州城区主要应急备用水源，面临较大的水质污染压力。常州市将继续开展城市饮用水水源安全评估工作，保护水源水环境质量，降低污染风险。

2）水厂、管网、二次供水联动的供水安全保障系统

在水厂现有工艺基础上，常州市将进一步开展贫营养条件下臭氧-生物活性炭技术和粉末活性炭联用技术研究，以应对长江水源突发污染事件。另外，将针对长江原水含沙量大，无机成分高的特点，研究板框式压滤机、串螺式污泥脱水机等不同污泥脱水工艺特点，探寻运行稳定可靠、维护成本低、全自动控制的污泥脱水工艺和设备。

3）供水系统智慧水务建设

常州市供水智慧化已经初步显现效果，在原有水厂 SCADA 系统、管网 GIS 系统、二次供水管理等供水业务平台基础上，增加了水源监测预警、水厂多级屏障、厂网水质联动、二次供水监控等功能模块。但是，信息化平台在决策支持和科学化管理方面仍存在不足，数据挖掘分析功能还很薄弱。常州市将进一步完善数据仓库建设，形成数据共享平台和大数据分析平台，充分发掘数据价值，为优化管理和决策提供数据支撑。

第7章 嘉兴市饮用水安全保障科技成果综合示范应用成效

嘉兴为浙江省地级市，位于浙江省东北部，是长三角城市群、上海大都市圈重要城市。嘉兴地区地处太湖流域末端、地势平坦，平原被纵横交错的塘浦河渠所分割，田、地、水交错分布，形成"六田一水三分地"，水乡特色浓郁，是典型的平原河网地区。

在供水安全保障方面，截至 2020 年年底，嘉兴市共有 2 个水源地，均以河网水经水源湿地处理后作为水源，水源水质基本稳定在地表水Ⅲ类水体；共有 2 座县（市）供水厂，总制水能力达到 55 万 m^3/d，已全部实现深度处理工艺；DN100 以上供水管道达 1304km，其中 DN300 以上供水管道为 489km，供水区域覆盖市区、周边工业园区及市属 10 个乡镇，供水服务人口 120 万人，已实现城乡供水同网、同质、同价、同服务，有力保障了饮用水水质安全。

在水专项的科技支撑下，嘉兴市针对水源特征，以构建饮用水安全保障技术体系、解决龙头水水质安全问题为重点目标，开展关键技术研究和示范应用，形成了从源头到龙头饮用水安全保障多级屏障工艺与解决方案，支撑了当地饮用水工程的规划设计、建设运营与运行管理，显著提升了城乡一体化供水风险管控能力和管理水平，达到节能降耗、保障水质安全的目的，更为嘉兴市新一轮高质量发展提供了强有力的支撑，为城乡居民共同富裕和美好生活提供了保障。

7.1 水专项实施前城市供水情况

嘉兴地区地处太湖流域末端，河网交织，地势平坦，河水流速缓慢，过境流量大（75%水量为过境水）。受特殊的地理位置及水文条件限制，嘉兴市水体水质不断恶化。2009 年以前河网水体多为地表水Ⅳ-Ⅴ类，甚至地表水劣Ⅴ类水体，是典型的污染河网水体。如图 7-1 所示为当时地表水环境质量状况。2008 年嘉兴市环境状况公报显示，全市 62 个市控以上地表水常规监测断面中，仅南北湖和乌镇北两个断面水质满足地表水功能区类别要求，分别为Ⅱ和Ⅲ类，占 3.22%；Ⅳ类、Ⅴ类和劣Ⅴ类水质分别占 6.45%、29.03%和 61.30%，主要超标因子为氨氮、总磷、溶解氧和高锰酸盐指数、五日生化需氧量。

在"十一五"初期，嘉兴市城市饮用水安全保障方面，主要存在下列几个方面的问题：

1) 水源水质污染严重，与集中饮用水水源地水质标准差距较大，呈现典型的高氨氮

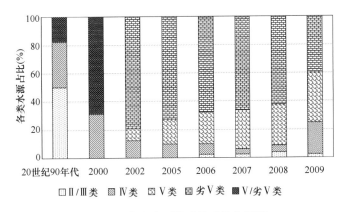

图 7-1　嘉兴水环境质量现状分析图

和高有机物污染的特点

由于无其他水源，所以水厂原水仍然只能采用河网水，原水水质呈现典型的高氨氮和高有机物污染的特点，主要有以下特征：原水的高锰酸盐指数年平均值都在 7mg/L 以上，最大值达到 12mg/L，有机污染非常严重；氨氮含量平均值在 1mg/L 以上，最大值超过6mg/L；原水浑浊度变化不大（暴雨期间除外），年平均值为 45～50NTU，属于中低浊度水，色度较高，且有嗅味，视觉效果差。嘉兴市水环境污染和饮用水水源地水质状况，已经直接影响到嘉兴市民的饮水安全，严重阻碍经济和社会高速发展，并对区域生态系统和居民身体健康造成长期负面影响。

2）供水厂运行稳定性及出水水质需进一步提升

"十一五"初期，嘉兴市虽已具备一定的针对高氨氮、高有机物的净水工艺，但在应用基础上的设计参数、工艺运行参数尚不完善，尤其是臭氧生物活性炭工艺缺乏生产运行管理的科学指导。采用预处理、常规处理、臭氧-生物活性炭等现有工艺处理后，以河网水源的水厂出水水质可基本符合《生活饮用水卫生标准》GB 5749—2006，但是水厂出水水质不稳定，且出水有机物浓度仍然偏高，低温期氨氮出水无法稳定达标，饮用水口感相对于优质水源水来说稍差。因此，需要构建互补性强、协同性好的污染河网原水安全处理的集成技术体系，对水厂工艺及运行进行进一步优化，提高水厂出水水质及其出水稳定性。

3）城乡一体化管网末梢龙头水无法稳定达标

嘉兴市是我国较早推广城乡一体化供水的城市之一，其城乡一体供水覆盖水平已经达到全国前列。城乡统筹供水管网不同于城市管网，具有管网结构复杂、管材多样、长距离辐射式输配水、水龄长等特点，导致水质变化较大，尤其是乡镇末端管网的水质稳定达标问题较为突出，主要表现出末梢点微生物风险大。如何保障管网水质，特别是管网末梢水质，成为安全供水的限制因素。

4）城乡一体化供水系统管网漏损率较大且调度能耗较高

城乡一体化供水过程中，由于管网系统规模急剧扩大、供水距离变长等原因，导致输水压力升高。另外，由于乡镇供水管网原有管网老化、材质差、管网漏损管理技术较为粗放等原因，供水管网年漏损率和千吨水运行能耗均较高。因此，如何研发针对城乡一体化供水特征的高效管网漏损监控技术以降低管网漏损率，如何实现城乡一体化供水系统的精准加压以降低调度能耗，是亟待解决的问题之一。

5）缺乏集技术体系与管理体系于一体的全流程的综合平台

城乡一体化供水具有管网长、呈辐射状、用水量变化波动大等特点，且管网水质影响因素多，基于城乡供水一体化的要求，结合城乡差异，建立城乡统筹供水运行监管网络平台，通过城乡一体供水系统水力、水质动态模型及优化调度等技术支撑，可进一步提高城乡管网的漏损控制，保障龙头水水质合格率。同时，通过发挥综合平台的作用，可真正起到全程监管，实现城乡供水"从源头到龙头"的联调联控。

7.2 饮用水安全保障科技成果

在水专项的支持下，嘉兴市开展了"高氨氮和高有机物污染河网原水的组合处理技术集成与示范""区域饮用水水源优化配置及水质改善技术集成与示范""浙江太湖河网地区饮用水安全保障技术集成与示范""嘉兴市城乡一体化安全供水保障技术集成与综合示范"等课题的研究，在水源湿地水质改善、污染河网水源净水工艺提升、城乡统筹供水管网安全输配、源头到龙头综合平台构建、管网降漏节能等方面取得了一系列技术突破，构建了源头到龙头的城乡一体化供水综合集成平台，探索城乡一体化供水保障业务化运行管理，建成了 7 个示范工程，颁布了 15 部标准和导则，形成了嘉兴污染河网水源城乡一体化安全供水保障集成技术体系，实现全过程监管，保障了嘉兴市全市域 120 万人口龙头水达标全覆盖。2020 年全市域 968km² 管网漏损率降低至 7.11％，供水能耗在 2016 年的基础上下降了 9.8％。水专项有力地支撑了当地饮用水安全保障能力整体提升。

7.2.1 受污染水源人工湿地强化净化技术

饮用水水源地保护对于减少饮用水处理成本和提高饮用水质量具有至关重要的作用。因此，研究饮用水水源水质的改善，减轻水厂工艺负荷，从而保障饮用水安全，是受污染水源地区必须解决的重大资源环境与社会问题。

针对地表水源中有机污染物成分复杂但浓度较低、氮磷含量较高等特点，水专项科研人员研发了适用的人工湿地技术。人工湿地技术因其投资运行成本低、对有机污染物去除效率较高等优势得到了国内外的广泛重视。该技术主要利用水陆交错带厌氧-好氧环境交替频繁、生物活性高的特点，通过构建大面积水陆交错带湿地、在湿地中构筑丰富的人工根孔以及在运行中周期性调节水位等方式，强化水陆交错带水质净化功能。在湿地构建初期，构造一个由根系、土壤微生物、水、空气等组成的"多层次界面系统"，利用其良好的多层次交叉管孔分布特征对污染物质的空间传输迁移进行导流和富集作用，并影响土壤亚界面各种物质和能量的流动过程。污染物在土壤-根孔微界面发生优先流动和迁移，并在土壤系统的物理、化学和微生物作用过程中，达到转化降解并最终去除的目的（图 7-2）。

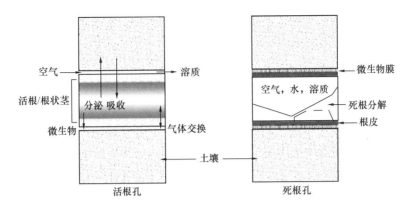

图 7-2　湿地根孔技术原理示意图

针对嘉兴河网地区水源水质污染较为突出的问题，水专项科研人员研究构建了包含预处理区-湿地根孔生态净化区-深度净化区等功能区的生态型人工湿地。生态湿地内部设置关键的净化处理单元进行合理搭配，并通过优化运行方式，实现各种类型污染物的分级净化，显著提升水源水质。同时，针对冬季低温期塘-湿地系统对氨氮去除效率较低的问题，科研人员在揭示湿地不同功能区、不同结构单元的土壤微生物作用强度和贡献率的基础上，首次提出了受污染水源人工湿地强化净化技术。

主要技术内容包括：湿地植物床-沟壕系统改进技术，充分发挥水陆交错带边缘的过滤净化效应，以增加水源水在湿地交错带边缘的过滤比例、氨氮氧化能力、磷吸附能力；水力调控和水质净化功能耦合提高技术，通过合理水力调控使更多水量流经根孔植物床，局部强化曝气，分步进水、物理介质强化等工艺强化水陆交错带的边缘过滤效应，提高对氨氮的去除效率；配置冬季常绿植物，提高冬季氨氮的去除效率。水源生态湿地净化示意图如图 7-3 所示。

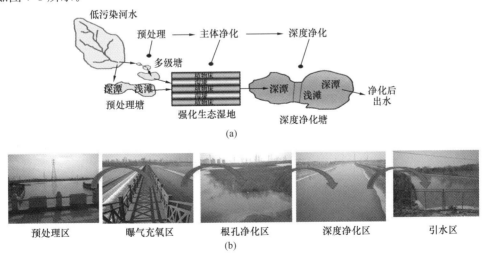

图 7-3　水源生态湿地净化示意图

（a）塘-湿地多级净化系统链；（b）净化流程

水专项研发的受污染水源人工湿地强化净化技术在嘉兴石臼漾水源生态湿地、嘉兴贯泾港水源湿地中进行了示范应用。通过水源生态湿地的净化，湿地出水主要水质指标提高1个类别以上。石臼漾水源生态修复工程获得"中国人居环境范例奖"、联合国人居署"迪拜国际改善居住环境最佳范例奖"。联合国人居署协调官万迪·西弗斯女士对该项目作出高度评价："石臼漾生态湿地利用非化学工程的源水净化方法，保障了当地居民的饮用水安全，有效促进了生态和人居环境的持续改善，为同样身处源水微污染地区的发展中国家解决城乡饮用水安全问题提供了可借鉴的示范经验，具有深远的意义。"

7.2.2 高氨氮高有机物污染河网原水多级屏障处理技术

嘉兴地区河网原水存在高氨氮和高有机物污染的问题，常规工艺处理能力有限，尤其是冬季低温期面临着氨氮浓度上升而生物活性效率下降等双重压力，水厂出水无法稳定达标，水专项科研人员研发了高氨氮和高有机物污染河网原水的典型工艺优化组合技术、以两级过滤和臭氧生物活性炭为主的水厂高效处理技术、冬季低温下多载体强化生物除氨氮技术、水温水质协同预警水源主动切换技术等关键技术，构建污染河网原水污染物的多级屏障，实现低温高氨氮原水协同净化，有效提升了对氨氮、有机物的去除效率，实现出厂水全面稳定达标，解决了一直困扰嘉兴地区的冬季低温条件下出水氨氮无法稳定达标的难题。

1. 高氨氮和高有机物污染河网原水的典型工艺优化组合技术

对于高氨氮和高有机物污染河网原水而言，必须进行各工艺之间的有效组合，充分发挥各处理工艺的优势能力。但是如何有效地对各工艺单元之间进行组合，达到安全、高效、经济的集成工艺，是保证出水水质达标的关键所在。

水专项科研人员在建设全流程饮用水处理工艺系统中试基地及中试试验的基础上，研究各处理单元对不同污染物的去除优势，并逐个提高各处理单元处理效能，通过优化高浓度污泥回流的高效沉淀、上向流微膨胀生物活性炭过滤、两级砂滤池、两级臭氧-生物活性炭工艺等各处理单元，进行预处理技术、强化常规技术、深度处理技术整合，重点研究整个处理工艺流程中各处理单元之间的协同强化作用，充分发挥各处理单元的多级屏障协同作用，筛选出了几种适合不同原水水质特点的经济有效的工艺流程，出水水质达到《生活饮用水卫生标准》GB 5749—2006，形成了针对原水水质不同污染特点的全流程饮用水处理技术体系。

1）当原水氨氮最高月平均值在1.5～3.0mg/L，COD_{Mn}最高月平均值小于8.0mg/L时，需采用工艺1，即采用生物预处理＋强化常规工艺＋臭氧-活性炭深度处理工艺，才能保证出水高锰酸盐指数在3mg/L以下。

工艺1：原水→生物（化学）预处理→强化混凝沉淀→（砂滤）→臭氧氧化→上向流生物活性炭→（微絮凝）→砂滤→出水

或：原水→生物（化学）预处理→强化混凝沉淀→砂滤→臭氧氧化→下向流生物活性炭→出水

而当原水中氨氮浓度小于 1.5mg/L，COD_{Mn} 小于 6.0mg/L 时，可以不采用生物预处理工艺，而直接采用：原水→（强化）混凝沉淀→砂滤→臭氧氧化→下向流生物活性炭→出水

或：原水→（强化）混凝沉淀→砂滤→臭氧氧化→上向流生物活性炭→砂滤→出水

2）当原水氨氮浓度长期在 3mg/L 以上，COD_{Mn} 浓度长期大于 8mg/L 时，一级臭氧-生物活性炭深度处理工艺不能保证出水 COD_{Mn} 在 3mg/L 以下，为确保出水水质 COD_{Mn} 小于 3mg/L，需采用工艺 2，即生物预处理＋强化常规＋两级臭氧-生物活性炭深度处理工艺流程。

工艺 2：原水→生物（化学）预处理→（强化）混凝沉淀→砂滤→一级臭氧-生物活性炭→二级臭氧-下向流生物活性炭→出水

对于高氨氮和高有机物污染的饮用水水源来说，需充分挖掘各处理单元的效能，通过多级屏障工艺来保证出水氨氮、COD_{Mn} 的达标。当原水 COD_{Mn} 长期大于 8.0mg/L 时，一级臭氧-生物活性炭深度处理工艺不能保证出水水质在 3.0mg/L 以下，需采用二级臭氧-生物活性炭工艺。一般通过增加活性炭层的厚度和活性炭池的停留时间，可使得第一级臭氧-活性炭对 COD_{Mn} 的去除率在 35％左右，第二级臭氧-活性炭工艺在 20％左右。所以要使最终出水 COD_{Mn} 小于 3.0mg/L，则需控制深度处理进水 COD_{Mn} 在 5.5mg/L 以下。也就是说常规处理出水 COD_{Mn} 小于 5.5mg/L 是两级臭氧-生物活性炭深度处理出水 COD_{Mn} 达标小于 3.0mg/L）的条件，所以必须重视混凝沉淀常规工艺单元。

该项技术分别在嘉兴贯泾港水厂一期、嘉兴平湖古横桥水厂三期工程中得到了示范应用。

2. 冬季低温下多载体强化生物除氨氮技术

通过上述典型组合工艺，嘉兴地区水厂出水水质基本能够符合《生活饮用水卫生标准》GB 5749—2006 要求，但当原水浊度增高后，现有水处理工艺存在预处理池填料易积泥及水生贝类附着严重等问题，导致填料下沉池底，不能发挥所有填料正常的流化状态，导致其运行处理效果下降。另外，冬季低温期，生物活性下降，对氨氮去除率降低，且湿地对氨氮的去除效率有限，所以冬季水厂进水氨氮浓度仍然较高。因此在冬季低温条件下生物处理工艺面临着氨氮浓度上升而生物活性效率下降等双重压力，难以保障水厂出水氨氮稳定达标。

针对生物预处理工艺存在的悬浮球填料积泥、冬季低温期对氨氮去除效率较低的问题，科研人员提出了生物处理置于常规处理工艺后的两级过滤和臭氧生物活性炭新型组合工艺（即：混凝沉淀＋生物滤池＋臭氧生物活性炭＋砂滤），实现了生物接触氧化、生物滤池、活性炭滤池等多载体组合强化生物除氨氮技术，提高生物滤池抗低温氨氮冲击负荷能力，提高低温期对氨氮的去除效能。

3. 水温水质协同预警水源主动切换氨氮去除技术

针对水温突降而氨氮浓度突升现象，科研人员在探明冬季低温期生物除氨氮机理基础上，发现不同温度不同载体表面的微生物（优势菌种）存在差异性，提出了水温水质协同预警水源主动切换氨氮去除技术，实现湿地和水处理工艺的协同净化，强化低温条件生物

功能，提高抗低温氨氮冲击负荷能力，实现氨氮的高效去除。

另外，科研人员发现，在每年秋冬交替季节，应密切监控水温和水质的变化情况。水温由常温期向低温期过渡时，如果水温发生 10℃ 以上的突降，与之同时 NH_3-N 浓度升高幅度达 0.5mg/L 以上，水厂应提前预警并将氨氮浓度较低的水源切换到氨氮浓度较高的备用水源，强化培养低温期氨氧化细菌，使微生物适应氨氮浓度较高的水源，采取低温条件生物功能强化技术措施，提高生物处理工艺抗低温氨氮冲击负荷能力，提高低温期对氨氮的去除效能，从而实现冬季低温期氨氮出水稳定小于 0.5mg/L。

湿地和水厂协同净化，可有效保障供水水质安全，实现出厂水稳定达标。该模式在浙江省多地推广应用，总处理能力达 136 万 m^3/d。

7.2.3 基于管网末端水质安全的城乡统筹供水系统的水质调控技术

城乡统筹供水管网末端用水量小，长时间滞流或近似滞流状态往往引起龙头水水质浊度、细菌总数、铁、锰等的超标和余氯指标的不达标。科研人员在研究城乡统筹供水管网水质变化规律，滞流、小流速等典型运行工况对管网水铁释放指标及微生物指标影响的基础上，研究集成了城乡统筹供水系统二次加氯优化控制技术、城乡统筹供水系统末端用户的滞流小流量工况控制技术、基于多水质指标控制要求的管网改扩建优化技术、基于水质水压安全保障的城乡统筹供水系统调控优化技术等，维持管网输配过程中水质，保障龙头水水质安全。

1. 城乡统筹供水系统二次加氯优化控制技术

科研人员通过长期监测供水系统的末端水质，发现规律，并研究提出基于在线水力模型计算支持的城乡统筹供水管网的二次加氯点优化布置及其控制，实现了管网消毒剂的梯次精准投加，同步优化加氯设施的数目、布局及投加量，降低出厂水加氯浓度水平，提高加氯点后乡镇供水管网余氯水平，降低消毒副产物浓度水平，从而维持管网输配过程中水质，保障龙头水水质安全。

2. 城乡统筹供水系统末端用户的滞流小流量工况控制技术

科研人员针对末端管网滞缓水质超标的行业难点痛点，结合在线水质多参数监测，通过控制末端管道流动性，提升末端管道细菌总数、铁及浊度的达标率。根据试验参数阈值，指导末端管道自控阀门自动放水，降低末端用户管网"黄水"事件发生频率，提高龙头水水质达标率。

3. 基于多水质指标控制要求的管网改扩建优化技术

科研人员以余氯、浊度、细菌总数指标作为水质目标函数，考虑了滞流、小流速对水质指标的作用影响，研发了基于多水质参数保障的城乡统筹供水系统改造优化技术，优化管材和管径，降低余氯衰减速率、降低铁释放水平，从而减少末端用户管道小流速工况而带来的水质二次污染风险。

4. 基于水质水压安全保障的城乡统筹供水系统调控优化技术

科研人员和嘉兴市供水企业结合"从源头到龙头的城乡一体化供水综合管理平台"的

运行管理，研究城乡统筹供水系统监管和调控技术。该技术已在嘉兴市城乡一体化供水中进行示范应用，全面提升了嘉兴市供水管网的输配稳定性，实现了乡镇管网龙头水达标率从 60% 提升到 100%。

7.2.4　嘉兴市城乡一体化管网降漏节能运行技术

城乡一体化供水管网复杂，漏损识别及定位困难，供水能耗高，科研人员研究集成了供水管网物联网优化布置技术、供水管网漏失区域快速辨识技术、基于探漏设备的供水管网漏损精准定位技术、基于水力模型的二次加压泵站优化布置技术、基于用水量驱动的供水系统优化调度技术等关键技术，建立了基于物联网大数据漏损区域识别与探漏设备耦合的高效漏损监控定位技术体系，提升了管网感知能力，提高了供水系统调度决策能力以及业务管理水平，从而实现漏损率和能耗的降低。

1. 基于物联网区域辨识和精确定位设备耦合的漏损监控技术

针对嘉兴市城乡一体化示范区供水管网漏损率较高问题，科研人员研究建立了基于物联网大数据漏损区域识别与探漏设备耦合的高效漏损监控定位技术体系。在建立供水管网实时模拟技术的基础上，在大空间尺度上，提出了供水管网的物联网优化布置技术，以实现物联网监测系统规模与布局的同步优化，并通过揭示管道漏损对供水系统压力形态的影响机理，提出基于物联网数据的漏损区域快速辨识方法，将漏损锁定在监测点所关联的子区域；在小空间尺度上（即漏损局部区域内），提出了基于探漏设备的定位方法，实现漏损点位的精准定位；创新性提出了基于监控范围边际效益的物联网监测系统优化构建理论和技术方法，提高了爆管监测覆盖率，缩短爆管感知时间，缩小爆管事件发生后的爆管定位区域，提高爆管现场精准定位，降低爆管事件对居民生活的影响。目前该项技术已在嘉兴示范应用，同时在鞍山、永康、珠海、合肥等地开展了技术推广使用。

2. 梯级加压泵站与压力管理设备联调联控优化调度技术

针对嘉兴市供水能耗较高的问题，科研人员基于大数据驱动的水厂、二级加压泵站和压力管理设备在线综合优化调度平台，研发了城乡一体化梯级加压泵站优化布置及调控技术，提出了基于管网水力模型的二次加压泵站的数量、位置及运行参数优化方法，实现二次加压泵站实时精准的供水压力调控；研究了基于用水量驱动的不同用水模式的精准压力调控技术，提出基于 SCADA 数据及系统最不利压力点的实时反馈，建立了用水量驱动的供水系统实时优化调度方法，制定了供水管网节能调度时段及调压范围；研究基于不同用水模式的压力管控技术，提出针对不同季节、节假日的供水系统节能调度时段及调压范围方案，降低用水低峰时段的供水能耗。

目前该项技术已在嘉兴示范应用。同时在珠海、合肥等地开展了技术推广使用，对优化管网整体压力、改善局部压力提供了重要的科技支撑。

7.2.5　源头到龙头城乡一体化安全供水综合管理集成平台的构建技术

城乡统筹供水系统大而复杂，自来水公司内部运行管理系统各自为政、分割零散，传统运行管理方式无法了解全局、及时发现问题并作出快速反应，嘉兴市针对"从源头到龙头"复杂供水系统，从安全供水保障出发，充分考虑技术与业务结合，开展城乡一体化安全供水综合管理集成平台的开发工作。水专项的研发团队，结合嘉兴供水管理实际需求，在数据标准体系构建的基础上，开展了"源头到龙头"全流程管理系统整合构建技术研究。主要内容包括三个方面：一是通过整合水源运行管理系统、水厂运行管理系统、供水管网运行管理系统的数据库信息资源，构建了支撑系统平台运行的大数据中心。二是开发了湿地水源运行监督管理、水厂运行监督管理、SCADA 监控、水力模型、优化调度、工单管理、独立计量区域（DMA）管理、系统运行绩效评估管理、资产管理及高效利用等多个模块，实现正常运行工况下全流程系统的业务全覆盖、考核全覆盖、评估全覆盖。三是构建了供水调度指挥中心，集合了五大功能模块，从水厂生产-管网管控-现场工单到用户营收等水务全要素数据交互，实现了数据＋人员＋设备＋业务水务全要素的一体化管控，多业务部门实时反应、协调运作，以更精细和动态的方式管控供水系统的整个生产、管理和服务流程。基于智慧水务平台，嘉兴市供水系统实现高效管理和系统优化协调运行，实现工程技术与运行管理有机结合，达到节能降耗、保障水质安全的目的。

1. 服务平台业务的供水管网监测网络布置优化技术

针对城市规模的不断扩大，供水管网的远程数据采集和监控能力有待加强的需求，水专项支撑嘉兴市开展了多目标大规模供水管网监测点的优化选址研究。针对供水管网水力模型中监测点布置的优化计算不易得到确定结果、运行数据不能完全代表管网状况的问题，科研人员通过模拟研究，提出了反映管网节点水量和节点压力变化的节点覆盖水量和节点相关水压的多目标遗传算法，通过综合灵敏度分析和爆管分析，并结合测压点布设原则、管网拓扑结构和水力计算结果，最终确定测压点优化选址的方法。在该技术方法的支持下，嘉兴市实现了压力监测点和流量监测点的自动优化布置，使监测范围最大化，并且通过计算结果可以给出每个压力监测点的监测区域，结合水压分布和水力波动进行分析，提高了算法在实际工程中的可实施性和应用性，为监测点的合理布置提供了可靠的依据。

2. 基于数据整合的源头到龙头全流程 G-S-M-O 一张图管理系统构建技术

科研人员在数据标准体系构建的基础上，打通水源-水厂-供水管网三个运行管理单元，整合水源运行管理系统、水厂运行管理系统、供水管网运行管理系统的数据库信息资源，构建了支撑系统平台运行的具有水务特色的大数据中心。平台重点围绕数据标准规范化、数据关系脉络化、质量提升持续化、数据安全体系化、数据服务便捷化，优化设计数据中心结构，实现数据资源共享；推进信息整合、对接、共享和综合应用，提出了水务数据 6W 模型标准体系，构建了 4 维数据质量全流程闭环管理模式，实现了数据"采-存-算-管-用"数据全生命周期管理；构建数据＋模型＋业务的 G-S-M-O 一体化调度平台，提升企业智能化精细化管理水平。该项研究为进一步加强各地智慧水务平台开发建设的通用性和先进性提供了技术参考。

3. 基于一体化动态水力模型的辅助决策及预警应急支持技术

水专项科研人员系统地研究了大型城市给水管网系统动态模拟的理论与方法，并将研究应用于嘉兴市管网系统的动态模拟过程，通过管网基本信息的收集、管网拓扑结构构建、水泵曲线拟合、节点流量分配等，赋予节点、水池和水塔与管道、阀门、水泵物理属性与水力属性，实时跟踪管网状态，达到国际精度验证标准；实现最快每 5min 一次模型参数的自动校正，实现管网改扩建、检修关阀、最优压力调度、冲洗等特殊业务工况的实时水力模拟；对管网运行中突发事件实时监测预警，在线优化突发事件的应急调度决策方案，支持应急过程中的水泵调度分析、阀门开关分析等，实现了管理高效性、经济合理性和动态适应性。

4. 从源头到龙头的城乡一体化安全供水保障的运行管理体系构建

水专项科研人员系统研究了城乡一体化安全供水保障技术体系实施的制度体系，并将制度体系建设纳入企业业务管理流程，并提出相应规范标准。在示范应用的基础上，提出并建立"从源头到龙头"的城乡一体化安全供水保障的运行管理系统构建指南。例如，以漏损控制为突破口，研究建立保障运行管理体系实施的评价指标体系，将其纳入企业员工、部门的绩效考核。

7.3　示　范　工　程

7.3.1　石臼漾水厂水源生态湿地治理示范工程

石臼漾水厂水源生态湿地治理示范工程位于嘉兴市区西北角的楔形绿地，是石臼漾水厂（日供水能力达 25 万 m^3/d）的水源地，总面积 3878 亩（约 258.5hm^2），湿地核心净化区 1630 亩（约 108.6hm^2），包含预处理区、湿地根孔生态净化区、深度净化区等（图7-4）。湿地采取表流与潜流相结合的复合流模式，以增强湿地对各类污染物的复合去除效应。其工艺流程为：预处理区→湿地根孔生态净化西区→泵提升和曝气充氧区→湿地根孔生态净化东区→深度净化区。其中预处理区：湿地根孔生态净化区：深度净化区的基本比例为 3∶4∶3。整体水力负荷速率为 0.3~0.4m^3/（m^2·d），整体水力停留时间为 3~5d。应急缓冲时间为 3~5d。

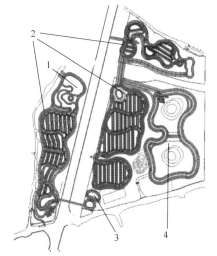

图 7-4　石臼漾水厂水源生态湿地治理示范工程平面示意图

1-预处理区；2-湿地根孔生态净化东区西区；3-泵提升和曝气充氧区；4-深度净化区

石臼漾水厂水源生态湿地治理示范工程包括两部分，北郊河东侧区块［1220 亩（约 81.3hm^2）］于 2008 年 7 月建成投入试运行，北郊河西侧区块［410 亩（约 27.3hm^2）］于 2009 年 5 月建成并与东侧区块联合试运行，之后对湿地系统进行了进一步优化改进。工程鸟瞰图如图 7-5 所示。按湿地总面积计算，工程建设直接成本约为 62 元/m^2，工程运行费（包括设施维护、植物管理、电费等）约为 0.0334 元/m^2。

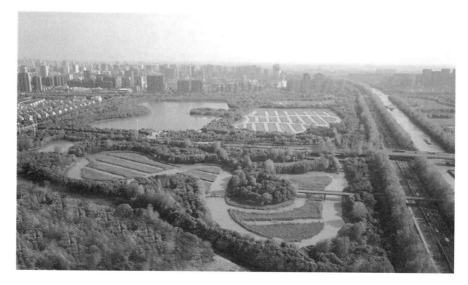

图 7-5　石臼漾水源湿地净化工程鸟瞰图

通过水源湿地生态净化作用，水源水中主要水质指标提高 1 个级别。水源水主要水质指标改善情况为：浊度、氨氮、总铁去除率均大于 30%，总磷去除率大于 25%，总锰、总氮去除率大于 15%，COD_{Mn} 去除率为 5%。该工程为石臼漾水厂 25 万 m^3/d 的安全供水奠定了重要基础。同时，湿地系统贮水能力为 120 万 m^3，在河网遭到突发性污染时，具备接近 5d 的应急供水保障能力。

此外，该项湿地治理示范工程还带来区域环境改善、生物多样性保护、区域宜居舒适度提升等多重生态服务功能。工程获住房和城乡建设部 2011 年中国人居环境范例奖和 2012 年迪拜国际改善居住环境最佳范例奖。

7.3.2　贯泾港水厂水源湿地示范工程

水专项研发的"受污染水源人工湿地强化净化技术"在贯泾港水厂水源湿地治理工程中进行了示范应用。贯泾港水厂水源湿地治理工程，借鉴石臼漾水厂水源生态湿地建设的成功经验，并进行局部改进提升。工程位于嘉兴市区南部，贯泾港水厂的东北角。工程占地规模 2207.3 亩（约 147.2hm^2），日处理规模近期为 20 万～30 万 m^3/d，远期为 45 万 m^3/d。工程大致可以分为 3 个区块，它们分别是缓冲自净区（预处理区）、湿地根孔生态净化区和引水区。水的整体流向为：南郊河原水→泵提升→缓冲自净区→湿地根孔生态净化区（外环南路以南）→湿地根孔生态净化区（外环南路以北）→连通河道→顶管工程（穿海盐塘）→引水区连通河道→水厂取水口。工程于 2011 年 4 月开工建设，2013 年 7 月开始蓄水涵养水生植物，2013 年 10 月投入试运行。贯泾港水厂水源湿地示范工程鸟瞰图如图 7-6 所示，实景如图 7-7 所示。

较石臼漾水厂水源生态湿地工程，贯泾港水厂水源湿地示范工程的改进提升内容主要

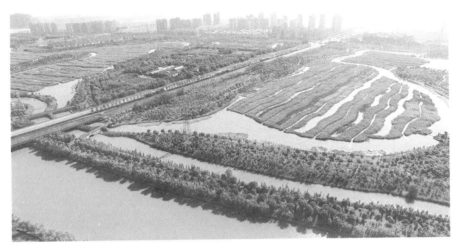

图 7-6　贯泾港水源湿地净化工程鸟瞰图

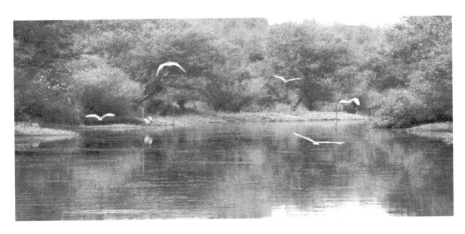

图 7-7　水源湿地净化工程局部实景图

包括以下几个部分：

1）基本结构设计优化改进。湿地根孔生态净化区中的植物床由直形变弯形，弯形植物床-沟壕水陆交错带的边界长度相对于直形增加 1.57 倍。增加湿地植物床的有效过水面积和效率，改进植物床由宽床变窄床，在已建植物床中央新开沟渠，其面宽为 3.5m，底宽为 0.5m，深为 1m，对已建堵头进行位置调整，改变水力流向，窄型的植物床-沟壕其水陆交错带的边界长度增加 1.8 倍，岸边带氮素反应活性热区面积增加 2.5 倍。

2）湿地水力调控的优化改进。提水泵站由系统的中段移至前端，强化系统的跌水充氧和水力调控效率；增设节制阀，大沟的砾石床卡口改成卡口闸，调控植物床-沟壕系统中的水流分配比例，促使更多水流经过根孔植物床，强化水陆交错带的边缘过滤效应。

3）物理介质的强化。在水位提升和跌水曝气区的溢流堰处增设 6 排共 303 笼的石笼坝，内部分别填装砾石、沸石、方解石、火山石，呈梅花桩式排布，发挥强化跌水激流增氧、水流接触生物氧化和强化吸附氮磷等功能。在湿地根孔生态净化区出水后河段增设 3

个为一组的长 15m、宽 4m 的潜水丁坝，共 3 组，呈犬牙交错式排布，内装方解石和砾石，对沟通河段的水流进行微调控，强化水流接触生物氧化和强化吸附氮磷等功能。在深度净化区周围岸边带滩地区域增设顶宽为 19m、总厚度为 80cm 的砾石床和方解石床平台，强化水流通过时与岸边带介质的接触氧化和吸附功能。

4）在预处理区、生态净化区的大沟、深度净化区增设网式浮岛，共 622 笼，面积共约 13302m²，引种冬季常绿植物——粉绿狐尾藻，强化低温期水生植物对水体氮磷的吸收功能。

贯泾港湿地在冬季对氨氮去除率（2013～2014 年冬季进水平均为 2.33mg/L，出水平均为 1.78mg/L，平均去除率为 23.8%）较同期石臼漾湿地（进水平均为 2.00mg/L，出水平均为 1.84mg/L，平均去除率为 8.9%）提高约 15%。对高锰酸盐指数去除率（2013～2014 年冬季进水平均为 6.71mg/L，出水平均为 5.92mg/L，平均去除率为 11.9%）较同期石臼漾湿地（进水平均为 5.38mg/L，出水平均为 5.71mg/L，平均去除率为 -5.9%）提高约 18%，且 PAHs 在湿地沉积物和土壤中的增加量可达 70μg/（m²·d）。

贯泾港水源湿地单位面积建设工程投资（不含征地和环境部分）为 155 元/m²，运行、管理成本按处理水量核算为 0.055 元/m³。

贯泾港水源湿地净化工程，通过应用"受污染水源人工湿地强化净化技术"，使湿地出水主要水质指标得到改善，为贯泾港水厂的安全供水奠定了重要基础。该项技术除在嘉兴市的石臼漾湿地、贯泾港湿地应用示范外，还在海宁市的第三水厂、第二水厂，桐乡市西部饮用水源的前端进行了技术推广应用，日供水 130 万 m³ 以上。

7.3.3 贯泾港水厂一期示范工程

1. 工程总体情况

贯泾港水厂一期示范工程于 2007 年 6 月底建设完成投入试运行，工程规模为 15 万 m³/d，工程总投资 19945 万元。示范工程建设后，水厂工艺流程如图 7-8 所示。

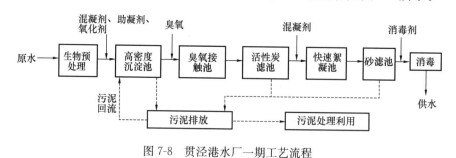

图 7-8　贯泾港水厂一期工艺流程

2. 工程示范技术

该工程主要示范技术为高氨氮、高有机物污染河网原水的典型组合工艺优化技术、高密度沉淀池污泥回流和排放控制技术等。

3. 工程运行管理情况

水厂采用了高密度沉淀池、翻板滤池、臭氧催化氧化，上向流活性炭接触滤池等新型工艺。砂滤池放在工艺流程的最后，同时采用了砂滤前二次微絮凝工艺，有效降低了出水浊度，以确保出厂水浊度小于 0.1NTU，为出水水质的生物安全性提供了保障。

主要工艺单元运行情况如下。

1）生物接触氧化池

工艺单元按 15 万 m³/d 的规模进行设计，采用 φ10cm 悬浮球填料，停留时间为 45min，有效水深 4.5m。采用鸭嘴式粗曝气头曝气，气水比为（0.7～1.5）∶1，鼓风机房设在生物接触氧化池下部，内设曝气鼓风机 3 台，2 用 1 备，采用变频调速控制。工艺单元现场实景如图 7-9（a）所示。

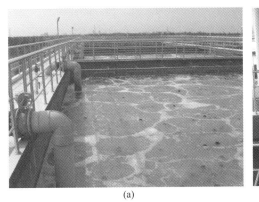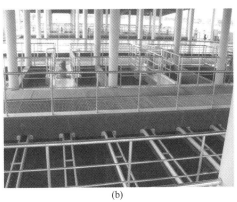

(a)　　　　　　　　　　　　　　　(b)

图 7-9　贯泾港水厂一期部分工艺单元现场展示图
（a）生物接触氧化池；（b）中置式高密度沉淀池

2）中置式高密度沉淀池

该工艺单元采用机械混合、机械絮凝、斜管沉淀和污泥浓缩合建形式，共分两组。机械混合室设在池体中央，机械混合室停留时间为 30～60s，回流污泥和矾液及预氧化药剂等加注后与原水一起进入混合室进行机械混合。混合后采用机械提升搅拌絮凝方式，使原水和数倍的回流水混合，机械反应时间为 100s，然后进入沉淀分离区。分离区上部设斜管，分别置于絮凝区两侧，上升流速约为 4.2mm/s。分离区下部设污泥浓缩区，采用刮泥机进行污泥浓缩、刮泥，池中央设小型泥斗，用 DN300 排泥管接出，排泥管与螺杆泵连接，设计回流污泥量为 5%～15%，多余污泥接入污泥处理系统。沉淀池放空时可排入污泥回收池，用污泥泵排空。工艺单元现场实景如图 7-9（b）所示。

3）臭氧接触池

该工艺单元采用全封闭结构，接触时间为 15min。分为独立两组。每组分三段反应，最后经跌落出水至活性炭滤池。曝气头采用管式微孔曝气，臭氧向上，水流向上，充分接触。臭氧设计最大加注量为 4mg/L，其中前臭氧为 1mg/L，后臭氧为 3mg/L。采用 15kg/h 臭氧发生器，共 2 台，不设备用，最大臭氧量为 26.25 kg/h。当一台发生故障或检修时，通过加大另一台负荷达到臭氧供气量。

4）活性炭滤池

该工艺单元采用上向流运行方式，采用上向流运行方式，即下部进水，经过活性炭滤层后，上部利用指形槽出水。活性炭滤池单格面积为 60.4m²，滤速为 12m/h，滤层为活性炭层，厚度为 2.5m，活性炭粒径为 20～50 目，炭层停留时间为 15min。

5）砂滤池

水厂处理过程的水在进入砂滤池前，视需要投加聚合氯化铝铁作为助滤剂，采用机械混合。砂滤池采用序批式气水反冲滤池，单格面积为 96m²，滤速为 7.6m/h。滤层：石英砂 D=750mm，厚度为 1.0m；承托层 D=3.0～16.0mm，厚度为 0.45m。

4. 工程运行效果

工程投产运行以来，通过应用高密度沉淀池污泥回流和排放控制、序批式翻板砂滤池自动冲洗及初滤水排放自动控制等技术，构建和使用水质模型，优化自动化控制系统，解决了出水水质不稳定、长期高药耗等问题，在保证出水水质安全达标的前提下，降低了药耗，社会效益和经济效益明显。示范工程吨水制水成本约为 1.07 元。

7.3.4 平湖古横桥水厂三期示范工程

1. 工程总体情况

平湖古横桥水厂三期示范工程于 2011 年 6 月建设完成，工程规模为 4.5 万 m³/d，工程总投资 7800 万元。示范工程建设后，该水厂的工艺流程图如图 7-10 所示。

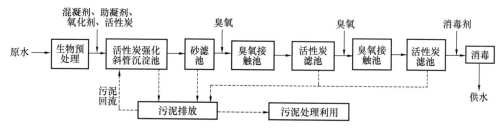

图 7-10 古横桥水厂三期示范工程工艺流程图

2. 工程示范技术

该工程主要示范技术为：活性炭强化高浓度污泥回流高效沉淀技术（包括多种药剂组合与投加优化、高浓度污泥外回流技术、粉末活性炭回流强化有机物去除技术、新型池型布置和水力条件优化）、高氨氮、高有机物污染河网原水的典型组合工艺优化技术（包括二级臭氧-生物活性深度处理优化技术、强化生物预处理提高低温除氨氮技术等）。

工程以外回流方式，在进水过程中融合高锰酸钾预氧化、污泥、粉末活性炭、混凝剂、高分子絮凝剂等药剂投加，实现预氧化、快速混合、强化混凝、高效沉淀和污泥浓缩的全效集成。同时，通过工艺的优化组合，对各处理单元进行优化和集成，充分发挥各处理单元的协同强化效应，保障饮用水安全。

3. 工程运行管理情况

工程采用活性炭强化斜管澄清池＋均质滤料气水反冲洗滤池的强化常规处理工艺，配以生物接触氧化池预处理工艺和两级臭氧-活性炭滤池深度处理工艺。示范工程通过延长生物接触氧化池的停留时间至 1.5h，气水比提高至（0.8～2.5）：1，采用聚丙烯圆柱形填料（直径为 50mm，填充率为 40%以上）等措施强化生物预处理，进一步提高悬浮填料生物接触氧化池对氨氮和有机物的去除效果，使冬季去除氨氮更有保障。工艺流程中，采用粉末活性炭、高浓度污泥回流组成活性炭强化斜管澄清池，对常规工艺进行强化，提高对氨氮和有机物的去除效果；通过臭氧的多点投加，适当延长臭氧接触时间、活性炭池的停留时间，增加活性炭层的厚度，从而提高臭氧-活性炭工艺中对有机物的去除效率、降低副产物的产生；通过在炭层和滤板之间设 30mm 石英砂滤层，提高了出水水质的安全性。主要工艺单元参数如下：

1）悬浮填料生物接触氧化池

生物接触氧化池停留时间为 1.5h，气水比按照（0.8～2.5）：1 设计。接触池外包尺寸为 61.3m×16.9m。分为 2 组，可单独运行。每组采用气水同向的接触反应形式，分 5 格接触区，每格尺寸为 10m×8m，另设导流渠 1m，使水流在填料区保证为上向流。每格接触池进水口布置格栅，防止填料进入导流渠。接触池有效水深为 3.9m，超高为 0.7m，底部检修空间高 1.0m，采用 15mm 间距的格栅分隔，检修空间内设粗孔曝气系统，各格接触区设曝气器 132 个，每个曝气器服务面积为 0.65m²。接触池总高为 5.8m。采用聚丙烯圆柱形填料，直径为 20mm 或 25mm，填料比表面积为 300～400m²/m³，设计填料填充率为 40%。

2）活性炭强化斜管澄清池

活性炭强化斜管澄清池（图 7-11），加矾、炭混合时间为 2.2min，加助凝剂混合时间为 5.0min，分成两格；絮凝池停留时间为 17min；斜板沉淀池上升流速为 4.3mm/s，总停留时间为 50min。分 2 格布置，可独立运行。

单格混合池平面尺寸为 2.5m×2.2m，有效水深约 6.85m，有效容积为 37m³。池内设置机械混合搅拌器，速度梯度 G 取 500～1000s⁻¹，搅拌器配电功率为 7.5kW。混合池进水管上加矾，混合池中投加回流的浓缩污泥（含活性炭）和补充活性炭，补充活性炭投加量为 5～10mg/L，考虑水质突变的情况，投加量最大可增大到 30mg/L。絮凝池单格平面尺寸为 8.7m×5.0m，有效水深为 6.8m，有效容积为 296m³，每格池中安装搅拌机 2 台，梯度 G 取 60～150s⁻¹。

斜管沉淀区平面尺寸为 8.7m×7.5m，其斜管区面积为 65m²，斜管长 1.0m，安装角度为 60°。沉淀区下部设置具有浓缩功能的底部刮泥机。

混凝剂采用液体聚合氯化铝（含 Al_2O_3 10%），助凝剂采用聚丙烯酰胺（PAM），投加量为 0.1～0.2mg/L，平均投加量为 0.15mg/L。助凝剂分两点投加，污泥回流泵前和混合池各投加 50%。泥炭回流比采用 3%～6%。

3）均粒滤料滤池

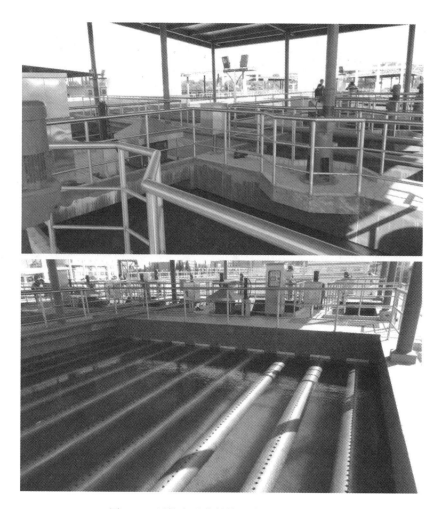

图 7-11　活性炭强化斜管澄清池现场展示图

均粒滤料滤池设计滤速为 8.7m/h，共设 6 格，每格滤池尺寸为 3.38m×12.38m。滤池池深 4.45m，滤层上水深 1.2m。均粒滤料采用石英砂，粒径 d_{10} 为 0.9mm，不均匀系数 $K_{80} \leqslant 1.4$，厚度为 1.2m；承托层为砾石，粒径为 6～7mm，厚度为 0.1m。滤池采用气水反冲加表面扫洗方式，冲洗强度为：气冲 55m³/(h·m²)；气水同冲时水冲强度 10m³/(h·m²)，单水冲时水冲强度 17m³/(h·m²)；表面扫洗强度 8.7m³/(h·m²)。

4）臭氧接触池和活性炭滤池

两级深度处理采用二次提升。臭氧最大加注总量按 5mg/L 设计，一、二级加注量可根据实际需要进行调整。臭氧接触池水深为 7.0m，设计水力停留时间为 15min。接触池分三段，第 1 段臭氧投加量为 50%，接触时间为 2min。第 2 段和第 3 段臭氧投加量相同，接触时间各 6.5min。采用密闭对流接触方式。在接触池出水渠前设尾气管与臭氧尾气处理装置连接。

臭氧接触池出水通过渠道与活性炭滤池进水渠连接。二组活性炭滤池设计滤速均为 10.5m/h，单排布置，单格尺寸为 3.38m×12.38m。滤料采用 30～80 目破碎炭，厚

2.5m，接触时间为 15min。炭层和滤板之间设 30mm 石英砂滤层。滤池超高为 0.7m，滤料层以上水深为 1.3m，活性炭层厚 2.5m，砂层厚度为 0.3m，滤板厚度为 0.1m，气水区高度为 1m，总计 5.9m。活性炭滤池冲洗也采用气水反冲洗方式，其冲洗周期一般较长（5～7d），与均质滤料滤池合用鼓风机和反冲洗水泵，冲洗流程为：气冲强度 55～60m³/（h·m²），历时 3min；气冲之后水冲，先大水量 60m³/（h·m²）冲洗 2min，再小水量 10m³/（h·m²）冲洗 2min。

4. 工程运行效果

嘉兴平湖古横桥水厂三期示范工程吨水总运行成本为 1.0～1.3 元，两级臭氧-活性炭工程投资约为 550 元/吨水，两级臭氧-活性炭工艺的吨水运行费用为 0.4～0.5 元。通过预处理优化、强化常规工艺、二级臭氧-生物活性炭优化深度处理工艺，经第三方连续检测，Ⅴ类或劣Ⅴ类的河网原水经组合工艺处理后，出水水质可达到《生活饮用水卫生标准》GB 5749—2006 的要求。高效沉淀池由于其具有占地面积小、节省药剂、排泥少、负荷高、稳定可靠的特点，可作为水厂工艺改造的优选技术，具有良好的推广应用前景。

7.3.5　贯泾港水厂二期示范工程

1. 工程总体情况

贯泾港水厂二期示范工程于 2012 年 6 月底建设完成投入试运行，工程规模为 15 万 m³/d，工程总投资 18779 万元。示范工程建设后，该水厂的工艺流程图如图 7-12 所示。

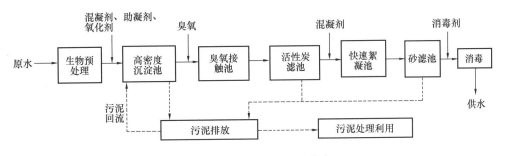

图 7-12　贯泾港水厂二期工艺流程

2. 工程示范技术

该工程主要示范技术为：多载体生物除氨氮技术、水温水质协同预警水源主动切换技术等。

结合实际工程应用，研究人员和工程技术人员提出了生物处理置于常规处理工艺后的两级过滤和臭氧生物活性炭新型组合工艺，研发了多载体生物除氨氮技术、适宜低温期硝化菌种生长的滤料的筛选技术及滤池的优化运行，提出了水温水质协同预警水源主动切换技术，通过水源的主动切换，强化培养硝化细菌，提高生物滤池抗低温氨氮冲击负荷能力，提高低温期对氨氮的去除效能。

3. 工程运行管理情况

该示范工程在工艺组合中，将生物滤池置于平流沉淀池后，同时进行了滤料的优化筛选，将石英砂滤料更改为陶粒滤料，并通过水源主动切换，实现水厂及水源湿地的协同联动，同时建立水温和水质预警机制，提高工艺单元对冬季低温高氨氮水体环境的适应性，提高氨氮的去除效率。示范工程的第三方检测结果表明，出厂水可稳定达到《生活饮用水卫生标准》GB 5749—2006 的要求。主要工艺单元参数如下：

1）机械混合折板反应平流沉淀池

机械混合折板絮凝平流沉淀池平面尺寸为 43.5m×128.7m。分 2 组平行运行，混合时间为 30s，每座混合池内设快速搅拌机 1 台。折板采用 125°相对折板，混凝土材质。折板絮凝池单池平面尺寸为 20.65m×17.50m，平均水深约为 3.7m，反应时间约为 20min。

原水经折板絮凝后，直接进入沉淀池，平流沉淀池停留时间约为 104min，水平流速为 14.2mm/s。出水采用不锈钢指型槽，出水负荷不大于 250m³/(m·d)，单池设指形槽 9 根，长度为 18m。沉淀池池体平面尺寸为 19.70m×98.85m，水深为 3.5m。

单格沉淀池出水渠宽为 3.2m，水深为 5.4m，布置曝气盘和弹性填料，向水中按气水比 0.5：1 曝气补充溶解氧。

2）生物滤池

生物滤池滤池平面尺寸为 37.48m×49.00m，分 8 格，双排布置，单格过滤面积为 105m²，设计滤速为 7.8m/h，滤层上水深为 1.2m。滤层厚度为 1.5m；支承层粒径为 2.0~4.0mm，厚度为 0.1m。

生物滤池过滤周期为 24h，反冲洗方式为气水反冲加表面扫洗，设计参数：气冲强度为 55m³/(h·m²)，历时 2~3min；气水同冲时，水冲强度为 10m³/(h·m²)，历时 4min；单水冲时，水冲强度为 17m³/(h·m²)，历时 5min；表面冲洗强度为 7.8m³/(h·m²)，贯穿整个冲洗过程。布水布气采用预制滤板和长柄滤头。在滤池 2 侧进水端各设 1 座混合池用于助滤剂投加。每座混合池停留时间为 30s，内设快速搅拌机和环形加矾管。

3）上向流活性炭滤池

臭氧接触池出水进入上向流活性炭滤池，通过下部面包管配水配气后，自下而上经活性炭层吸附，利用上部指形槽出水。活性炭滤池单格尺寸为 7.3m×8.6m，面积为 62.78m²，滤速为 11.6m/h，炭层停留时间为 12.9min。活性炭层粒径为 30~50 目，厚度为 2.5m，不均匀系数为 1.35。砾石支承层粒径为 2.0~16.0mm，厚度为 0.45m。

活性炭滤池采用气冲，最大强度 60m³/(h·m²)，冲洗历时 3~5min，并采用单水辅助冲洗，强度 15m³/(h·m²)。

4）砂滤池

砂滤池和活性炭滤池合建，炭滤池出水后通过渠道汇总，进入助凝剂混合区，通过快速搅拌机混合 20s，通过 DN1800 连通管接入砂滤池进水渠。砂滤池采用 V 型滤池形式，单格尺寸为 8.6m×15.0m，过滤面积为 105m²，滤速为 7m/h。滤层由上而下为：石英砂

$D=0.85\text{mm}$，不均匀系数为 1.4，厚度为 1.2m；支承层 $D=2.0\sim4.0\text{mm}$，厚度为 0.1m。

砂滤池过滤周期为 48h，反冲洗方式为气水反冲加表面扫洗，设计参数：气冲强度为 $55\text{m}^3/(\text{h}\cdot\text{m}^2)$，历时 2min；气水同冲时，水冲强度为 $10\text{m}^3/(\text{h}\cdot\text{m}^2)$，历时 4min；单水冲时，水冲强度为 $17\text{m}^3/(\text{h}\cdot\text{m}^2)$，历时 5min；表面冲洗强度 $7\text{m}^3/(\text{h}\cdot\text{m}^2)$ 贯穿整个冲洗过程。布水布气采用预制滤板、长柄滤头。滤池管廊端头设初滤水回用水泵回流至炭滤池进水总管。

4. 工程运行效果

贯泾港水厂二期示范工程吨水制水成本约为 0.97 元。臭氧接触池进水氨氮的浓度明显低于一期工程中臭氧接触氧化池的进水氨氮浓度；生物滤池在冬季低温期对氨氮的去除率比一期生物接触氧化工艺对氨氮的去除率提高 30% 左右。二期的工艺流程能够有效地保障水厂出水氨氮稳定达标，解决了一直困扰的无法保证冬季低温期水厂出水氨氮稳定达标这一难题，出厂水可稳定达到《生活饮用水卫生标准》GB 5749—2006，改善了嘉兴市饮用水水质，保障了安全供水，为我国解决类似水源水质问题提供了技术路线参考，尤其对杭嘉湖一带以河网水为水源的水厂，具有很好的示范和推广作用。

7.3.6 城乡一体化供水降漏节能工程示范

该示范工程覆盖范围为嘉兴市全市域 968km^2。主要示范技术为：基于物联网区域辨识和精确定位设备耦合的漏损监控技术、梯级加压泵站与压力管理设备联调联控优化调度技术等。其配套工程主要为嘉兴市供水设施及运行管理提升工程。工程示范技术内容主要包括：

1）DMA 分区建设：水专项课题开展了基于阀门调控的供水管网动态分区计量技术方法的研究，通过利用边界流量计进行最小夜间流量分析，确定管径 DN300 以下管道漏损的 DMA 分区，开展 DMA 分区的建设。DMA 分区数由 2016 年的 0 个增加到 2020 年年底的 5 个一级分区和 12 个二级分区（12 个营业所）。选取二级分区示范区（大桥营业所）进行进一步分区管理，实现三级分区 2 个、四级分区 4 个和五级分区 10 个。DMA 分区有效指导了人工探漏以及系统平台运行，提高了管理效率。

2）基于水力模型的二次加压泵站优化布置及调控：基于管网水力模型的二次加压泵站的数量、位置及运行参数优化方法，科研人员研发了城乡一体化梯级加压泵站优化布置及调控技术，实现了二次加压泵站进行实时精准的供水压力调控。在嘉兴市原有 3 个二次加压泵站的基础上，又新增 3 个二次加压泵站，并制定了二次加压泵站压力调控及水泵组合运行方案，且开展了二次加压泵站的监测数据接入和无人值守建设。二级加压泵站新增前后供水管网压力分布如图 7-13 所示。

3）压力管理：科研人员基于面向漏损定位的物联网优化布置技术，提出了基于监控范围边际效益的物联网监测系统优化构建理论和技术方法，实现了物联网监测系统规模（监测点数目）与布局（监测点位置）的同步优化。在以上研究基础上，嘉兴市在原有 40

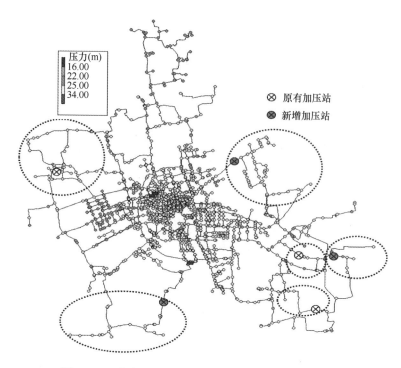

图 7-13　二级加压泵站新增后供水管网压力分布示意图

个压力监测点基础上，新增压力监测点 45 个（包括一般压力监测点、DMA 分区逐步安装压力点，以及 8 个智能消防栓压力监测），爆管感知率从原来的 46％提升到 84％，为漏损控制和节能降耗运行奠定了基础。

4）管网改造：基于城乡一体化供水管网实时水力模拟技术，在线跟踪供水系统水力运行状态，实时计算出所有管道的流量、压降、流速和水厂、用户节点的压力等水力信息，找出漏损率较大的区域，进行集中式漏损排查和工程改造，对一些瓶颈管道和漏损严重的管道进行替换。自示范工程实施以来，借助于水力模型，针对嘉兴市内管网老旧问题及漏损较大的风险区，开展供水管网改造工程，同时对一些乡镇增加了三级管网，保障了供水流量和压力。

5）优化出厂压力调度：科研人员基于 SCADA 数据及系统最不利压力点的实时反馈，建立了用水量驱动的供水系统实时优化调度技术，制定了切实可行的供水管网节能调度时段及调压范围。针对夜间低峰用水时段、不同季节用水特点，提出了夜间用水低谷、节假日、春夏秋冬等不同用水模式的水厂出厂泵站压力调控方案，形成了目前较为系统性的水压调节方案（图 7-14、图 7-15），取得了较好的降漏和节能的效果。

自 2018 年，嘉兴市综合应用"基于物联网区域辨识与精确定位设备耦合的高效管网漏损监控技术""梯级加压泵站与压力管理设备联调联控优化调度技术"等，整体提升全市域的管网漏损治理水平。第三方监测评估报告显示：截至 2020 年，城市供水管网漏损率由 2016 年的 16.13％降低至 7.11％；千吨水供水能耗由 2016 年的 276kWh 降至 249kWh，比 2016 年降低了 9.8％。

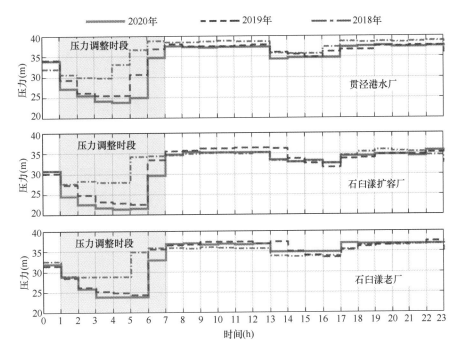

图 7-14　水厂泵站出厂压力历年对比（冬季）分析图

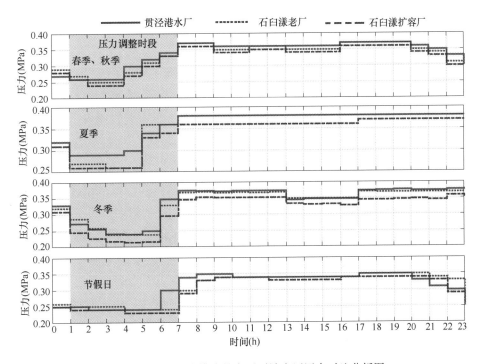

图 7-15　不同用水模式的水厂泵站出厂压力对比分析图

7.3.7 从源头到龙头的城乡一体化安全供水技术体系和运行管理体系的综合集成示范区

从源头到龙头的城乡一体化安全供水技术体系和运行管理体系的综合集成示范区的示范范围为嘉兴市全市域，示范规模为嘉兴市全市 120 万人口，示范关键技术为：基于龙头水水质稳定达标的从源头到龙头的一体化安全供水保障技术集成优化。

示范区相关配套工程包括嘉兴市供水设施及运行管理提升工程、嘉兴市乡镇（农村）供水管网改造工程项目、嘉兴市贯泾港水源湿地改造工程等。通过水源湿地和水厂的协同联动（水源的主动切换等）、二次加氯点优化布置及其控制、管网末梢点管网末端放水自控装置建设、管网的优化改造、从源头到龙头的综合管理平台的建设及其业务化运行等技术及措施的应用，保障嘉兴市全市域城乡统筹供水系统（服务人口 120 万人）管网龙头水水质稳定达标。

1）水源湿地改造工程：主要开展了湿地床改造、曝气增氧、加药净化、生态石笼等工程，提高湿地的净化效果。两大湿地的入口、出口水质自动在线监测系统的安装以及湿地自控系统的建设。

2）水厂出水水质提升改造：两个水厂的自动化控制系统的完善。石臼漾水厂取水口前移至石臼漾湿地，源水从湿地到水厂采取管网全封闭输送，彻底消除了湿地与水厂河道段的水质污染风险，并对高密度沉淀池污泥水回流系统进行了改造。贯泾港水厂对生物滤池滤料、二次微絮凝砂滤池运行方式、粉末活性炭临时投加等进行优化改造，提升了水厂的出水水质。

3）二次加氯点优化布置及其控制：在全面检测分析嘉兴市管网水质（余氯）基础上，结合嘉兴市管网水力模型，建立水质模型，模拟了嘉兴市的余氯衰减情况，筛选出余氯不达标区域，基于此合理布置二次加氯点及其加氯量。课题实施期间建成了王江泾荷花村、王江泾北荷村、王江虹南村、油车港大木桥、新丰乌桥等五个二次加氯点，借助于信息远传设备的安装，实现水厂、管网加氯系统的联调联控系统提升。

4）管网末梢点管网末端放水自控装置建设、管网的优化改造：通过控制末端管道流动性，提升末端管道细菌指标、铁指标及浊度指标的达标率。根据试验参数阈值，指导末端管道自控阀门自动放水，降低末端用户管网"黄水"事件发生频率，提高龙头水水质达标率。基于多水质参数保障的城乡统筹供水系统改造优化技术，优化管材选择，可以降低余氯衰减速率、降低铁释放水平；管径优化可以减少末端用户管道小流速工况。开展了南湖区乡镇（农村）供水管网改造工程项目、秀洲区乡镇（农村）供水管网改造工程项目、自控放水点等的建设，从而提升供水管网用户的水质达标保障水平。

5）智慧供水综合管理平台和供水调度指挥平台。平台具有 9 大业务功能：包括水源湿地管理、水处理运行、供水管网运行管理、工况分析、调度优化、水力模型分析、GIS-SCADA-MODEL 一体化监管、突发事件预警、漏失监测功能。通过 GSMO 一张图、水厂监控、SCADA 监控、工单管理、应急管理等模块，实现源头到龙头的一体化管理。

基于源头到龙头多模块集成，实时动态掌握供水现状，实现了数据＋人员＋设备＋业务水务全要素的一体化管控。平台界面展示图如图 7-16、图 7-17 所示。

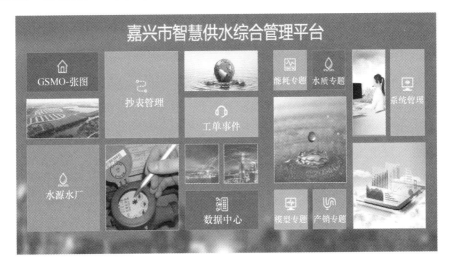

图 7-16　智慧供水综合管理平台（操作屏）

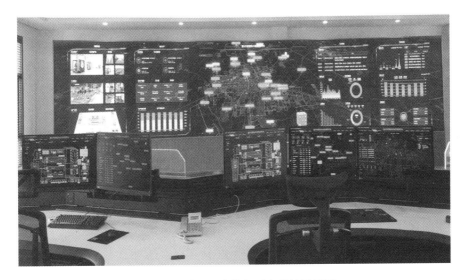

图 7-17　供水调度指挥平台现场展示图

通过"基于龙头水水质稳定达标的从源头到龙头的一体化安全供水保障技术集成优化"在嘉兴的应用，示范区内龙头水得到有效的保障，整体提升了嘉兴市全市饮用水安全保障能力。第三方监测结果表明：全嘉兴市 120 万人口实现龙头水达到《生活饮用水卫生标准》GB 5749—2006。2020 年 1～8 月，60 个监测点浊度平均值为 0.31NTU(0.11～0.67NTU)、余氯平均值为 0.16mg/L(0.05～0.83mg/L)、COD_{Mn} 平均值为 1.45mg/L(1.29～1.66mg/L)、三卤甲烷平均值为 0.31mg/L(三氯甲烷为 0.0021mg/L、一氯二溴甲烷为 0.0035mg/L、二氯一溴甲烷为 0.0025mg/L、三溴甲烷为 0.0004mg/L)、溴酸盐小于检出限 0.005mg/L、无色、无异臭异味，细菌总数未检出、总大肠菌群未检出。

7.4 科技成果在全市的推广应用情况

水专项从"十一五"到"十三五"三个五年期间，持续在嘉兴市开展科技研究与应用示范。水专项的科技成果，已经在嘉兴市的供水系统得到全面的推广应用，实现了全嘉兴市 120 万人口龙头水达标全覆盖。水专项结合嘉兴供水问题，研究形成的"水源湿地＋生物预处理＋强化常规处理＋臭氧-活性炭深度处理＋紫外-氯联合消毒"的饮用水处理模式，有效保障供水水质安全，实现了出厂水稳定达标。目前，采用嘉兴供水模式的供水处理系统，总处理规模达 136 万 m³/d。

水专项的科技成果，为浙江省开展的"五水共治"提供强有力的技术支撑，也能及时引领其他地区（如萧绍宁、温黄、温瑞等主要滨海平原地区等）类似饮用水安全保障工作的开展，完善了太湖流域受水地区"从源头到龙头"饮用水安全保障技术体系，保障了污染河网水源地区饮用水供给的稳定与安全。另外，水专项在嘉兴市研究示范的科技成果，还推广到珠海、合肥、永康、如东、杭州、海宁、桐乡、湖州、舟山等其他城市，有效解决这些城市供水系统中存在的同类问题，对当地供水水质安全、供水管网的智能化运行管理、降低漏损、节能降耗起到了重要的推动作用。同时，针对水源湿地运行、水厂水处理运行、供水管网运行提出了相应的管理技术，并分别形成了相应的导则和指南，制定了保障技术体系实施的制度，纳入业务管理流程，形成城乡一体化安全供水保障的管理系统构建指南与建设标准，提高了从源头到龙头的运行管理水平。

水专项的科研成果，在嘉兴市进行示范应用和工程实践，共形成标准、导则或指南 12 部。其中，《城市水源人工湿地设计导则》RISN-TG37—2020、《城市水源人工湿地运行维护技术导则》RISN-TG38—2020 的发布提高了城市水源人工湿地建设和运行维护水平，为水源湿地净化技术在市政给水领域进行更广泛的工程应用提供有力依据和指导。《污染河网水源饮用水厂处理技术和工艺运行管理指南》T/ZS 0143—2020 规范了污染河网水源饮用水厂的处理技术、工艺运行和管理等相关内容，在饮用水深度处理领域的应用具有重要价值，对保障水厂出水安全性和稳定性具有重要指导意义。《城乡一体化供水管网物联网信息系统应用技术规程规范》DB33/T 1220—2020 规范了城乡一体化供水管网物联网信息系统的应用，针对城乡一体化供水管网物联网信息系统的数据采集与存储、分析与管理和运行维护与安全等提出了相应的技术要求，推进供水管网物联网构建工作高质量发展。由浙江省行业管理部门正式发布的《从源头到龙头的城乡一体化安全供水保障管理系统平台构建指南》和《从源头到龙头的城乡一体化安全供水保障的管理系统建设标准编制指南》，涵盖城乡一体化供水管网的基础支撑体系、数据管理体系、业务管理体系、模型算法体系、业务应用支撑体系、综合决策服务体系的建设内容和要求，适用于指导城乡一体化安全供水保障管理工作，对今后城乡一体化安全供水总体规划设计、系统建设、运行管理具有很好的指导作用。

水专项的科技成果，有力地保障了嘉兴市城乡统筹供水龙头水的达标，改善嘉兴人民的饮用水水质，提高了百姓的生活质量，支撑了城市发展和新农村建设，为实现共同富裕的伟大目标，提供了有力的科技支撑。

7.5　实　施　成　效

水专项在饮用水安全保障领域取得的科技成果，对嘉兴市饮用水安全保障、水质提升、降漏节能等市政供水的运营管理工作起到了显著的技术支撑作用。

通过受污染水源人工湿地强化净化技术的应用，嘉兴水源水质从 2005 年的《地表水环境质量标准》GB 3838—2002 Ⅴ类和劣Ⅴ类为主到目前的Ⅲ类水体为主，湿地出水基本达到Ⅲ类水体。湿地出水主要水质指标的改善，为水厂的安全供水奠定了重要基础。同时，湿地系统的调蓄作用，为预防水源污染突发事件提供了应急条件和保障基础，提高了城市供水的可靠性。此外，湿地工程还带来区域环境改善、生物多样性保护、区域宜居舒适度提升等多重生态服务功能，提高了城市的品位。

水专项研发形成的"水源湿地＋生物预处理＋强化常规处理＋臭氧-活性炭深度处理＋紫外-氯联合消毒"的饮用水处理工艺（即供水嘉兴模式），通过湿地和水厂对氨氮和有机物的协同净化技术的应用，解决了一直困扰的冬季低温期氨氮无法稳定达标的难题，保障水厂出水稳定达标的同时，水厂出水水质得到很大的提升：浊度从 2005 年的 0.14 NTU 下降到 2020 年的 0.04NTU，COD_{Mn} 从 2.4mg/L 下降到 1.43mg/L，氨氮从 0.23mg/L 下降到 0.02mg/L。

水专项形成的供水管网漏损防控技术体系与精准压力调控技术体系，于 2017 年开始应用于嘉兴市城乡一体化示范区。截至 2020 年，供水管网漏损率由 2016 年的 12.13％降至 7.11％；每年节省水资源 698.6 万吨；千吨水供水能耗由 2016 年的 276 kWh 降至 249kWh，比 2016 年降低了 9.8％。每年直接减少经济损失千万元，带来了良好的经济效益。通过城乡统筹供水，嘉兴市乡镇管网龙头水水质达标率，从"十一五"期间的 60％上升到 100％。嘉兴市城乡供水实现"同网、同质、同服务"，有力助推嘉兴市新农村建设的和谐发展，提升了群众的满意度和幸福感。

水专项研发构建的"源头到龙头综合管理平台"的业务化运行，将城乡一体化供水工程技术体系和运行管理体系有机结合，除在保障城乡一体化龙头水安全达标和减漏节能运行方面发挥巨大作用外，还可提升决策效率 20％以上，提高业务工作效率 30％以上等，同时制定的从源头到龙头的城乡一体化供水综合管理平台系统建设标准及建设指南，对城乡一体化安全供水总体规划、系统优化设计、运行管理具有很好的指导作用。

通过水源湿地水质改善、河网水处理工艺的提升、管网输配水质保持、管网降漏节能、源头到龙头的全过程监管平台等技术集成研究及应用，水专项有力支撑保障嘉兴市 120 万人口龙头水达标全覆盖，人居环境质量大规模提升，老百姓的获得感得到提升，社会环境效益明显。

7.6 城市供水安全保障未来发展展望

随着人民生活水平的不断提高，广大市民对高品质饮用水的需求也越来越高。"十四五"期间，嘉兴市将实施水源优化、外水调度、水厂工艺优化提升、管网和二次供水改造、智慧水务建设等系列工程。在管理优化和技术提升等措施的推动下，嘉兴市的饮用水水质将得到大幅提升，实现由合格水向健康高品质水转变。

嘉兴市域外千岛湖第二水源配水工程于 2021 年 6 月在嘉兴实施通水，嘉兴市的水源水质将得到明显的改善。为确保市域外引水后嘉兴市供水顺利安全推进，嘉兴市将围绕市域外引水后水厂供水模式、管网水源切换水质稳定性等核心关键问题开展后续研究，提出市域外配水水处理工艺方案、水源切换建议及技术措施。

为实现现有河网水源水处理出水水质对标千岛湖水源出水水质，嘉兴市还将进一步加强河网原水处理工艺的提升，建立纳滤处理技术提升出水水质的水厂改造方案，并针对性地开展技术研发储备。届时，嘉兴市水厂将成为世界上规模最大的纳滤水处理工艺水厂之一，出厂水水质可实现更进一步提升，实现出厂水水质全面达到行业内一流品质。

嘉兴市将全面推进供水管网改造、二次供水改造、智慧水务建设，构建功能健全、服务高效、健康可靠的高品质城乡供水体系，着力"打造从源头到龙头最优质供水城市"，嘉兴市饮用水安全保障更上一个台阶，引领行业发展，在全国树立标杆，助力嘉兴市长三角城市群重要中心城市建设，进一步提升老百姓的幸福感和获得感。

第8章 深圳市饮用水安全保障科技成果综合示范应用成效

深圳市地处广东省南部，总面积为 1997.47km²，2021 年年底常住人口 1350 万人、用水总量达 19.3 亿 m³。作为中国改革开放的前沿阵地和排头兵，深圳市通过改革创新，经济实现了持续高速发展。深圳市委六届九次全会报告提出，深圳的发展目标和任务为"率先建设社会主义现代化先行区，到 2020 年，基本建成现代化国际化创新型城市，高质量全面建成小康社会。到 2035 年，建成可持续发展的全球创新之都，实现社会主义现代化。到 21 世纪中叶，成为竞争力影响力卓著的创新引领型全球城市，建成代表社会主义现代化强国的国家经济特区"。

截至 2021 年年底，深圳全市水厂 57 座，供水规模 730.04 万 m³/d，其中深度处理规模 132 万 m³/d，全集团市政及小区供水管网长度为 14680km。深圳水源特点普遍为高藻、低浊、微污染。

在水专项的科技支撑下，深圳市在饮用水水源调度、净水工艺提升、供水管网与二次供水水质保障、全流程水质风险分析与管控等方面取得一系列技术突破，全面支撑了深圳盐田自来水直饮示范区的建设，约 2000 万人口的饮用水水质得以提升，原特区内饮用水行业水质安全保障能力实现了跨越式发展。

8.1 水专项实施前城市供水情况

深圳市属亚热带海洋性季风气候，全市（不含深汕）多年平均降雨量 1830mm，雨量主要集中在每年 4～10 月，约占全年降雨量的 85%。合作区境内无大江大河大湖大库，蓄滞洪能力差，本地水资源匮乏，供给严重不足，人均水资源量仅为全国平均水平的 1/13，是全国严重缺水城市之一。全市原水 80% 以上引自东江，水源相对单一，同时受季节、气候等影响，水源水质出现季节性波动，呈现"低浊、高藻、微污染"特征，对水厂和管网水质造成冲击。主要问题表现为：

1）单一水源供水水质风险加大，原水水质季节性波动调控技术缺乏

深圳市全市原水 80% 以上来自东江，水源相对单一，经长距离输送的原水进入深圳各水库，再分配至各水厂。其中深圳水库是各水厂最主要的水源，年使用量占全年总水量的 90% 以上。与其他位于水源最下游的城市一样，水源在长距离输送途中不断接纳沿途排放的污水，长期以来水源水的有机物、氨氮含量较高，致突变性呈明显的阳性。同时由于常年气温较高，水库水的富营养化持续时间长，藻的数量一直在 10^7～10^8 个/L 之间变

动,水在一年中都带有异味。同时受季节、气候等影响,水源水质出现季节性波动,原水整体呈现"低浊、高藻、微污染"特征,现有的供水安全保障调控技术不足以保证单一水源供水情况下的水量水质安全供给。

2) 常规净水工艺优质饮用水稳定供给和风险应对能力不足

早期为充分利用本地水资源,深圳市分散建设了一批小水厂,数量多、规模小。2008年,深圳市有20多座日供水能力10万 m^3 以下的中小型水厂,水厂采用的基本工艺均为"混凝+沉淀+过滤+消毒"常规净水工艺,在水源污染日益加重和水质管理要求越来越严的双重压力下,上述常规处理工艺逐渐暴露出其局限性。且部分中小型水厂建设标准不高,水处理工艺耐冲击负荷能力不高,难以应对水源水质突变。

3) 供水管网水质污染风险加剧,系统监测预警应急措施不足

深圳市早期建设的市政供水管网中,仍有部分未做内防腐的钢管及运行状况较差的混凝土管仍在服役,存在爆管和水质风险。加上早期建设的社区和城市居民小区中大量使用了镀锌钢管、灰口铸铁管,管材老化锈蚀导致用户龙头"黄水""锈水"现象,小区漏损率较高,成为影响城市供水"最后一公里"问题。同时,利用信息化手段建立管网末端水质变化的动态监测网络,并建立有效的全流程水质变化动态模型,对于改善管网状态,及时采取有效的系统监测、预警、调控措施具有重要的意义。

8.2 饮用水安全保障科技成果

在"十一五""十二五"及"十三五"期间,在水专项"南方湿热地区深度处理工艺关键技术与系统化集成""中小水厂消毒工艺优化及副产物控制技术研究与示范""城镇供水系统运行管理关键技术评估及标准化"等多个项目和课题的支持下,深圳市从"单元工艺创新,多级屏障优化,系统联动集成"三个层次出发,开展了关键技术研究、应用与示范,形成了适合我国南方水源水质特点的水源改善—水厂内净化—安全输配的全过程集成技术体系,实现了给水处理新技术在大型水厂的系统化、集成化及其推广应用。

8.2.1 南方地区土霉味嗅味物质识别与控制技术

针对深圳市相关水源存在微污染、高藻及饮用水中存在嗅味等问题,水专项科研人员调研确定了主要嗅味特征和存在的致嗅物质,对选定的部分嗅味物质进行嗅味特征的感官评价,调查收集了深圳市当地人群的饮用水嗅味投诉数据,并对当地人群的嗅味敏感性进行调查,结合调研结果,针对深圳饮用水特征嗅味问题,开展嗅味控制技术的研发与应用示范,形成常规工艺强化控制嗅味问题的技术解决方案,为南方地区土霉味嗅味物质的嗅味控制提供技术支撑。

1. 饮用水特征嗅味物质调查与识别技术

针对深圳地区存在的嗅味问题,水专项研究团队建立了FPA嗅味感官评价小组和相关培训基地,对常见的30种嗅味物质的嗅味特征包括嗅阈值、物质浓度-强度效应曲线、

嗅味类型进行了全面评价，研究了深圳地区人群在嗅味敏感性和耐受性方面的特点。通过对水源水及出厂水的嗅味表征和对嗅味物质进行时空分布调查，利用多重分析方法筛查确定了深圳地区饮用水的主要嗅味类型、嗅味物质种类、来源及变化影响因素，为深圳市地方标准《生活饮用水水质标准》DB 4403/T 60—2020 相关指标参数控制提供了参考。

2. 水厂常规工艺下应对季节性土霉味问题的控制技术

针对水厂水源藻类繁殖导致的土霉味问题，水专项科研人员和水厂工程技术人员在水厂以常规工艺为主的基础上，通过增设和优化预处理工艺，利用高锰酸钾实现适度的预氧化，再通过粉末活性炭吸附去除大部分胞外的嗅味物质，同时投加石灰调节 pH 达到强化混凝的效果，尽量避免胞内嗅味物质的进一步释放，利用后续的混凝沉淀和过滤工艺实现对藻细胞的进一步截留去除；通过清水池改造，优化消毒投加工艺，防止后续加氯消毒过程中嗅味物质的进一步释放；另外通过沉淀池及滤池系统的改造，实现反冲和排泥的优化，从而降低藻类以及嗅味物质等二次进入工艺的风险。通过上述技术手段的整体优化，建立了基于常规工艺下的水厂应对季节性土霉味问题的控制关键技术体系，为解决饮用水嗅味问题和实现微生物安全性的双重目标提供技术支持和解决方案，并开展技术示范应用。

8.2.2　臭氧-生物活性炭工艺微型动物风险防控技术

臭氧-生物活性炭深度处理工艺是解决水源污染、全面提高饮用水水质的一项重要技术。但在南方地区湿热气候条件下，活性炭池的生物膜为各类微型动物生产提供了适宜的条件。常规消毒工艺条件无法杀灭微型动物，活性炭池中过量滋生的微型动物逐步迁移到出厂水中，不仅引起消费者感官上的不快，还有可能成为致病微生物载体导致潜在的健康风险。因此，生物活性炭池中的微型动物防控是深度处理工艺在南方地区进行应用的一个必须破解的难题。

水专项"十一五"的"南方湿热地区深度处理工艺关键技术与系统化集成"课题，针对臭氧-活性炭工艺自身的特点以及珠江下游地区特殊的地理、气候和水质特征下存在的饮用水安全隐患问题，通过生物风险集成控制技术研究，形成交替预氧化灭活技术、冲击式滤层灭活与驱除技术、固定式物理拦截技术、炭池界面分层灭活技术、微热处理灭活技术五项关键技术，解决了臭氧-生物活性炭深度处理工艺微型动物风险防控问题。

1. 交替预氧化微型动物灭活技术

该项技术主要利用预臭氧/预氯化灭活，控制反应沉淀池微型动物，液氯投加量为 $0.8 \sim 1.5 \text{mg/L}$；当出水活体率为 30% 以上，温度连续 5d 达到 20℃ 以上时，启动交替预氧化。灭活药剂投加量以最大供水量计算，氯的投加量不低于 2.5mg/L，二氧化氯的投加量不低于 1.2mg/L。

2. 高效絮凝沉淀微型动物去除技术

甲壳类动物在灭活后，一般可以通过混凝沉淀过程被去除。去除效果与反应、沉淀效果有关，沉后水浊度控制越低，越有利于生物的成体、幼体和卵的去除。如果沉淀池的

"跑矾"情况严重，生物会随矾花进入下一工艺段，即砂滤池。为了保证生物在沉淀过程中的有效去除，应优化运行条件，尽量降低沉后水浊度。在生物繁殖的高峰期，建议沉后水浊度控制在 1.5NTU 以下，必要时投加高分子助凝剂。优化絮凝过程要控制反应条件，尽量避免"跑矾"现象的发生，以减少水蚤及卵、幼体随矾花向滤池迁移。同时，在生物繁殖的高峰期，还应在完善排泥设施的前提下，通过增加反应池、沉淀池及其过渡区的排泥频率，延长排泥时间，避免积泥，以免猛水蚤等底栖型桡足类生物在其中滋生繁殖，具体时间和频率根据积泥情况确定。

3. 砂滤池冲击式微型动物滤层灭活与驱除技术

该技术与滤池反冲洗结合进行，利用微型动物对药剂的趋避行为，进行驱除和灭活。由于活性炭对氯、二氧化氯、臭氧等微型动物灭活药剂具有强烈的吸附作用，且药剂浓度过高对活性炭及生物膜性能有严重破坏作用，水专项科研人员开发了采用低浓度化学药剂反冲洗，胁迫去除活体微型动物的方法。同时还发现二氧化碳对轮虫、线虫、象鼻溞、猛水蚤、剑水蚤、仙女虫等六种代表性微型动物都具有很好的灭活作用，当二氧化碳暴露浓度超过 1000mg/L 时，各无脊椎动物均在 5s 内完全死亡，即灭活率达到 100%。

4. 炭池加砂垫层拦截以及炭池出水滤网物理拦截技术

科研人员通过对水厂处理工艺流程优化研究，发现炭层下设置砂垫层对于拦截甲壳类浮游动物具有明显的效果。研究结果表明，新建水厂可考虑在炭层之下、承托层之上，设置 300~500mm 厚砂垫层，参考粒径为 0.6~1.0mm。对于老水厂，如果炭池桡足类生物穿透严重，建议增设砂垫层。同时，在碳池出水处增设不锈钢滤网，不锈钢滤网的布设，需要在综合考虑滤网目数、适宜的出水接触角度、控制水头损失等因素的基础上，选择滤网的材质，设计滤网的形状。

8.2.3 以炭砂滤池为核心的短流程深度处理技术

对于水源受到有机物和氨氮污染的水厂，传统的解决思路是加长净水处理工艺流程，即在常规净水工艺前后增加预处理和深度处理。但是，对于只有轻度污染或季节性污染的水源，或是受到经济条件或场地条件所限的原有水厂，如果采用传统的常规处理加深度处理的长流程处理工艺的方法，则存在基建费和运行费用高、占地面积大、运行管理复杂的困难，在很多水厂难以实现。针对该问题，水专项研究开发了可以有效去除有机物和氨氮污染的、以炭砂滤池为核心的短流程深度处理技术。

该技术是把水厂原有的砂滤池改造成活性炭石英砂双层滤料滤池，在滤池原有的对颗粒物去除截留的基础上，通过增加颗粒活性炭对有机物的吸附作用和强化滤层中微生物对污染物的生物降解作用，显著提高有机物和氨氮的去除效果。该技术工艺的优化改进，可以在不增加常规处理工艺水厂净水构筑物的条件下，实现炭砂滤池短流程深度处理，特别适合于只有轻度污染或季节性污染的水源，或是受到经济条件或场地条件所限的原有水厂的升级改造。

将砂滤池改造为炭砂滤池的基本技术要求：①明确滤料的选择及过滤特性：滤料的选

择，主要包括石英砂的粒径选择、活性炭的种类、粒径选择以及滤料级配和厚度确定。过滤特性包括对浊度和水中颗粒物的沿程去除、沿程水头损失及活性炭损耗。②炭砂滤池运行参数选择：炭砂滤池的运行参数主要包括空床接触时间、过滤周期和反冲方式及其强度等参数的确定。③炭砂滤池去除特征污染物的特性研究：研究炭砂滤池不同时期（初期、稳定运行期）对特征污染物（微量有机物、氨氮等）的去除特性，从而为水厂的设计和实际运行条件提供指导和数据支持。④炭砂滤池去除特征污染物机理研究：研究炭砂滤池生物膜中主要微生物类群的生长规律和炭砂滤池去除特征污染物的机理。

8.2.4　中小水厂消毒工艺优化及副产物控制技术

针对我国中小水厂在氯（含次氯酸钠）、二氧化氯等消毒技术应用过程中存在的原水水质波动较大、净水工艺与管理水平相对落后、风险监测与应对能力较差等问题，水专项科研团队在对全国范围不同流域内水厂开展广泛调研的基础上，通过试验研究、中试验证和工程示范，形成了中小水厂二氧化氯投加前馈控制及无机副产物去除技术、三氯乙醛前体物识别与生成控制技术、氯消毒新型副产物的定量分析与综合控制技术、中小水厂安全消毒集成技术体系等四项核心技术，构建了一套适合我国中小水厂安全消毒技术体系，能够适应原水差异，有效、稳定控制消毒副产物的生成，保障供水消毒安全性，为我国中小水厂出水水质全面达到《生活饮用水卫生标准》GB 5749—2006 提供技术支持。

1. 二氧化氯投加前馈控制及无机副产物去除技术

针对中小水厂二氧化氯使用管理不规范、投加控制滞后、无机副产物超标风险高等问题，科研人员研发了国产化二氧化氯副产物便携式测定仪器，并研究优化了二氧化氯及其副产物的厂级检测方法，便于中小水厂快速判断二氧化氯消毒风险。在水处理工艺方面，提出并在中小水厂首次应用了以 UV_{254}、叶绿素 a 为在线监测指标，亚铁、二价锰离子为输入指标的二氧化氯投加前馈控制技术，提高中小水厂消毒工艺的管控水平，相对人工投加，有效降低二氧化氯投加量 5%～10%。在示范工程中，工程技术人员结合实际需求，应用了活性炭吸附、亚铁盐还原的预氧化副产物亚氯酸盐控制技术，开发了基于零价铁还原的二氧化氯残液处理处置技术与装置。以上成果指导全国多个水厂安全规范地使用二氧化氯。

2. 三氯乙醛前体物识别与生成控制技术

氯消毒副产物，是中小水厂超标风险高的一个问题，其控制方法国内外研究较少。水专项针对该问题，开展了系统的研究。科研人员对目前国内水厂普遍使用的次氯酸钠成品和次氯酸钠发生器的消毒效果进行对比分析，全面掌握次氯酸钠发生器的关键核心技术问题，相关成果用于指导次氯酸钠发生器的选择与应用。针对消毒副产物三氯乙醛，科研人员开展了相应检测方法的研究，对《生活饮用水标准检验方法》GB 5750—2006 中三氯乙醛测定方法提出修正与改进措施。研究结果表明，通过探索消毒副产物的主要成因，并以此为依据优化水厂处理工艺，包括预处理技术、强化混凝沉淀与过滤技术等，可将常规工艺对三氯乙醛的生成潜能去除率提升 20%～30%；通过炭砂滤池和臭氧催化氧化-生物活性炭工艺改造，可将去除率进一步提升 30%～40%。该处理工艺对其他氯系消毒副产物的产生，也起到一定的控制效果。

3. 氯消毒新型副产物的定量分析与综合控制技术

针对中小型水厂氯消毒过程中产生的一些高毒性含氮副产物和碘代副产物（《生活饮用水卫生标准》GB 5749—2006 尚未规定的消毒副产物），水专项科研团队在深圳市中小水厂系统开展调查和研究，摸清楚了此类消毒副产物的浓度分布、生成特征、超标风险等底数数据。针对存在的风险问题，创建了针对中小水厂的微/痕量新型消毒副产物的精准检测技术，提出了典型中小水厂氯消毒新型副产物优先控制清单；针对不同消毒工艺，结合毒理性分析，提出不同消毒副产物控制顺序，开发出适用于中小水厂的氯消毒新型副产物综合控制技术方法，包括替代氯预氧化技术、前体物吸附去除技术、强化混凝沉淀技术、臭氧-炭砂深度处理技术、消毒剂投加优化技术等全流程多屏障控制技术。以上研究成果为中小水厂水质提升和设施改造提供科学依据与技术指导。成果还支撑了深圳市《生活饮用水水质标准》DB 4403T 60—2020 的编制。以此为依据，含氮消毒副产物二甲基亚硝胺和碘代消毒副产物碘乙酸纳入标准管控范围，在供水水质提升方面发挥了全国性引领作用。同时，该项研究成果也为《生活饮用水卫生标准》GB 5749—2006 的修订提供了重要参考。

8.2.5 二次供水水质保障与管理优化技术

近几年来，随着城市建设的飞速发展，高层建筑日益增多，由于供水压力不足，大多数高层住宅采用增设低位蓄水池、高位水箱的二次加压供水方式来满足居民的用水需要。由于历史原因，深圳市二次供水设施建设单位各自为政，部分设施因建设资金投入不足，或没有按严格的规范和标准进行规划、设计和安装，为设施规范化管理带来了不小的难度，以至于二次供水水压不足、二次供水水质污染等问题在城市供水系统中普遍存在。

随着居民生活水平的大幅提高，百姓对供水的稳定性、安全性、经济性提出了更高的要求。在此背景下，水专项科研团队结合深圳市供水发展需求，开展了二次供水新型增压技术、二次供水区域优化整合技术的研究，保障末端供水水质，确保供水压力稳定充足，同时有效降低二次供水的能耗。

1. 二次供水新型增压技术

水专项科研人员在比较分析传统增压方式对水质污染状况及能耗情况的基础上，进一步研究管网叠压技术对市政供水管网的影响，综合考量新型增压技术的合理应用，在保障二次供水水质和节能降耗的同时，最大限度地减少对管网的影响。

研究人员利用 Flowmaster 软件模拟二次供水设备与市政管网相互影响情况，并与实际情况进行对比。研究发现，当市政管网压力突升时，管网叠压设备出口压力相应增加，但压力增加幅度小于市政压力变化；当市政管网压力突降时，管网叠压设备出口压力有明显的"波谷"，约有 20s 左右时间低于出口设定压力值；系统增泵时，市政管网压力、稳流罐内压力基本没有变化。该模拟结果表明，管网叠压设备正常运行时对市政管网影响较小，采用小泵代替大泵并错开启动、水泵变频减速启停、闭阀启泵等措施可进一步减小对市政管网的影响。

研究人员对不同二次供水设备的节能效果进行纵向比较。结果表明在高效区范围内，变频叠压供水方式不能完全适应流量变化，"工频叠压＋高位水池"供水方式对市政管网压力变化适应能力较差；使用"变频叠压＋高位水池"供水方式可解决适应管网流量变化及适应管网压力变化两大问题。数据显示管网变频叠压供水方式的能耗水平约为管网变频恒压供水方式的能耗水平的 30%，节能效果显著。

综上，研究发现，"变频叠压＋高位水池"供水方式既能适应市政管网压力变化，又可避免小流量运行工况出现，在达到最佳节能效果的同时，还可解决叠压供水设备超量取水的问题。这种二次供水方式具有对市政管网影响小、供水可靠性高、能耗低等优点，可结合城市供水特点，考虑作为新型二次供水增压方式推广使用。

2. 二次供水区域优化整合技术

为解决二次供水区域优化的问题，水专项科研团队对深圳市二次供水设施开展广泛的调查研究。在研究过程中，将深圳市二次供水设施改造的问题作为一个系统进行分析，利用层次分析法对该系统各要素进行评价，选出较优改造方案。在系统分析中，二次供水改造层次结构模型的建立方法如下：

最高层：即目标层，二次供水改造方式的权重排序。

中间层：即准则层，根据各种改造方式，评价二次供水改造方式的技术效应、经济效应和社会环境效应。

第三层为方案层，对国内 6 种主要应用实践的二次供水设施改造方式进行对比分析。这 6 种改造方式来源于研究前期国内二次供水现状调研结果，并参考了国内相关文献的研究成果。具体见表 8-1。

二次供水屋顶水箱改造方式及其适用条件　　　　　　　　　　　　　　表 8-1

编号	改造方案	适用条件
1	改造屋顶水箱，并增设消毒设施，采用水箱供水方式	在市政管网压力满足的情况下采用，换为不锈钢水箱，增设臭氧消毒设备
2	改造屋顶水箱，增设消毒设施，水池与加压泵组合供水	宜在市政管网压力低于或经常不能满足建筑内给水管网所需的水压时采用，换为不锈钢水箱，增设臭氧消毒设备，水池-加压泵-水箱联合供水
3	取消屋顶水箱，改为变频泵供水	对水量保证率要求不高地区，变频控制泵直接加压供水不设屋顶水箱和地下水池
4	取消屋顶水箱，利用水池调节供水，改造为单体楼变频加压供水	不设屋顶水箱，地下水池＋变频控制泵对单栋楼宇进行加压供水

编号	改造方案	适用条件
5	取消屋顶水箱，管网叠压（叠压）设备供水	管网叠压供水需要得到城市供水主管部门的许可，不得擅自设置和使用；市政管网可利用的水量必须远大于用户的用水量，不得对市政管网产生负压；市政管网必须有足够的余压，尽量减少某处管网叠压供水对于周边地区供水的影响
6	取消屋顶水箱，利用水池调节供水，改造成区域性变频加压供水系统	区域内建筑密度大，层数相近且用水量均匀的住宅小区、大院。水池＋变频控制泵对区域多栋楼宇进行集中加压供水

研究过程中，经过构造判断矩阵、计算权向量并做一致性检验、计算判断矩阵最大特征根、计算组合权向量、一致性检验等步骤，结果显示各种改造方式的优选顺序是：方案 5＞方案 6＞方案 3＞方案 4＞方案 1＞方案 2。方案 5 为叠压供水方式，其综合权重最高，这是因为叠压供水综合了水池和管道泵的优点，既能利用自来水管网的原有压力，又能动用足够的储存水量满足高峰期用水，且不会对自来水管网产生吸力。方案 6 为"水池＋变频控制泵"的二次供水方式，是对区域多栋楼宇进行集中加压供水，由于对区域内的大面积用户通过统一的变频加压方式供水，取消了屋顶水箱，减少了水池和水泵的数量，此方案在水质保证、供水可靠性及管理方面，具有较好的推广应用意义。

8.2.6 基于 HACCP 危害识别与控制的供水系统运行管理风险评估技术

随着人民生活水平和健康意识的不断提高，用户对饮用水水质、口感等要求逐渐加强，提供更高品质的饮用水、更好地满足人民群众日益增长的美好生活的需要，成为供水行业当下关注的重点。供水行业传统的管理理念是通过关注终端水质的变化追溯生产输配过程中的问题，存在条块割裂管理、结果控制的缺陷。深圳市为进一步提升饮用水安全保障质量，在供水系统管理过程中引入 HACCP 模式，以水质管理为核心，实现饮用水生产输配过程中的精细化管理，有效提升供水系统的终端水质。

HACCP 全称为 Hazard Analysis and Critical Control Points，即危害分析及关键控制点，是通过分析供水全流程潜在水质危害的方法判断出关键控制点（CCP），并针对 CCP 点系统性地开展确定限值、实施监控、及时纠偏等运行管理措施，以实现对水质风险精准管控的目的。HACCP 全过程水质风险管控理念则是以水质为核心，针对供水生产输配过程实施预防性管理，通过强调对各环节的关键点控制来保障终端水质。HACCP 全过程水质风险管控体系抓住主要矛盾，针对供水系统运行管理过程中的显著危害，识别 CCP 点，加强监控管理并及时纠偏。当 CCP 点超过控制限值时，还能够通过异常情况双向追踪，快速发现并实施具体控制措施，及时保障供水安全。

1. 典型区域地表水多目标协同的关键点快速识别技术

基于深圳市水源水质情况及各水厂的具体工艺类型，水专项科研团队系统评估了对生活饮用水水质有明显影响的水质风险，并从可能性、严重性两个层面进行量化评估、赋值，并根据风险值的大小制定不同的级别，将高风险所在工艺节点、操作步骤定义为关键控制点。通过系统分析，科研人员研究确定了简单半定量评分法，对供水系统的水质风险进行评估。评分矩阵见表8-2。

水质风险简单半定量评分法　　　　　　　　　　　　　　表8-2

风险可能性	风险严重性				
	不严重	略微严重	中等严重	很严重	灾难性的
几乎能肯定	5	10	15	20	25
很可能	4	8	12	16	20
中等可能	3	6	9	12	15
不大可能	2	4	6	8	10
罕见	1	2	3	4	5
风险分级					
风险评分	<6	6～9		10～15	>15
风险等级	低	中		高	很高
关注程度	低关注，可以发生后再采取措施	关注，应采取一些合理的步骤来阻止发生或尽可能降低其发生后造成的影响		较高关注，必须控制的风险，应安排合理的费用阻止其发生	高关注，必须尽快控制的风险，要不惜成本阻止其发生

2. 基于过程管理的精准控制纠偏技术

研究人员针对深圳市供水系统中的关键控制点，全面加强关键控制点的控制方案和精准纠偏技术，研究形成了关键控制点的系统控制方案。方案中明确了各个关键控制点的控制指标限值、监控系统（包括监测对象、监测方法、监测频率、监测人员、监测数据记录）和纠偏措施。已经确定的水质风险均应通过选择和实施合适的措施来控制，从而将水质风险进行预防、消除或减少至规定中的可接受水平。控制措施通常包括加强监测、加强巡检、调整药剂投加、工艺改造等，每种控制措施应对照写明实施条件。通过方案的实施，保证所有的关键控制点都处于受控状态。最终产出HACCP计划表等相应文件体系（表8-3），保障基于过程管理的精准控制纠偏技术能够在供水系统中有效实施和开展。

HACCP 文件体系　　　　　　　　　　　　　　表8-3

HACCP 小组名单							
姓名	部门	职务	角色	责任	专业	学历	供水行业经历

涉水产品描述								
序号	涉水产品名称	包装及规格	成分	产地/采购地	生产方法	生物/物理/化学特性	使用前的处理	交付及储存要求	接收准则

续表

供水系统描述

描述项目 \ 产品名称	
执行标准	
水处理方法	
储存方式	
输送方式与要求	
储存方式	
输送区域	
预期用途与目标人群	
与水质安全有关的化学、生物和物理特性	

工艺描述

工艺步骤	使用设备	工艺的描述与说明

危害分析表

编号	(1) 原料/工艺步骤	(2) 本步引入、受控或增加危害和潜在危害	可能性/严重性	风险分值	(3) 潜在危害是否显著	(4) 对 (3) 的判断提出依据	(5) 危害预防控制措施	(6) 是否CCP点

HACCP 计划表

关键控制点（CCP）	显著危害	关键限值（CL）	监控				纠偏行动	记录	验证
			对象	方法	频率	监控者			

纠偏记录表

显著危害：

关键控制点（CCP）		监控对象		关键限值（CL）	
发现异常时间		恢复正常时间		实际值	
操作人员			检查人员		
过程描述					
纠偏措施					
部门		人员		时间	
验证结果					
部门		人员		时间	
审核者			日期		

纠偏措施记录表

发生时间	偏离情况描述	纠偏措施	记录及验证	恢复正常时间	责任人

3. HACCP 对供水系统生产运营管理的指导和提升作用

根据 HACCP 计划表的相关内容，按照管理流程，水厂技术人员和管理人员可对照供水系统的薄弱环节，在日常运行管理中实施有效的控制和管理。

在日常运行管理过程中，水厂建立了以关键水质风险为核心的全流程联动模式，通过"站厂网"（原水泵站、水厂、供水管网）前后联动和信息协调反馈，控制水质风险，预防供水系统的潜在水质风险。HACCP 管理模式的核心内容主要包括：一是紧盯"一头一尾"，全局视角管理供水全流程。"源头"注重提升原水预警能力，加强原水水质风险预判，"龙头"注重末端水质保障，加强管网巡检、工地施工及维抢修的规范化管理，确保末端水质优质达标。二是水质指标逆向追踪，精准控制。增加对管网末梢的水质关注度，管网水质在余氯、浊度的基础上，增加肉眼可见物、色度、嗅味等用户关注指标，通过分析管网末梢水的水质变化反馈，促进前端水厂工艺优化提升及配水管网稳定运行能力提高。三是运行管理深度延伸。通过标准化管理流程推进管网工地和维抢修作业场景规范化，进而通过管理提升解决信息传达流程长、短时间不对称的短板，实现泵站、生产、管网、客服等业务模块之间的信息互通、资源共享，最终集成泵站-水厂-管网的数据信息，形成一体化体系文件。

在处置突发水质应急事件过程中，HACCP 管理方法的优势在于，能够通过前期的水质风险评估与控制措施的制定，快速定位到关键控制点，缩短分析判断时间，确保应急处理高效精准，在非常时期有效保障水质安全。

8.2.7　基于末端龙头水达标的供水系统运行管理关键技术动态验证技术

供水行业生产管理信息化建设已有 20 多年的历史，涉及生产、管网、服务、管理等各个方面，但物联网、云计算、大数据、移动互联等新兴信息技术应用刚刚起步，在与人工智能技术深度融合方面差距巨大，使得现有饮用水安全保障存在信息数据与运行管理脱节，尚不能对饮用水安全保障实现精准预测及管控。

水专项科研团队研究了基于末端龙头水达标的供水系统运行管理关键技术动态验证技术，以末端龙头水达标为验证目标，综合验证评价水厂单元、水厂多级屏障（多个单元的组合）、供水系统三个层次的不同水处理技术和处理工艺的水质保障能力。

其中水厂单元、水厂多级屏障的技术验证，通过实验的方式获取不同工艺参数下的出水水质。供水系统的技术验证，则基于深圳市盐田区供水系统的建设条件及历史数据，建立供水系统动态验证模型，将工艺运行参数、出水水质数据，输入供水系统动态验证模型，模拟全部流程水质，验证末端龙头水达标情况。供水系统动态验证模型主要包括基于数据驱动的水厂工艺模型、基于数据驱动的管网模型、基于数据驱动的二次供水模型。具体如图 8-1 所示。

1. 基于数据驱动的水厂工艺模型构建

水厂工艺模型为水厂各工艺单元模型的组合。通过机器学习，建立了各工艺单元运行调控参数与该工艺单元进出水水质水量的多元数据关系，可通过输入运行调控参数、进水

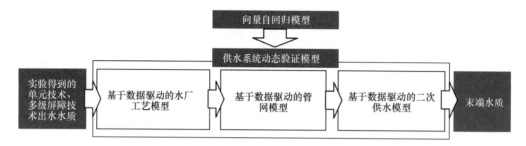

图8-1 供水系统运行管理关键技术动态验证技术实施路径示意图

水质水量，输出该单元工艺出水水质。

以混凝沉淀单元中浊度的模拟为例，建立加药量、pH、搅拌强度、温度、流量与进出水水质之间的关系。模型函数如式（8-1）所示，

$$X_{出水浊度}(t) = f[X_{加药量}(t) + X_{进水浊度}(t) + X_{流量}(t) + X_{pH}(t) + X_{温度}(t) + X_{搅拌强度}(t)]$$

(8-1)

式中　$X_{出水浊度}(t)$——t时刻出水浊度的预测值；

　　　$X_{加药量}(t)$——t时刻混凝沉淀工艺单元的加药量；

　　　$f(\cdot)$——神经网络内置非线性预测模型。

将建立好的各单元模型组合，按照工艺流程排布形成水厂工艺模型，前一单元的出水，为后一单元的进水，不断向后，直至模拟得到出厂水水质。其中，为明确单元技术、多级屏障技术出水对后续水质变化的影响，将实验得到的水质数据输入至该工艺单元的后一个单元，实现对后续水质的模拟。

2. 基于数据驱动的管网模型构建

管网模型为管网各节点间模型的组合。管网模型内依次建立了上游管网点与下游第一个管网点水质的数据关系。输入出厂水水质数据及出厂水点至下游第一个管网监测点间管网特征数据，可模拟出厂水点下游第一个管网监测点水质数据。

节点间模型构建方式以任意管网上下游 a、b 点间余氯模拟为例，建立 b 点余氯与 a 点余氯、ab 点间流量、流速、距离、管径之间的关系，其模型函数如式（8-2）所示。

$$X_b(t) = f[X_a(t) + X_{ab间流量}(t) + X_{ab间流速}(t) + ab间距离 + ab间管径] \quad (8-2)$$

式中　$X_a(t)$——t时刻下 a 点余氯；

　　　$f(\cdot)$——内置非线性预测模型。

按照上述方式，按照水流方向组合管网各节点模型，从出厂水点向管网末端逐步模拟，从而得到从出厂水点至管网末端点整个管网区域各节点的水质数据。

3. 基于数据驱动的二次供水模型构建

二次供水模型内建立了二次供水水质与管网末端水质及二次供水设备运行参数的数据关系。可输入二次供水设备的运行调控参数、管网末端水质，输出二次供水出水的水质数据。

以二次供水的浊度模拟为例，建立二次供水出水的浊度指标与管网末端水浊度、二次供水水池内水量、二次供水停留时间的关系，模型函数如式（8-3）所示。

$$X_{二次供水}(t) = f[X_{管}(t) + X_{二次供水水量}(t) + X_{停留时间}(t)] \tag{8-3}$$

式中　$X_{二次供水}$——t 时刻二次供水的浊度；

　　　$f(\cdot)$——内置非线性预测模型。

　　研究人员通过组合水厂工艺模型、管网模型及二次供水模型，形成了供水系统动态验证模型，输入实验得到的水质数据，可以模拟得到包括末端水质在内的后续各阶段水质参数。该模型能够实现与在线数据的耦合，并展现前端技术变化对末端龙头水水质的影响，为供水系统的技术优化和日常运行调控提供了参照，有助于供水系统水质保障能力的整体提升。

8.3　示　范　工　程

8.3.1　城区水库型水源地污染监控与安全调配示范工程

1. 示范工程基本情况

　　城区水库型水源地污染监控与安全调配示范工程主要依托东深供水工程及深圳市松子坑、深圳、西丽、长岭皮、铁岗、石岩、茜坑等 7 座供水水源水库。该项示范工程中应用了水源保护区污染源监控、水源水质监测、水质与水量联合调度等技术，提高了深圳市城区水库型水源地保护的科技水平，增强了水源应急保障能力。

2. 工程规模及主要内容

　　1）东深流域水源保护区的环境监控示范工程：在东深供水工程已建视频监控系统的基础上，科学确定环境监测范围和布局，增加建设 23 个环境监测点，覆盖东深流域全部水源保护区，对水源保护区内街道、工业污染源、污水处理厂、垃圾焚烧厂、生态监察点和河流重点监控断面实施环境监控。

　　2）铁岗水库与石岩水库信息化系统：包括水质、水情、大坝安全等信息采集系统，闸、泵自动控制系统、水库综合信息平台，以及视频监控等辅助系统。其中水质监测系统包括两个水库进出口的在线监测点共 4 个，监测指标主要是有机物综合指标、富营养化指标、藻类和生物毒性。

　　3）深圳市多目标水源优化调度系统：工程建设内容主要是调度系统开发及系统集成，调度系统界面如图 8-2 所示。系统调度覆盖范围包括松子坑、深圳、西丽、长岭皮、铁岗、石岩、茜坑等 7 座水库及与该 7 个水库相关的 21 个水厂，实现 7 个水库间的调蓄调度和 21 个水厂的水源调度，并支持水源突发污染和输水管故障情况下的水源应急调度。

3. 关键技术应用

　　1）水源地水环境污染风险识别与评估方法：借鉴压力-状态-响应模型原理，构建了水源地水污染风险源评价指标体系，确定了各指标的计算方法，并采用层次分析法（AHP）确定了各指标权重，识别、评估了水源地主要水污染风险源，获得了水库风险源

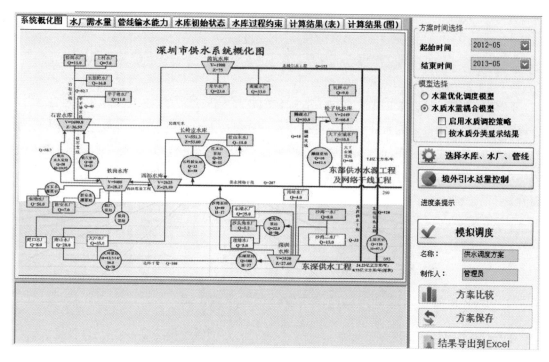

图 8-2　深圳市多目标水源优化调度系统界面示意图

清单。

2）水源地敏感带区划方法：根据城区水库型水源地特征，基于层次分析法（AHP）原理，构建水源地敏感指数体系，给出指标计算及权重确定方法，计算细分区域敏感指数并排序，根据限值确定敏感带的分布区域，结合实际调查，最终明确管理级别及水源地敏感带（重点监管区域），为水源地管理提供了一种全新的管理思路和管理途径。

3）水质水量反馈控制技术：在多目标水源优化调度系统中，以水库群上游每个水源的水质状态作为输入信息，以当前水库的水质状态作为反馈信息，通过策略分析模块得到有利于加速水库水质的水量调度控制策略，根据控制策略修整水量调度方式，通过反复执行反馈控制最终使水库的水质满足或接近《地表水环境质量标准》GB 3838—2002Ⅲ类水要求。

4）水库群水质动态过程评价方法：以综合污染指数评价方法（归一化思想）和规范中单因子指数评价方法（考虑最不利因素）为基础，构建单因子水质指数评价指标（SFPI），结合 SFPI 及水库蓄水量的变化，提出针对单个水库及水库群整体的水质动态过程综合评价方法。

4. 实施成效

城区水库型水源地污染监控与安全调配示范工程的建设，为深圳市城区水库群构建了从源头到龙头的水源多层次安全保障体系，有效解决了水源污染导致的饮用水危机问题，实现了水源保护区污染源监控、水源水质监测、水质与水量联合调度，增强水源应急保障能力，保障城市供水水源安全。

8.3.2　梅林水厂臭氧-活性炭工艺生物安全控制示范工程

1. 示范工程基本情况

梅林水厂是深圳市供水规模较大的一座水厂，也是最早实施深度处理工艺的水厂。梅林水厂的日供水能力为 60 万 m^3，以深圳水库水作为主要水源，并以来自东江的东部引水作为补充，原水水质总体上处于《地表水环境质量标准》GB 3838—2002 Ⅱ 类、Ⅲ 类水体之间。梅林水厂于 1994 年、1996 年分别完成第一、二期工程的建设，以常规处理工艺向福田区的市民提供饮用水。为了尽快使深圳供水水质与国际接轨，梅林水厂在常规处理工艺基础上增加了技术上较成熟的臭氧-生物活性炭的深度处理工艺。2005 年 6 月 30 日，梅林水厂深度处理工艺正式投入运行，成为深圳市首个提供优质饮用水的水厂。但是，在该深度处理工艺建成之后，受常年高温湿热的气候影响，水源地以及水厂水处理构筑物（尤其是活性炭池）中轮虫、水蚤、线虫等水生生物大量滋生，运行管理过程中还存在微生物泄漏现象，给供水安全带来生物风险。水专项科研团队针对以上问题，集中开展了臭氧-活性炭工艺生物安全性控制技术研究，对微生物及生物控制进行技术集成，保障出水生物安全性。

该水厂的工艺流程如图 8-3 所示：

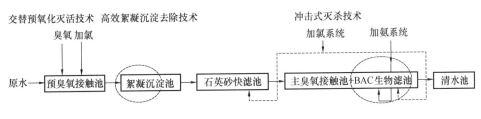

图 8-3　梅林水厂示范工程工艺流程图

2. 关键技术应用

梅林水厂正式运行，即发现炭池内剑水蚤、猛水蚤等甲壳类浮游动物繁殖并穿透进入出厂水。这些浮游动物进入到水厂净水系统后，绝大部分因不能适应环境而死亡，但是还有一部分能够在净水系统中存活，并二次繁殖。能够繁殖的浮游动物有剑水蚤、猛水蚤及一部分底栖性轮虫。尤其是在活性炭池，因有机质、微生物和溶解氧丰富，是这些浮游动物非常适宜的生境。

针对梅林水厂存在的微型动物二次繁殖和穿透，影响饮用水水质安全的问题，水专项科研人员研发了臭氧-生物活性炭工艺微型动物风险防控技术，该技术主要核心内容是活性炭滤池微生物泄漏评估与预警技术和臭氧-活性炭工艺微型动物预防与控制技术。

1）活性炭滤池微生物泄漏评估与预警技术：针对南方湿热地区 O_3/BAC 工艺中可能出现的微生物泄漏问题，研究人员建立了供水系统细菌微生物的 PCR-DGGE 定性与半定量分析检测技术，并首次将细菌活化状态影响因素相关性分析（VBNC）技术引入对饮用水微生物安全性的评价。通过对珠江下游地区代表性深度处理水厂各工艺段微生物群落结构及其变化规律的分析，确定微生物风险来自原水病原菌引入和炭池细菌暴发性繁殖与穿透。研究结果显示，由于微生物检测的时效性和复杂性，根据相关性分析，细菌总数与水温、浊度和粒径为 $2\sim5\mu m$ 颗粒数显著相关。这几个指标的突发变化可作为炭池细菌大量穿透的预警指标。

2）臭氧-活性炭工艺微型动物预防与控制技术：研究人员在对臭氧-活性炭微型动物风险进行系统分析的基础上，研究建立了臭氧-活性炭工艺微型动物交替预氧化灭活技术、高效絮凝沉淀微型动物去除技术、炭池微型动物二氧化碳灭活技术、炭池和砂滤池微型动物冲击式灭活与去除技术以及炭池微型动物物理截留技术等一系列关键技术，突破了生物活性炭功能与微型动物控制之间的矛盾关系，通过技术集成，形成了贯穿臭氧-活性炭工艺全流程且适合不同水质与环境条件下的微型动物控制技术体系。

水专项科研团队和工程技术人员基于以上技术成果，对水厂的工艺进行改造，全面控制枝角类、甲壳类等微型动物在工艺构筑物中二次繁殖和穿透，提高饮用水的安全保障水平。

梅林水厂改造的主要技术措施及工艺改造包括：

1）交替预氧化生物灭活系统

在原来臭氧预氧化基础上增加预氯化，主要用来灭活原水中的活体微型生物，投加点设置在预臭氧后的分配井内，投加量一般在 $0.6\sim1.0mg/L$ 之间，与预臭氧投加切换运行，实现交替预氧化。

2）强化反应沉淀生物去除系统

为了提高混凝沉淀对微型动物的去除效果，对絮凝池的折板进行了材质更换及折板间距、排列及过流孔的重新设计改造，改造后的絮凝池优化了水力条件，提升了混凝效率，保证了沉后水水质的稳定，也有利于防止微型动物对后续制水工艺的渗透。

3）砂滤池冲击式生物灭活去除系统

在砂滤池增加反冲洗加氯装置，既可用于含氯水反冲洗，也可用于含氯水浸泡滤池，达到灭活和抑制微型动物在砂池内的繁殖的目的。从实际的监测数据来看，反冲洗加氯是抑制水蚤过度繁殖非常有效的手段。

4）炭滤池冲击式生物灭活与去除系统

在炭滤池增加反冲洗加氯和加氨装置，通过间歇性反冲洗加氯，达到去除微型动物及抑制其繁殖的目的；氨水浸泡能够有效灭活炭池中的活体生物。系统根据炭池出水微型动物监测情况启动。

5）炭池炭层砂垫层生物拦截

为了控制炭池中的微型动物穿透进入出厂水，在炭滤池的炭层和承托层之间加铺了30cm的砂垫层。

6）炭滤池出水堰生物拦截滤网

炭滤池出水堰拦截网是保证出厂水生物安全性的最后一道屏障，网体采用200目的不锈钢网，拦截网对水蚤类微型生物有明显的拦截作用，很好地保障了出厂水水质。

7）炭滤池生物预警监测系统

为了监测炭池内水蚤的繁殖情况，利用池壁测压管系统对每个炭池都建立了单独的水蚤挂网监测装置，由化验室出具检测数据，为启动相应的控制措施提供了依据。

3. 实施成效

以上技术在实际工程中应用实施后，梅林水厂的出厂水水质可以稳定达到《生活饮用水卫生标准》GB 5749—2006 要求，浊度控制在 0.1NTU 左右，生物安全水平显著提高，微型动物全年平均密度低于 2 个/m³，远低于控制目标 50 个/m³，出水的微型动物最高密度由 230 个/m³ 降至 8 个/m³，降幅 96.5%。工程增加成本 0.12 元/m³，具有较高的经济效益。

梅林水厂臭氧-活性炭工艺生物安全控制示范工程运行至今已有十余年，水质状况安全稳定。水专项科技成果的应用，为深圳市后续开展城市自来水直饮工作的推进提供极大助力。梅林水厂的示范技术后续在粤港澳大湾区范围内的水厂进行推广，形成了较好的社会效益。

8.3.3　沙头角水厂短流程深度处理改造示范工程

1. 示范工程基本情况

沙头角水厂位于深圳市盐田区，设计规模为 4 万 m³/d。该水厂水源由江水、水库水和山水组成，主要存在嗅味、有机物等污染问题。水厂工艺主要包括格栅、穿孔旋流斜管沉淀池、双阀滤池和清水池（氯消毒）。由于建设时间较早，示范工程实施之前，水厂个别池体部分渗漏和设施老化，严重影响到供水安全。另外，受南方亚热带气候影响，水体中微生物滋生较严重，微生物安全问题迫切需要妥善解决。

通过水专项课题的支持，科研人员和工程技术人员共同开展研究，对该水厂的净水工艺技术进行整体升级。主要改造内容包括：将砂滤池改造成炭砂滤池，并在炭砂滤池后增加超滤膜工艺，形成炭砂滤池-超滤工艺。该工艺流程可以提高水厂净水处理单元对微生物安全的保障能力，提升水厂对水源水质突变的应对能力。改造后工艺如图 8-4 所示。

主要工艺设计参数如下：

1）炭砂滤池

（1）滤板。示范工程更换了滤板，并对池体进行修补。滤板单块平面尺寸为 1256mm×965mm，厚度为 100mm，每座滤池共 20 块，布置方式与现状保持一致。

（2）承托层。承托层粒径级配为：2～4mm 和 4～8mm，各层厚均为 50mm，共 100mm。

（3）滤层。排水槽顶距滤料面的高度为 1.10m，考虑炭膨胀率 35%，炭层高度确定为 1.05m；滤池正常过滤速度为 7.16m/h，空床接触时间为 8.7min，强制滤速（N-1）为 7.96m/h，空床接触时间为 7.9min；砂层厚度为 0.1m。

（4）反冲洗。炭滤池单独水反冲洗

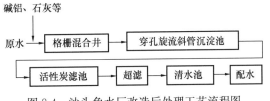

图 8-4　沙头角水厂改造后处理工艺流程图

周期为 1～3d；气、水联合反冲周期为 24d，气冲强度为 55～57m³/(h・m²)，气冲时间为 2～3min；水冲强度为 25～29m³/(h・m²)，水冲时间为 5～10min。

2）超滤膜

示范工程采用压力式超滤膜，膜设计通量为 70 L/(m²・h)。为节省用地，进水调节池和膜处理车间合建，占地面积为 567m²。地下层为进水调节池；地上一层为膜组件及进水泵、冲洗泵、废水泵等设备间；地上二层为膜清洗药品及控制、电气设备间。

2. 关键技术应用及实施成效

沙头角水厂应用了炭砂滤池与超滤膜相结合的短流程深度处理技术，实现出水浊度稳定保持小于 0.01NTU；2μm 以上颗粒物保持低于 10CNT/mL，平均仅为 4CNT/mL；出水 COD$_{Mn}$ 为 0.53～1.17mg/L，平均为 0.85mg/L；菌落总数基本保持小于 1CFU/mL，偶尔有少数检出；轮虫、红虫、水蚤、藻类等在出水中均未检出，可最大程度保证生物安全。

沙头角水厂短流程深度处理改造示范工程运行至今十余年，水质状况安全稳定。在不增加水厂净水构筑物的条件下，实现了短流程的深度处理。该技术工艺的组合，适用于水源水受到轻度污染或季节性污染的情况，或是受到经济条件或场地条件限制的水厂，具有较好的社会效益与推广应用前景。

8.3.4 长流陂水厂嗅味物质识别与控制技术示范工程

1. 示范工程基本情况

长流陂水厂位于深圳市宝安区，占地面积 10.3 万 m²，设计规模为 35 万 m³/d。分四期建设，一期为 5 万 m³/d；二期为 10 万 m³/d；三期为 10 万 m³/d；四期为 10 万 m³/d。长流陂水厂水源为石岩水库，属于微污染水源。原水藻类含量较高，特别是季节性高藻问题明显，每年的 4～10 月，藻类数量上亿级，最高检测数量达 1.7×10⁸ 个/L。较高的藻类含量，不但一定程度上影响了净水工艺的运行，更重要的是极易产生异嗅异味，影响了饮用水感观质量，不利于用户的直接饮用。根据长流陂水厂的统计数据，原水存在的嗅味主要有泥味、腥臭味、药味等，并呈季节性规律。2014 年、2015 年石岩水库原水中均有二甲基异莰醇异常升高的情况，加之水厂工艺及硬件设施存在一定的缺陷，导致嗅味控制能力有限，出厂水易出现异嗅异味。在水专项的支持下，深圳市实施建设了长流陂水厂嗅味控制示范工程，于 2018 年 4 月建设完成，工程规模为 35 万 m³/d，工程投资 822.94 万元。改造后的工艺流程如图 8-5 所示。

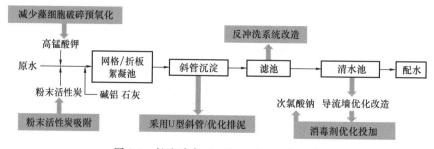

图 8-5　长流陂水厂示范工程工艺流程图

2. 关键技术应用

长流陂水厂原水藻类高，藻源嗅味物质导致出厂水季节性土霉味。针对该问题，水专项科研团队将研发的"水厂常规工艺下应对季节性土霉味问题的控制技术"在该厂进行示范应用。主要工艺特点为：以粉末活性炭吸附为核心结合适度预氧化强化除藻，围绕活性炭筛选、活性炭投量优化和预测、适度预氧化等关键工艺参数，对水厂已有常规工艺进行升级改造。具体工艺优化改进措施如下：

1）通过一体化粉料投加系统，精确投加适合去除 2-MIB、GSM 的粉末活性炭，吸附原水中 2-MIB 和 GSM。粉末活性炭粒径小于或等于 300 目，碘值大于或等于 900mg/g，应急情况下投加量为 20～50mg/L。示范工程运行期间，GSM 最高值为 7.7ng/L，经处理后，出厂水检测不出；2-MIB 最高值为 98.82ng/L，平均值为 52.02ng/L，经处理后，出厂水浓度小于或等于 5ng/L。

2）通过优化预氧化工艺，采用高锰酸钾替代次氯酸钠、二氧化氯进行预氧化。当投加 0.6mg/L 高锰酸钾进行预氧化时，藻细胞基本无破碎情况。经预氧化过滤后原水的 2-MIB 浓度基本不变。采用高锰酸钾进行预氧化的工艺措施，可控制藻细胞中 2-MIB 的释放。

3）通过改造原斜管沉淀池，采用滑泥效果更好的新型 U 型斜管替代蜂窝斜管，同时改进了沉淀池排泥控制，降低沉淀池出水浊度，减少出水总藻数。技术应用前，沉淀池沉淀除藻率最大为 89.88%，最小为 72.73%，平均值为 83.20%；技术应用后，沉淀除藻率最大为 96.74%，最小为 91.04%，平均值为 94.26%，总体提升 10.06%。技术应用前，沉后水浊度最大为 1.44NTU，最小为 0.60NTU，平均值为 0.99NTU，去除率平均值为 80.6%；技术应用前后，沉后水浊度最大为 0.69NTU，最小为 0.30NTU，平均值为 0.48NTU，去除率平均值为 92.8%。

3. 实施成效

长流陂水厂示范工程中，将粉末活性炭吸附技术结合适度预氧化强化除藻技术，基于水厂的常规工艺应对季节性土霉味问题。通过工艺的优化，有效控制水厂 2-MIB 和 GSM 等致嗅物质，原水嗅味 FPA 强度不高于 8 级，出厂水嗅味强度降低到 2 级以下，水厂出厂水和水厂供水范围内龙头水稳定达标。

8.3.5　上南水厂全流程多级屏障的三氯乙醛等氯消毒副产物控制技术示范工程

1. 示范工程基本情况

上南水厂位于沙井街道上寮工业路 2 号，占地面积 3 万 m²，该厂初期于 1985 年建成，1990 年后拆除后重建，设计规模 10 万 m³/d，分四期建设，每期 2.5 万 m³/d，其中一、二期工艺流程相同，三、四期工艺流程相同。上南水厂净水工艺流程如图 8-6 所示。

水厂水源以石岩水库水为主，水质受周边环境及季节影响，波动较大；近几年总磷、总氮、五日生化需氧量长期不合格；氨氮、亚硝酸盐氮、化学需氧量较高；藻类、剑水蚤、红虫等浮游动植物危害较大，处理较困难。原水水质执行《地表水环境质量标准》

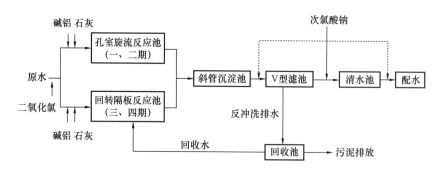

图 8-6　上南水厂净水工艺流程图

GB 3838—2002 Ⅲ类水质标准。原水经处理后，水质总体符合水质标准要求，但是存在三氯乙醛超标风险高、有一定微生物风险性的问题。为了控制以上水质风险，结合水专项技术成果，工程技术人员对上南水厂工艺改造如下：调整优化预氧化方式，以抑制三氯乙醛形成；强化混凝沉淀常规工艺、增加臭氧-活性炭深度处理设施，以优化去除副产物及其前体物；优化消毒方式，减少副产物生成。当原水水质恶化时，采用应急控制措施。通过上述措施，建立抑制形成、高效去除的全流程多级屏障消毒副产物控制技术示范工程。

改造后的示范工程技术和工艺流程图如图 8-7 所示。

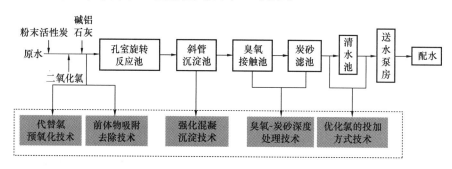

图 8-7　上南水厂示范工程技术流程图

2. 关键技术应用

1）替代氯预氧化技术：采用高纯二氧化氯替代氯预氧化，投加量控制在 0.3～0.6mg/L 之间，抑制三氯乙醛的生成同时去除其前体物；可提高三氯乙醛生成势去除率 15％左右，同时抑制三氯乙醛的生成。

2）前体物吸附去除技术：在水厂进水处设置粉末活性炭投加系统，根据需要调整投加量，投加量一般控制在 10～30mg/L，接触时间保证在 20min 以上，以吸附去除三氯乙醛及其前体物。通过该措施，可提高三氯乙醛生成势去除率 40％左右。

3）强化混凝沉淀技术：提高混凝剂 PAC 的投加量，并控制在 4mg/L 以内，在混凝中段增设助凝剂 PAM 投加装置，根据需要投加，投加量控制在 0.02～0.1mg/L 之间，强化对副产物前体物的去除。通过该措施，可提高三氯乙醛生成势去除率 40％左右。

4）臭氧-炭砂深度处理技术：臭氧投加量为 0.5～1.5mg/L，提高有机物可生化性，去除三氯乙醛前体物，同时增加耐氯菌的有效去除。通过该措施，可提高三氯乙醛生成势去除率 50% 左右，同时全面提升出厂水水质。

5) 消毒剂投加方式优化：加氯点后移，并采用多点投加的方式，减少副产物生成。

3. 实施成效

深圳市上南水厂示范工程，示范规模为 2.5 万 m^3/d。工程示范应用关键技术包括通过替代氯预氧化技术、前体物吸附去除技术、强化混凝沉淀技术、臭氧-炭砂深度处理技术、消毒剂投加优化技术等，实施全流程多屏障三氯乙醛控制。当水源原水水质突变以及水质恶化时，该工程可有效控制龙头水三氯乙醛浓度小于 $6\mu g/L$，三卤甲烷总量小于 0.35，三氯乙醛前体物去除率达到 60%，TOC 去除率达到 30% 以上，出厂水水质显著提高。

8.3.6 上坪水厂二氧化氯消毒副产物控制技术示范工程

1. 示范工程基本情况

上坪水厂位于深圳市盐田区大梅沙东北角，盐坝高速公路隧道口附近，水厂标高 90m，现状规模为 1.0 万 m^3/d，重力供水。水厂原水来自上坪水库。上坪水库属于南方微污染水源，原水水质随季节性变化大，偶发季节性高藻，存在季节性高铁锰问题。铁指标，年最大值为 0.218mg/L；锰指标，年最大值为 0.98mg/L；浊度，年均值小于 10NTU，最大值为 300NTU；pH，年均值为 7.1，最小值为 6.4。每年雨季后，原水中的铁、锰指标值大幅上升，浊度大幅上升，pH 下降。

水厂除锰的主要手段是复合二氧化氯预氧化。但随着复合二氧化氯投加量的增加，消毒副产物氯酸盐、亚氯酸盐大幅上升，副产物指标值接近《生活饮用水卫生标准》GB 5749—2006 极限。为了降低副产物的产生，上坪水厂在运行过程中，减少二氧化氯投加量，将次氯酸钠前移至反应池末端，利用次氯酸钠氧化部分铁锰。但是，该工艺流程也存在一定问题：由于锰不完全氧化，可能出现色度指标超标的风险；氯化副产物存在超标风险。因而如何综合保障铁锰等常规指标与预氧化副产物的稳定达标，是上坪水厂亟需解决的问题。

结合水专项的研究成果和上坪水厂的技术需求，科研人员采用优化混凝沉淀、活性炭吸附去除的技术路线，解决上述问题。原水进入水厂后，经折板反应池、斜管沉淀池、普通快滤池、清水池等工艺流程。水厂反应池使用的絮凝剂为液体碱铝，通过管道投加；预氧化采用复合二氧化氯，管道投加；石灰在反应池投加；主加氯采用次氯酸钠，滤后投加。当应急时，采用亚铁盐还原去除亚氯酸盐。上坪水厂二氧化氯预氧化产物控制技术示范工程技术流程图如图 8-8 所示。

2. 关键技术应用

1) 优化混凝沉淀：优化混凝剂投加量，强化亚铁盐对副产物亚氯酸盐的去除作用，其中 PAC：Fe^{2+} 投加比例为 1：1 时，优化混凝沉淀效果最佳。

2) 活性炭吸附去除：改造砂滤池为炭滤池，优选活性炭、优化运行方式，利用活性

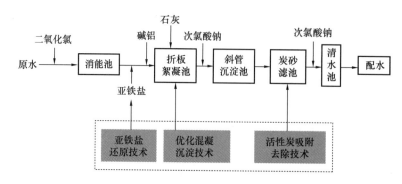

图 8-8 深圳市上坪水厂示范工程技术流程图

炭的吸附作用，去除亚氯酸盐，控制二氧化氯预氧化副产物。

3）亚铁盐还原去除亚氯酸盐：利用亚铁盐的还原作用去除亚氯酸盐，其中 ClO_2 投加 15min 后投加亚铁盐，Fe^{2+}：ClO_2 投加比为 1.8：2.3，亚铁盐投加量不超过 7mg/L，以保总铁达标。亚铁盐仅建议作为应急投加，不能作为常态投加去除亚氯酸盐。

3. 实施成效

水厂工艺改造前，出厂水及管网末梢水的亚氯酸盐平均浓度分别为 0.14mg/L、0.15mg/L；工艺改造后，亚氯酸盐平均浓度分别为 0.023mg/L、0.018mg/L。工艺改造前，出厂水及管网末梢水的氯酸盐平均浓度分别为 0.22mg/L、0.21mg/L；工艺改造后分别为 0.20mg/L、0.20mg/L。工艺改造前，出厂水及管网末梢水的三氯乙醛平均浓度分别为 2.5μg/L、2.9μg/L；工艺改造后分别为 0.6μg/L、0.9μg/L。因采用二氧化氯预氧化效果较好，后续次氯酸钠投加量不大，水厂各单元出水水样中，均未检出一氯二溴甲烷、二氯一溴甲烷、三溴甲烷、二氯乙酸、三氯乙酸等氯化消毒副产物，出厂水和管网水多数情况下未检出，少数情况下检出，浓度控制在 7μg/L 之下。

8.3.7 东湖丽苑二次供水区域整合改造示范工程

1. 示范工程基本情况

深圳市东湖丽苑二次供水区域位于爱国路以西、太宁路以南、大头岭东侧，包含东湖丽苑、水库新村、叠翠居、新岭山庄等小区。在示范工程实施之前，区域内各加压泵房相互独立，设备陈旧，能耗高，不便于管理；水库新村由市政管网直接供水，其西部地势较高地区水压不足；片区内人口密集，供水系统建设较早，部分管材使用年限长，管网陈旧，漏耗较大。通过水专项的技术支持，深圳市对东湖丽苑片区二次加压泵房进行整合，进一步完善供水系统，降低能耗，改善水质，提高供水压力，确保供水安全。

2. 关键技术应用

该示范工作中应用了水专项研究形成的"二次供水区域优化整合技术"。水专项科研人员将东湖丽苑二次供水区域设施改造作为一个系统进行分析，利用层次分析法对该系统各要素进行评价，选出较优改造方案。具体方案见表 8-1，包括 6 种二次供水设施改造方式。

　　科研人员利用数学模型对东湖丽苑二次供水区域的二次供水改造方案进行模拟研究，分析二次供水区域优化整合的可行性，最终确定方案如下：关停巨邦泵房、叠翠居泵房和翠苑泵房，总体部署东湖丽苑和新岭山庄两个主力泵站；东湖丽苑泵房改造扩容，经水力模拟确定应用"二次供水新型增压技术"，采用"叠压供水＋高位水池"联合供水；新岭山庄、翠苑、叠翠居小区地势较高，改造新岭山庄泵房，采用"变频恒压"供水方式，向这 3 个小区供水。泵房整合方案如图 8-9 所示。

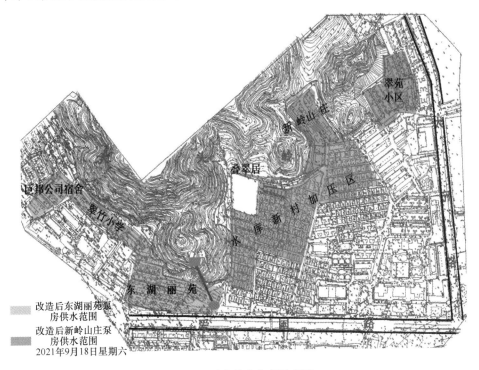

图 8-9　泵房整合方案示意图

　　泵房设计与运行参数如下：东湖丽苑泵房，规模为 3300m³/d、扬程为 33m、最大时供水量为 275m³/h；新岭山庄泵房，规模为 1240m³/d、扬程为 45m、最大时供水量为 103m³/h。

　　该示范工程应用了二次供水区域优化整合技术和二次供水新型增压技术等关键技术。在系统上，采用了整体优化的思想，运用了二次供水区域优化整合技术，对东湖丽苑等区域的供水管网和泵房设置进行了优化；在局部，运用了二次供水新型增压技术，对泵房进行了优化改造。

3. 实施效果

　　本次改造工程泵房供水规模为 4540m³/d，涉及管网改造为 3230m。工程于 2009 年 12 月动工，2011 年 1 月竣工。东湖丽苑和新岭山庄两处泵房改造前后相比，平均运行能耗分别下降 62.5%、38.09%；泵房终端水水质明显提高，满足《生活饮用水卫生标准》GB 5749—2006 要求；采用加压供水后，原来水压不足的区域压力提高 10～15m，能充分满足用户用水压的需要。

示范工程由深圳水务集团生产运营部负责调度，罗湖管网所负责日常管网维护管理。示范工程自 2011 年 1 月运行至今，稳定运行。该示范工程降低了二次供水的能耗，提高了用户水质安全及保障率，为供水企业降低了运营成本，提高了管理水平，获得了良好的经济、社会和环境效益，对供水系统的优化具有示范作用。

8.3.8 基于 SOA 框架的供水管网系统智能化管理产业化集成平台示范工程

1. 示范工程基本情况

"十二五"阶段，供水企业的管理模式正在向信息化管理方向发展。信息化的发展，给供水企业管理水平及企业效益带来巨大提高，但也存在系统建设缺乏技术标准和规范要求、各子系统信息传递交互复杂、系统维护困难、管理体系的通用性和扩展性差等问题。深圳市水务（集团）有限公司管网总覆盖面积约 1.7 万 km²，承担着深圳本地 99% 以上的供水业务，并在全国率先推行小区供排水一体化管理。水专项"城市供水管网智能管理系统关键技术研究与示范"课题，在深圳开展了基于 SOA 框架的供水管网系统智能化管理产业化集成平台研究与示范工程建设，形成了规范化、可推广、面向全行业、与智慧城市接轨的信息平台，为全面提高我国供水行业安全运行与智能化管理整体水平提供技术支撑。

平台组成主要包括供水管网数据中心、供水服务管理子系统、供水管网资产管理子系统、应急处理子系统和优化分区子系统。平台应用于深圳市总供水能力约为 220 万 m³/d 的全部市政管网的运行管理。

2. 关键技术应用

1）基于 SOA 框架的供水管网智能化平台开发技术：SOA（面向服务的体系结构）架构可将平台上的不同功能通过服务相连接达到信息的交互。不仅降低了开发的难度和成本，也降低了长期维护的难度和成本。平台集成了水质检验、管网 GIS 系统、水力模型、分区管理、营业收费、客服系统、调度管理、应急处理等相关业务，把这些子系统集成到一起，通过统一规范的服务接口实现了子系统间的数据互通。

2）供水管网动态水力模型技术：平台选择漏损一致模型求出与压力相关的漏失量，研发了管网漏损水量分配技术，使得漏损水量与节点压力相关，提高了动态水力模型的模拟精度和工程实用性。开发了符合智能化管理体系框架要求的动态水力模型功能模块，包括免费功能水力模型建立、管网水力计算、管网运行状态模拟与分析、爆管分析；另外还包括增值功能水力模型校核、管网水龄计算、管网余氯模型、管网漏失分析、水量预测、水厂优化调度、管网事故应急响应和 SCADA 数据在线甄别等功能模块。

3）供水管网优化分区管理技术：科研团队在深圳市率先研究提出区块化分区管理理念。在建立管网微观水力模型的基础上，综合考虑水量、水压和水质等因素并充分考虑各区域中长期的用水需求，分离管网输配水功能的管网分区域供水。结合加权网络社区划分理论与实用优化理论，对供水管网进行区块划分。

4）管网压力、流量控制与节能调度技术：通过历史水量数据分析，建立分时段水量预测模型，用于预测泵站水量；使用预测水量和管网中压力监测点数据来预测泵站压力。泵站优化调度系统能够利用泵站实时压力和流量数据，计算出该工况下能耗最低的水泵运行组合方式。据此功能，系统可对泵站不同时间段的运行工况做出预测，并给出最优的水泵调度方案。

5）供水管网系统在线监测数据质量控制技术：供水管网中的流量、压力等参数随着用户的用水行为和供水企业的运行调度会在一个较大的数值范围内波动变化。这些数据具有一定的变化规律，形成相对固定的日变化曲线，相同时刻的数值较为相近。平台运行过程中，研究人员将历史监测数据按时刻进行切分，每个切分序列都代表相同时刻的数据变动；使用单个监测设备切分序列的数据，建立基于自回归滑动平均（ARMA）的自识别模型；使用多个相邻监测设备切分序列的数据关联性，建立基于支持向量回归（SVR）的交互甄别模型，从而确定下一时刻数据的有效波动区间。研究人员依据实际监测值是否超出波动区间，判断监测数据是否异常。经过自识别与交互甄别的双重检测，可以有效提高供水管网监测数据的数据质量。

6）基于智能化平台的供水管网安全事故应急技术：供水管网安全事故包括爆管事故和水质污染事故等。研究人员通过对供水系统事故发生原因和现象的分析研究，利用物联网技术，实现对整个供水系统主要设备设施的监控和信息互连，形成了有效的管网故障预测机制、事故快速响应机制和应急预案。该技术采用污染源反向追踪模型理论进行管网水质监测预警，采用模糊聚类理论和 BP 人工神经网络方法对给水管网系统爆管进行定位，并给出处理措施。

3. 实施成效

基于 SOA 架构的供水管网智能化管理平台在深圳市进行全面实施和应用，辅助深圳市供水管网的运行与管理。平台综合应用效果如下：一是解决了供水管网不同管理系统间数据共享困难、管网运行效率低的问题。二是提升了供水安全运行与智能化管理整体水平。三是对示范城市乃至供水行业加强供水管网信息化水平建设起到了引领作用。四是对城市供水管网管理提供技术支持，对于保障饮用水安全，维护正常的居民生活、维护社会稳定等，具有很重要的社会效益。

8.3.9　盐田区自来水直饮示范区

1. 示范工程基本情况

深圳市盐田区位于深圳东部，总面积 72.6km²，总人口 23 万人。盐田区供水范围相对独立，区域内有 2 座供水厂，市政管网总长达 128km，阀门 4177 座、消火栓 795 座、市政加压泵房 6 座、小区加压泵房 140 座。2019 年 4 月，深圳市自来水直饮盐田示范区正式建成启用，凭借高起点建标准、高质量做建设、高水平抓管理三大举措，盐田区成为国内首个实现自来水直饮的行政区。

2. 关键技术应用

深圳市在建设盐田区的龙头水直饮工程过程中，采用了水专项研究并经过示范工程实践验证的"从源头到龙头"全过程先进工艺技术和管理经验，主要包括：臭氧生物活性炭工艺微型动物风险防控技术，以炭砂滤池为核心的短流程深度处理技术，三氯乙醛前体物识别与生成控制技术，基于 HACCP 危害识别与控制的供水系统运行管理风险评估技术，基于末端龙头水达标的供水系统运行管理关键技术动态验证技术等，并通过对以上技术的集成与创新，形成了适宜于深圳市盐田区的自来水直饮集成技术。技术路线如图 8-10 所示。

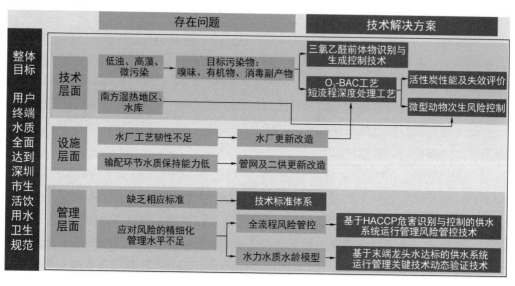

图 8-10　深圳市盐田区自来水直饮集成技术实施技术路线图

深圳市盐田区自来水直饮的目标，是用户终端水质全面达到深圳市地方标准《生活饮用水水质标准》DB4403/T 60—2020。示范区建设之前，对照这一目标进行系统梳理，在水厂工艺、设施和管理层面都存在不同的问题。针对这些问题，水专项科研团队提出了相对应的技术解决方案，通过先进技术设备在盐田区的应用，实现龙头水水质稳定达标。

盐田区水厂原水的主要特点为低浊、高藻、微污染，目标污染物是嗅味、有机物和消毒副产物。在水厂工艺的解决方案中，科研人员采用三氯乙醛前体物识别与生成控制技术解决消毒副产物的问题；采用臭氧生物活性炭深度处理工艺解决嗅味和有机物的问题；在臭氧生物活性炭深度处理工艺中，应用活性炭滤料失效评价技术和微型动物次生风险控制技术，解决活性炭应用更换问题和微型动物风险问题。

在水厂和管网设施层面，盐田区 2 座水厂使用深度处理技术来提升水厂应对水质风险的韧性；在全区范围内实施供水管网和二次供水设施的更新改造，提升输配环节水质保持能力。

在管理层面，自来水直饮在国内是新兴事物，缺乏相应的标准。深圳市构建了以水质为核心，覆盖供水全流程的技术标准体系，实现了对自来水直饮工作的技术指导。标准体系以满足深圳市地方标准《生活饮用水卫生标准》DB4403/T 60—2020 的水质保障为核心目标，涵盖了取水、制水、输配等全过程，覆盖了供水目标、技术途径、设计建设、运营管理、客户服务、应急处置等管理全链条，有效指导了供水行业的工程规划、设计建设、运营管理以及材料设备的选择。为加强供水系统的全流程风险管控和精细化管理水平，盐田区全面实施了"基于 HACCP 危害识别与控制的供水系统运行管理风险评估技术"，并借助"基于 SOA 框架的供水管网系统智能化管理平台"实现输配环节的水力水质模型强化管理。

3. 技术实施效果

盐田区自来水直饮示范区域内，出厂水、管网水水质已经全面达到《深圳市生活饮用水卫生规范》规定限值要求、综合合格率为 99.8%。2020 年下半年，对盐田区已接管的 114 个小区开展用户龙头水全分析，合格率全面达标。全区管网漏损率从 2016 年年底的 13.6% 下降至 2020 年年底的 5.17%。全区居民用户总体满意度上升 12.6%，对水质满意度上升 17.3%，对供水保障满意度上升 7.1%，对供水信息服务满意度上升 24.9%。

水专项依托盐田区开展自来水直饮集成技术，形成"从源头到龙头"水质保障的系统解决方案和技术包。这些技术陆续推广应用到深圳其他区域。在这些技术成果的支撑下，2025 年，深圳市将实现全市自来水直饮。

8.4　科技成果在全市的推广应用情况

水专项建立的"从源头到龙头"的全流程水质保障技术体系，通过在深圳市自来水厂进行示范应用，继而扩大到全市供水系统的运行管理，取得了良好的应用效果。

1. 突破了嗅味物质识别控制、消毒副产物控制和臭氧-活性炭深度处理工艺次生风险控制等技术难题，实现了出厂水的优质供给

深圳在供水强化常规处理和深度处理工艺快速应用和发展过程中，凸显出嗅味物质识别控制，消毒工艺及臭氧-活性炭深度处理工艺存在次生风险控制等问题。针对嗅味物质识别控制问题，开发了以区域特征嗅味问题为目标的水源嗅味物质筛查识别技术和水厂常规工艺强化实现全流程降藻技术；针对消毒副产物控制问题，研发了以消毒副产物为目标的二氧化氯投加前馈控制技术、三氯乙醛前体物识别与生成控制技术、氯消毒新型副产物的定量分析与潜能测定技术、适用于中小水厂的安全消毒集成技术体系等关键技术；针对臭氧-活性炭深度处理工艺次生风险控制，系统研究和集成了生物风险控制和化学风险控制技术 2 项关键技术，有效实现了臭氧-活性炭工艺微型动物预防与控制、臭氧-活性炭工艺溴酸盐副产物控制。依托上述关键技术建成了在深圳梅林水厂、沙头角水厂、上南水厂、长流陂水厂等示范工程应用，实际应用规模达 200 万 m³/d，全市推广应用规模达 727 万 m³/d，为全市的推广应用及建立起珠江中下游地区饮用水安全保障整体解决方案提供了技术支撑。

2. 突破了输配管网诊断及水质稳定等技术难题，保障了自来水的稳定输配

深圳市作为超大城市，存在供水管网复杂、管线超长的问题，还存在管道清洗和管理难度大、末端供水水质不稳定的问题。水专项成果全面支撑深圳市城市供水管网水质保障和精细化管理。在管网水质方面，开展了出厂水化学及生物稳定性综合改善集成技术研究，进行了管材对水质的适应性、智能化管道清洗、新型内衬、管材浸泡以及小区管网改造等多方面工程示范。在管网管理方面，实现了供水管网分区计量，建立了深圳市中心城区供水管网数字水质信息化平台，实现在线监控与管理。在二次供水方面，研究开发了二次供水区域优化整合技术、二次供水单体设施优化技术和二次供水新型增压技术等关键技术，并对二次供水安全消毒技术（特别是紫外消毒）、水箱材质，二次供水方式等方面进行了深入研究。依托上述关键技术在深圳约 1.7 万 km^2 的管网区域内开展示范，逐步实现供水管网管理精细化、规范化、标准化，有效保障了龙头水水质稳定。

3. 突破了饮用水全过程运行管理的系统化、智能化、科学化技术与管理难题

基于水专项研发的基于 HACCP 危害识别与控制的供水系统运行管理风险评估技术、基于末端龙头水达标的供水系统运行管理关键技术动态验证技术 2 项供水管理方面的关键技术，深圳市构建了全市供水系统从生产到输配全流程的饮用水质量体系和管理体系，并实现了深圳市盐田区自来水直饮全网感知、可视可控、全流程异常事件的实时监测和闭环处置。通过科技成果的推广应用，有效提升了全市供水基础设施建设标准和精细化管理水平，提高了供水设施运行效率和抗风险能力，形成了一条具有深圳特色、适合现代化城市的饮用水安全保障技术路线。

8.5 实 施 成 效

8.5.1 深圳市实施成效

经过十余年的技术攻关，水专项研发的技术成果及其示范应用全面支撑了深圳市饮用水水质改善与安全达标，基本建立了具有当地特色的"从源头到龙头"全流程的饮用水安全保障技术体系，推动当地饮用水领域科技水平大幅提升，使得饮用水安全保障能力不断增强，饮用水水质显著改善，居民饮用水安全得到了有效保障，并于 2019 年建设形成"深圳市盐田区自来水直饮示范区"，示范区开启了为居民持续提供安全健康、品质优良、体验愉悦、可直接饮用自来水的时代。

1. 全面提升龙头水水质，提升人民群众的获得感和幸福感

依托技术创新与集成，深圳市供水设施及管理水平得到了全面升级，龙头水水质提升，全面达到《生活饮用水卫生标准》GB 5749—2006 和深圳市地方标准《生活饮用水卫生标准》DB 4403/T 60—2020。水质提升是深圳供水行业提升人民群众安全感、获得感与幸福感的重要举措，也是深圳市供水行业在"双区驱动"的历史发展机遇下的重大实践。

2. 促进供水企业服务转型升级，"优水优服"全面提升公众认可度

以"深圳市盐田区自来水直饮示范区"建设为契机，探索传统供水业务模式向服务驱动业务模式的转型。以水质信息实时公开、提升客户服务响应速度等方式增强公众对自来水水质的信任感；举办市民大讲堂、"从源头到龙头"实地考察、科学用水宣传进小区、客户座谈会等形式多样、受众广泛的公众参与活动提升用户自来水直饮的认知和认可。第三方用户满意度调研的结果表明，盐田区、深圳市用户对水质、供水保障及信息服务的满意度和信任度均有大幅提升。

3. 提升精细化管理水平，成果经辐射推广，促进了供水行业管理理念与体系的升级

"基于 HACCP 危害识别与控制的供水系统运行管理风险管控技术"转变了传统供水行业依靠终端水质反馈生产输配问题的管理理念，实现了以水质为核心的供水生产输配预防性过程管理，充分结合智慧水务手段，提升了精细化管理水平。技术成果辐射推广至 7 省 14 个县/市，促进了供水行业管理理念与体系的升级。

4. 盐田自来水直饮成效显著，助力 2025 年深圳全市直饮

"深圳市盐田区自来水直饮示范区"成效显著，通过总结凝练"盐田模式"，形成"从源头到龙头"水质保障的支撑技术包，推广应用到深圳其他区域。未来，深圳将持续推广"盐田模式"，至 2025 年，深圳市全市将实现自来水直饮。

8.5.2　粤港澳大湾区实施成效

水专项的实施和成果的推广应用，为粤港澳大湾区的饮用水安全保障工作起到了极大的科技支撑作用，有力地促进了大湾区供水行业健康快速发展。

1. 技术支撑，水专项课题的参与单位研究并掌握了一批关键技术，攻克了粤港澳大湾区供水行业在设计及运营过程中存在的典型水质问题

粤港澳大湾区共计有 20 余家高校、供水企业及设计院参与了水专项课题的研究工作，建成示范工程 30 余处，涉及供水能力 6000 余万立方米/天。通过水专项课题研究，形成了南方湿热深度处理工艺优化运行、应对低碱低硬度的管网稳定性技术、消毒副产物及嗅味特征污染物控制等一系列标志性成果，攻克了复合型藻类嗅味、低硬低碱、微污染等典型水质问题，有效促进了粤港澳大湾区饮用水安全保障工作从"安全饮水"到"优质饮水"的突破和升华。

2. 标准引领，以深圳盐田自来水直饮为依托构建了全国首个优质饮用水技术标准体系，引领辐射粤港澳大湾区标准提升

在解决饮用水重难点问题的基础上，粤港澳大湾区的饮用水安全保障工作率先完成了"深圳质量""深圳标准"等特色化工作，深圳市以高标准、严要求、区域适应性为目标，编制了以深圳市地方标准《生活饮用水卫生标准》DB4403/T 60—2020 为主的深圳市优质饮用水质量保障标准体系，对标国际国内饮用水安全保障领先水平。同时，通过"十三五"水专项的逐步实施，进一步提高了城镇供水系统运行管理技术应用水平，通过技术集成和应用示范，推进了水源工程、供水水质净化、供水管网、全过程集成方面的标准研究进展，编制形成系列具有引领性的标准规范文件，全面支撑全流程精细化管理，有效推动粤港澳大湾区的标准体系提升。

3. 推广示范,推动供水系统从开展运行管理创新,进一步向国际先进城市看齐

通过水专项的实施开展,基于HACCP危害识别与控制的理念,深圳市盐田区已实现供水全流程的系统化、智能化、科学化管理,全面支撑运行管理水平与能力的跨越式发展,形成了一条具有深圳特色、适合现代化城市的饮用水安全保障技术路线。深圳市盐田区的示范带动,在粤港澳大湾区供水联盟、西江水质论坛等粤港澳大湾区的公共平台上得到了充分体现,累计接待调研学习3000余人次。未来,将通过在粤港澳大湾区加强供水全流程HACCP应用与推广,智慧水务等方面的运行管理创新,积极解决"最后一公里"水质保障问题,真正实现"龙头水"优质达标。

8.6 城市供水安全保障未来发展展望

建立安全稳定、韧性可靠的城市供水设施系统,构建以客户信任、满意为核心价值取向的供水服务体系,通过科技创新和管理变革持续提升供水运营管理效率,是现代城市对现代供水事业发展的必然要求。作为改革开放的排头兵和先行地,深圳市在城市供水系统方面实施了一系列改革实践和创新探索,构建了与城市发展协调适应的供水体系,并取得一系列丰硕成果,为引领行业进步作出了应有贡献。展望未来,深圳城市供水系统将从以下三方面进一步增强供水系统安全保障:

1)管理升级,推动行业健康发展。全面推行城市供水管理进小区和"从源头到龙头"一体化管理,化解城市快速发展进程中累积的设施建设多元化、管理多头、供水质量和服务参差不齐等一系列问题,并按照全生命周期理念全面系统提升供水设施安全保障水平,持续加强供水运维管理的标准化精细化。

2)技术支撑,促进行业稳步发展。持续优化提升水专项研发的课题成果,提升科技水平,及时凝练总结技术示范点、示范区经验,并将其转化为标准、规范和技术方案等标准化文件,推动水专项成果转化和在全国范围内的推广应用。

3)持续创新,实现城市优质供水。持续贯彻高质量发展要求,以科技力量推动供水系统运行管理的系统化、标准化、精细化理念,形成从基础到应用,从工程到管理,从"源头到龙头"全方位的科技创新布局,并利用已建成的国际饮用水安全保障科技创新平台开展新一轮的技术攻关及创新。

第9章 佛山市饮用水安全保障科技成果综合示范应用成效

佛山市地处广东省中南部、珠三角腹地，毗邻港澳、东倚广州、南连中山，与广州共同构成"广佛都市圈"，是粤港澳大湾区珠江—西江经济带的重要组成部分。《佛山市国土空间总体规划（2020—2035）》初期成果提出将佛山市打造成为面向全球的国家制造业创新中心、粤港澳大湾区西岸枢纽、国家历史文化名城。

在城市供水安全保障方面，截至2021年年底，佛山市共有15个饮用水源保护区，取水水源主要来自北江和西江。全市五区共20座水厂和1座优质水厂，总设计供水能力为526.7万 m^3/d，出水水质稳定达标。其中，新城区优质水厂采用超滤膜深度处理工艺，其他水厂皆为常规处理工艺。全市供水管网共计12725km，供水服务人口约958万人。

为提升佛山市供水安全保障能力，水专项针对佛山市饮用水安全保障实际问题，开展了一系列饮用水安全保障关键技术研究与示范，保障了佛山市城市供水安全。

9.1 水专项实施前城市供水情况

"十一五"初期，佛山市城市供水的取水水源基本集中在北江流域和西江流域，其中北江干流可达到《地表水环境质量标准》GB 3838—2002中Ⅰ类、Ⅱ类水质要求。水源地中，Ⅱ类水质的河段占总河长的57%，包括西江干流、潭州水道、顺德水道、容桂水道等；Ⅲ类水质的河段占24%，包括平洲水道等；Ⅳ类及以下水质的河段占7%，包括芦苞涌、西南涌等。全市有水厂58座，最大日供水量为350万 m^3/d 左右，供水范围包括佛山市禅城区、三水区、高明区、南海区和顺德区，服务人口约515万人。水厂规模有大有小，既有制水能力达50万 m^3/d 的大型水厂，也有制水能力仅为500 m^3/d 的小型水厂。各水厂的净水工艺、管理和服务水平参差不齐，而且基本是在各自所属的区域内供水，不同供水企业的供水管网基本没有连通。城市供水系统存在的主要问题包括：

1）水源水质存在安全隐患，原水监测预警不足。部分水厂原水存在总氮、大肠菌群数量超标问题，个别水厂原水存在短时期有机物浓度高、突发性氨氮污染等现象。另外，2005年及2010年北江流域分别发生了镉和铊污染事件，突发污染监测预警手段不足，一旦出现突发污染事故，城市供水存在安全风险。

2）水厂工艺应对水源水质变化及抗冲击能力不足。水厂基本采用常规工艺，现状水厂工艺应对水源水质变化及新型污染不足，当发生突发性水污染事件后，水厂应急处理能力和抗冲击能力不足。

3）部分村级小水厂规模小、资金少、技术或管理落后，存在供水不稳定、水质不达标等问题，造成水质型缺水，供水无法满足实际需要。

为解决以上三个方面的问题，佛山市依托水专项，针对城市供水系统提升相关环节的科技需求，开展系列技术研究工作，主要包括：水源水质预警安全保障技术、水厂强化常规处理技术、超滤膜深度处理技术、农村分散式供水超滤膜处理技术、应急供水处理技术、水质检测技术等。水专项科研团队针对佛山市本地的地表水源特点，通过技术提升和工程示范，整体提高了佛山市城市供水安全保障的技术水平。

1）全流程保障饮用水安全优质的研究与应用：为解决因水源污染导致的饮用水水质不安全问题，佛山市需要研究适合当地水源的水质预警安全保障技术、水厂强化常规处理及深度处理技术、区域末端供水安全保障技术等，在供水全流程形成多道安全屏障，提高突发事件应急应对能力，确保用户龙头水水质优、水量足、水压稳。

2）以超滤为核心的饮用水处理工艺的研究与应用：超滤膜净水工艺具有占地省、易与现有工艺组合、模块化设计和运行自动控制等特点。佛山市面临当地饮用水水质提标和用水量增长等需求，需要研发适合当地水源的超滤膜处理工艺单元技术，开发适应农村或小规模集中供水的超滤一体化净水设备。

3）饮用水消毒副产物控制的研究：饮用水消毒副产物达标已成为判断饮水健康和安全的重要依据。消毒副产物的产生，受水源水质、净水工艺、消毒方法、管网特征和气候温度等条件影响。佛山市相关水厂迫切需要系统研究典型副产物的产生机制和控制技术，并通过技术集成和示范应用，建立保障微生物和消毒副产物双重安全的消毒策略，有效控制消毒副产物的超标风险。

9.2 饮用水安全保障科技成果

水专项先后在佛山市设立了"中小水厂氯、二氧化氯消毒副产物控制技术应用与示范""超滤膜工艺系统安全运行与管理研究""北江流域水源水质预警安全保障技术"等多项研究任务，针对佛山市水源水质安全隐患、水厂工艺优化、水质监测预警能力提升等科技需求开展技术研究，支撑当地供水工程建设和运行管理，提升城市和乡村的供水安全保障能力。

9.2.1 北江流域水源水质预警与安全保障技术

针对北江流域水源水质安全问题，水专项科研团队对北江全流域的污染源进行全面调查分析，研究全流域突发事件预警技术，提升突发污染预警能力，并建立流域水源水质数据监测预警实时共享平台，针对性地研究提出突发污染事件的水厂应急预案，形成佛山市水源水质监测预警和安全保障技术方案。

1. 北江流域污染源分析研究

科研人员经过系统研究，将北江流域的风险源分为工业源、移动源、流域源、自然灾害源四类，对北江流域水质污染风险源进行全面调查，包括流域两岸的工矿、陶瓷、纺织等企业分布情况及其污水排放情况，流域水道货物运输情况，跨江公路大桥、铁路大桥情况，流域范围内的种植、养殖情况，以及周边城市居民生活废水排放情况等。同时，结合历史突发性污染事件进行统计分析，对历史性突发污染事故进行概括总结。通过全面的调查分析，研究人员得出结论，北江流域常见突发风险源污染物主要为重金属和有机微污染，常年存在的污染物为微生物污染。

2. 北江流域水源水质监测与污染预警系统研究

科研人员对上游来水量和下游河口水位实时监测数据以及污染源数据库进行采集并筛选，对河网水流和水质进行实时模拟；通过使用 FORTRAN 语言建立覆盖整个珠江三角洲河网区的水动力和水质数学模型，分析不同污染物种类对应的参数，解决预警时未知边界给定问题，并结合 Visual Basic 和 Map Objects 技术，实现界面友好、交互性强、操作简便的模拟设置和查询显示。研究人员使用实测水文水动力、水质数据对研究建立的动态拟合模型进行验证。通过模拟，当污染事故报警后，系统可实时拟合多种有毒有害物质的水流变化，给出污染物到达流域各个取水口断面的时间、超标浓度、最大浓度值及其达到时间和持续时间。

3. 建立水厂突发污染应急预案

针对北江流域潜在的多种污染物，特别是常见风险源污染物，科研人员提出了突发污染的处理方案，建立并完善了水厂应对各种突发污染的应急预案体系及响应机制。水厂管理人员和技术人员依据此方案定期进行演练，根据突发污染的情况和发展态势条件，启动对应应急预案，为突发污染的迅速响应和快速应急处理处置，提供有效的参考及依据。

9.2.2　水厂超滤膜过滤深度处理技术

为了进一步提升水厂出厂水水质，佛山市在水厂开展超滤膜深度处理工艺的探索与实践。为保障超滤膜工艺单元的有效运行，水专项科研团队支撑佛山市开展超滤膜工艺系统安全运行与管理技术的研究，针对佛山市原水水质特点，探索超滤工艺的核心技术参数，确定运行过程故障诊断方法，并形成安全运行决策系统，为自来水厂超滤膜系统的安全运行提供技术支持。

1. 饮用水处理用膜工艺运行故障诊断方法

科研人员在分析总结其他城市水厂超滤系统的主要运行故障及其影响因素的基础上，建立了超滤膜工艺系统运行过程故障诊断指标体系。基于该指标体系，科研人员研究了不同工艺参数对超滤系统故障（包括膜丝破损、工艺设备、管道阀门运行异常、检测仪表失灵等）的响应灵敏性，并通过优化检测参数的数据采集分析模式，建立了基于多参数综合分析的膜工艺运行故障诊断方法。

1）超滤系统故障分析。经过分析，超滤系统故障归纳为三类：设备故障、控制系统故障和膜组件故障。其中，膜组件是超滤膜系统的核心，其故障将直接影响出水水质。表9-1 列出了膜组件故障的主要成因。

膜组件故障现象及原因分析 表 9-1

故障现象	故障原因分析
膜本身损坏	1. 异物混入，尤其是大的颗粒物质及尖锐物质； 2. 突然的水力条件变化，如受到的剪切力突然增大； 3. 膜材质的劣化，包括膜的自然老化和酸、碱、氧化剂或其他腐蚀性物质引起的膜材质损坏
膜封装或连接故障	1. 使用了不合格的分装和连接材料； 2. 运行过程中压力过大引起损坏； 3. 由酸、碱或其他腐蚀性液体引起的材料腐蚀损坏

2) 超滤系统故障诊断主要指标。膜丝破损，在膜系统运行过程中不容易察觉，却对水质影响明显。科研人员将膜丝破损作为超滤系统故障诊断的研究重点，确定与之关联的主要指标，包括颗粒数、浊度、跨膜压差、吸光度、COD_{Mn}、细菌总数、pH 及电导率等。其中，颗粒数和浊度是主要水质指标，能及时反映超滤膜的破损情况，作为重要诊断指标；跨膜压差对膜丝的破损响应的时效性强、响应迅速，但响应强度较小，作为参考指标；其他指标，如 COD_{Mn}、细菌总数、pH 及电导率等，响应灵敏度低，变化不明显，作为辅助诊断指标。

2. 膜工艺系统安全运行决策系统

科研人员利用计算机网络、数据采集与挖掘等信息化技术，将水厂超滤膜系统生产中收集到的各种数据进行筛选、分析和关联，形成有效的信息。在此基础上，建立参数采集系统、数据分析系统、运行优化系统、故障诊断系统、修复决策系统等，用于指导生产。同时，该项研究注重优化膜系统的运行参数，在保障安全供水的同时，能够实现膜系统的节能降耗。

1) 参数采集系统。基于 PLC（可编程逻辑控制器）、仪器仪表、传感器等，通过 PLC 的输入模块采集设备的相关信号数据。主要采集参数包括：进水流量、产水流量、反冲洗水流量、膜池水位、水质在线监测数据等。

2) 数据分析系统。将参数采集系统得到的多种信号参数，经过程序运算和条件比较，得出数据结果，为控制指令的形成建立模型拟合结果。

3) 运行控制系统。产水控制：膜产水流量为定值时，PLC 自动化控制系统根据膜池水位调节进水阀开度，保持膜池平衡水位，使产水流量符合设定值。膜完整性检测：设定的时间内，压力衰减值大于设定阈值，则可能膜出现破损。PLC 通过数据采集模块获得相关压力数值，通过采样值与设定值的对比进行故障诊断，确定是否输出报警。化学清洗控制：当膜的跨膜压差超过化学清洗启动设定值后，PLC 发出指令停止膜系统进水产水，启动化学清洗程序，开始往膜池加药，达到设定的投药量后，停止加药，膜丝在膜池里进行化学浸泡，使膜丝上的有机物或其他积垢松脱，再进行膜丝曝气抖动和膜丝清洁水冲洗，完成化学清洗控制过程。运行过程中，也可以手动操作触摸屏进行化学清洗控制，完成化学清洗各环节。

4）故障诊断系统。系统故障诊断内容主要包括膜丝破损、水泵、管道、阀门、在线仪表和控制系统等。通过传感器监测系统性能参数和监控设备运行状态，发生故障时进行告警提示。

5）修复决策系统。系统监控软件对系统故障进行报警提示，工作人员对故障信息进行人工判断，并决策是否影响安全生产，是否需要对部分膜组件停产进行维修。

通过饮用水处理用膜工艺运行故障诊断方法和膜工艺系统安全运行决策系统的建立，科研人员辅助水厂建立了超滤膜系统深度处理运行管理系统，该系统应用于佛山市沙口水厂中试基地及新城区优质水厂示范工程，对提升水厂深度处理工艺运行及管理技术水平具有很好的支撑作用。

9.2.3　水厂强化常规处理消毒工艺优化及消毒副产物控制技术

1. 基于消毒工艺优化及副产物控制的优质水生产系统

水专项科研人员针对佛山市水厂消毒工艺存在出厂水二氧化氯波动、二氧化氯投加量不足及消毒副产物波动大、风险较高等问题，对影响因素进行分析，结合二氧化氯消毒工艺优化及副产物控制，有针对性地开展技术研究，得到以下研究成果：

1）二氧化氯消毒副产物来源分析。研究表明，二氧化氯溶液在衰减过程中，受光照强度、pH、初始浓度等因素影响。其中，高纯二氧化氯衰减影响因素表现为：光照强度＞pH＞初始浓度；复合二氧化氯衰减影响因素表现为：光照强度＞pH＞初始浓度＞ClO_2/Cl_2。

2）二氧化氯发生器优选。为有效控制消毒副产物生成，研究人员经过长期实验，对二氧化氯发生器的选择和使用提出建议：采用多级反应器，逐级升温，确保原材料充分反应，提高转化率；采用耐腐蚀、灵敏度高的流量计监测、控制计量泵流量，确保在最佳比例条件下进行反应，二氧化氯产量稳定，保证投加量精准；配备气液分离装置，确保进入水体中二氧化氯纯度，未完全转化的原料不进入水体；设置残液分离及收集装置。

3）二氧化氯消毒系统前馈-反馈控制优化。经研究，采用"膜产水总流量信号＋比例系数"前馈-反馈控制，及时准确地按照实际水量进行精准投药，可以解决反馈滞后及二氧化氯浓度波动问题，避免消毒剂投加量不准的问题，进一步优化出厂水二氧化氯浓度控制。

4）二氧化氯消毒系统管理优化。水厂管理流程中，加强对二氧化氯消毒剂原材料把关，包括产品检验、完善运行操作规程及作业指导书、开展安全运维工作、落实原材料报备及安全管理问题、残液分离及外运处理等管理优化措施，尽可能降低消毒副产物超标的风险。

2. 次氯酸钠消毒工艺优化及消毒副产物控制技术

针对高明河段、黄湾河段水源地原水存在的氨氮、季节性有机物超标等水质问题，科研人员开展了前体物强化去除技术、三氯乙醛生成抑制技术等常规强化工艺技术研发、工艺优化集成与组合研究；针对季节性原水污染问题，在"较大原水流量、较低温度"和"较小原水流量、较高温度"两种不同情况下，开展氯消毒副产物控制技术研究。

科研人员开发了以炭砂滤池为核心的前体物去除技术，利用活性炭的吸附性能以及石英砂的过滤特性，联合优化对三氯乙醛前体物的吸附，并保证滤后水浊度达标，出厂水三氯乙醛含量下降80.47%。通过常规工艺强化，对有机物、浊度、氨氮的去除效果明显提升，大幅度提升了出水水质，示范应用效果稳定。

具体工艺控制流程为：

当原水COD_{Mn}>6mg/L、有异臭异味、色度较高、藻类增多、氨氮大于1mg/L等情况时，启用合水水厂消毒副产物控制工艺。具体工艺参数为：高锰酸钾投加量为0.3~0.6mg/L，投加浓度在最大投加时为2%，平均投加时为1%。

当夏季原水藻类增多，氨氮大于1mg/L时启用粉末活性炭应急投加系统。具体工艺参数为：粉末活性炭选用250目，最大投加量按30mg/L，平均投加量为15mg/L，采用1%浓度进行投加。

当原水有异臭异味、色度较高（大于15度）时启用加氯装置。具体工艺参数为：二氧化氯投加量不超过1.0mg/L，以保证亚氯酸盐、氯酸盐不超标，全面抑制三氯乙醛的生成。

为避免药剂间竞争反应，每种药剂宜单独存放，为增强处理的效果，二氧化氯和高锰酸钾宜独立投加。具体工艺条件见表9-2。

工艺操作条件汇总表　　　　　　表9-2

药剂投加量指标	感官指标如色度、异味等	COD_{Mn}	氨氮	暴雨、台风、上游泄水等情况
粉末活性炭	有异臭异味，投加10mg/L（视情况进行调整）	COD_{Mn}=6~7mg/L，投加量为10~20mg/L；COD_{Mn}=7~8mg/L，投加量为20~30mg/L；COD_{Mn}>8mg/L时，减产处理，并视情况做好停产准备	氨氮为0.5~1mg/L时，投加量为10mg/L（视情况进行调整）	不投加
高锰酸钾	不投加	不投加	氨氮为1~3mg/L时，投加量为0.3~0.4mg/L；氨氮为3~5mg/L时，投加量为0.4~0.5mg/L；氨氮大于5mg/L时，减产处理，并视情况做好停产准备	至少提前30min启动高锰酸钾应急投加系统，投加量按0.3mg/L
二氧化氯前投加	按滤后水二氧化氯含量0.02~0.05mg/L进行投加			
二氧化氯消毒	根据水厂生产需求选择投加前氯	COD_{Mn}>6mg/L，氨氮小于1mg/L时，使用应急投加系统后出厂水三氯乙醛大于7μg/L时，采用二氧化氯消毒，控制出厂水二氧化氯大于0.1mg/L		根据水厂生产需求选择投加前氯
次氯酸钠消毒	根据水厂生产需求选择投加前氯	COD_{Mn}<6mg/L且氨氮大于1mg/L时，考虑转用次氯酸钠消毒，投加量控制出厂水余氯大于0.4mg/L，但需注意三氯乙醛等指标；COD_{Mn}>6mg/L且氨氮大于1mg/L时，需配合粉末活性炭及高锰酸钾使用，投加量控制出厂水余氯大于0.4mg/L，但需注意三氯乙醛等指标		根据水厂生产需求选择投加前氯

9.2.4　重金属污染物应急处理技术

佛山市有众多工业企业分布在北江流域周围，如纺织业、陶瓷业、冶炼厂、金属制造业等，企业生产废水的排放，对北江水源造成一定程度的污染。特别是重金属污染，是水源水质安全的潜在风险。例如，2005 年北江流域发生了镉污染事件，2010 年北江流域发生铊污染事件等，均对佛山市城市供水安全造成影响。

针对饮用水源潜在的重金属污染问题，佛山市开展了自来水厂突发重金属污染应急处理技术的研究，研究总结出经济高效、因地制宜的应急处理关键技术，建立相应的工程改造模式，为当地饮用水安全保障提供技术支撑。

1. 重金属突发污染事故应急处理预案编制

如果发生水源突发性重金属污染，流域内水厂将启动应急处理预案。预案根据污染事件类型及严重程度，分级响应，按照响应程序执行信息报告、接警、信息上报、通报等程序。在突发污染事故时，启动水厂应急投加及监测。

2. 水厂应对重金属突发污染处理技术研究

科研人员研究对比吸附剂、氧化剂、氢氧化物沉淀复合药剂等多种重金属去除药剂对水中代表性重金属离子去除特性和工艺条件优化控制，进一步研究聚合硫酸铁、高锰酸钾、高锰酸盐复合药剂（由高锰酸钾及水合二氧化锰等复合）最优药剂复合比和投加量，并确定最佳投加点与投加方式。研究结果表明，对于重金属铊（Tl）污染，活性炭吸附及预氯化处理效果有限，分别需要粉末活性炭 40mg/L 且吸附 10min、次氯酸钠投加量为 8mg/L 以上才能处理达标，而高锰酸盐复合药剂投加量为 4~6mg/L 即可处理达标；对于重金属锑（Sb）污染，采用高锰酸盐复合药剂与聚合硫酸铁联合工艺经混凝沉淀处理后可达标；对于重金属铜（Cu）超标 3 倍情况，最优条件是混凝剂投加量为 20mg/L、PPC（高锰酸盐复合药剂）投加量为 5mg/L，pH＝9；对于重金属锌（Zn）超标 4 倍的情况，最优条件是混凝剂投加量为 40mg/L、PPC 投加量为 4mg/L，pH＝8。

3. 重金属污染强化常规工艺技术研究

科研人员对水厂常规处理工艺进行应急处理技术验证，研究了对低浓度复合重金属污染同步去除的药剂协同处理效果，滤料对重金属离子的去除特性及优化条件控制，前处理工艺对过滤过程中重金属离子去除的影响及优化控制条件。研究结果表明，石英砂过滤对水合二氧化锰和水合氧化铁有很好的截留吸附作用，同时对浊度、铊（Tl）和锑（Sb）有一定去除率，能够保证出水锰（Mn）达标；"混凝＋超滤"短流程工艺适合在突发污染情况下的小规模供水或分散式供水；如果将"混凝＋超滤"短流程工艺的运行周期从 3h 提高到 12h，出水锑（Sb）可达标。

科研人员将上述应急处理技术在佛山市沙口水厂、北江水厂等示范工程中进行技术验证。研究结果表明，应急处理技术可有效应对水源地的突发重金属污染，对铜（Cu）的去除率达 85％以上，对锌（Zn）、铊（Tl）和锑（Sb）的去除率均超过 90％，出水可符合《生活饮用水卫生标准》GB 5749—2006。

9.2.5 原水特征污染物快速检测技术

1. 应对突发性水源污染的快速检测方法的建立

针对北江流域潜在水污染风险，科研人员对原水中可能存在的重金属和有机物等污染物开展快速检测方法研究，具体内容见表9-3。

北江流域原水污染物快速检测方法　　　　表9-3

检测项目	检测方法	适用范围及方法特点
水中25种金属	电感耦合等离子-质谱法	快速确定金属元素及浓度范围，应用于突发性金属水源污染事件。该方法能够有效消除干扰，实现多种金属元素的一次性快速测定
水中61种挥发性有机物	吹扫捕集-气相色谱/质谱法	对地表水和生活饮用水中挥发性有机物进行快速定性和定量。该方法前处理简单，针对特征污染物提取特征离子，提升检测效率和灵敏度
水中93种半挥发性有机物	固相萃取-气相色谱/质谱法	对水中痕量半挥发性有机物进行快速定性和定量。该方法采用固相萃取富集水样，减少有机试剂的使用，提高了回收率和检测效率
农药类、药物和个人护理品等	液相色谱-三重四级杆质谱法	对水中大分子量和热不稳定物质进行定性和半定量。对于高浓度的目标污染物，经简单过滤可直接上机检测，极大程度上提升了检测效率

2. 现有检测方法的优化

《生活饮用水标准检验方法》GB/T 5750—2006中，部分指标的检测方法中，前处理过程繁琐，检测效率低下。科研人员有针对性地进行了方法优化，引入固相萃取、固相微萃取和吹扫捕集等前处理技术，开发了高效液相色谱-三重四级杆质谱法和气相色谱-冷原子荧光光谱法等检测方法。优化后的方法具有自动化程度高、操作简便、高灵敏度及高效率等优点。在水专项的支持下，科研人员对21个指标检测方法进行优化（见表9-4），显著提高了检测的效率和结果的准确度。例如，丙烯酰胺、灭草松等指标检测，传统方法在优化前需进行约12h的衍生等前处理工作。方法优化后，经2h的固相萃取前处理即可上机检测，当被测样品浓度较高时可直接上机检测，大大缩短了样品的前处理时间，提升了检测效率。

水质指标检测方法优化　　　　表9-4

检测项目	检测方法	优化内容
苯胺（苯胺类）	液相色谱-三重四级杆质谱法	前处理过程简单，样品无需衍生化，副产物较少，避免使用大量有机试剂，提高方法分析效率和灵敏度
联苯胺	液相色谱-三重四级杆质谱法	
丙烯酰胺	液相色谱-三重四级杆质谱法	
农药类	液相色谱-三重四级杆质谱法	前处理自动化，方法高效，减少有机试剂的使用量
丁基黄原酸	液相色谱-三重四级杆质谱法	前处理过程简单，副产物较少，提高方法分析效率和灵敏度
灭草松、莠去津、2，4-滴	固相萃取-高效液相色谱	样品无需衍生化，前处理过程简单，副产物较少
烷基汞（甲基汞、乙基汞）	吹扫捕集气相色谱-冷原子荧光光谱法	利用液相色谱分离系统与电感耦合等离子体质谱连用技术，方法更加简单便捷，平行性好
土臭素、二甲基异莰醇	固相微萃取-气相色谱质谱法	采用固相微萃取的前处理方法，简化操作步骤，避免使用有机试剂，提高分析效率和灵敏度

注：农药类包含敌百虫、甲萘威、甲胺磷、敌敌畏、乐果、毒死蜱、内吸磷、呋喃丹、马拉硫磷、莠去津。

3. 新兴污染物检测方法开发和验证

科研人员在研究过程中，针对自来水水源中存在的多种新兴污染物，研究开发了相应检测方法。科研人员利用色谱-质谱技术结合固相萃取、固相微萃取等前处理技术，先后开展了 25 种药物及 31 种激素类物质、4 种塑化剂、10 种卤乙酰胺、9 种亚硝胺类物质、戊二醛的检测方法开发和验证工作。具体项目及验证方法见表 9-5。科研人员创新性地将液相色谱/三重四级杆质谱法引入药物和抗生素、亚硝胺类物质和卤乙酰胺等新兴污染物的检测中，填补了这些新兴污染物检测方法的空白。检测方法开发前，佛山市对这类污染物的研究处于空白状态。具备检测方法之后，佛山市将其应用于水源水的水质监测中，为佛山市水源水质监管，提供了有效的技术支撑。

新兴污染物检测方法　　　　　　　　　　　　　　　　　表 9-5

项目类型	检测项目	检测方法
有机物指标	25 种药物、31 种激素类物质	固相萃取-液相色谱/三重四级杆质谱法
	4 种塑化剂	液液萃取-气相色谱/质谱法
消毒副产物指标	10 种卤乙酰胺	固相萃取-液相色谱/三重四级杆质谱法
	9 种亚硝胺类物质	固相萃取-液相色谱/三重四级杆质谱法
	戊二醛	衍生-液相色谱/三重四级杆质谱法

9.3　示　范　工　程

9.3.1　北江流域水源水质监测与污染预警平台示范工程

1. 工程总体情况

北江流域水源水质监测与污染预警平台于 2010 年正式投入运行，具备广东省域内北江流域水源水质在线监测数据收集及共享、污染预警等功能，监测范围横跨广东省韶关、清远、佛山、广州四市，为北江流域沿线 20 余家供水单位提供水质预警服务。

2. 工程示范技术

平台建立流域水源水质监测与污染预警系统，构建了水质预警模型，可实时模拟污染物到达流域各个取水口断面的时间和浓度，对水源水质进行污染模拟及预测。针对多种污染物建立水厂突发污染应急预案。

3. 工程运行效果

平台建立前，北江流域沿线供水单位没有统一的水质监测数据共享平台，各供水单位之间只能通过电话人工联系，时效性较差，难以起到污染预警作用。平台示范工程应用以来，北江流域各供水单位可在系统内实时分享水质数据，在出现突发性流域水源污染时可立即向流域可能受到影响的供水单位提出预警，并通过在平台中进行实时模拟分析，直观地在系统平台地图上查看到污染物浓度变化及到达各取水口断面时间的模拟结果，充分发挥预警作用，为水厂争取到启动应急预案和提前准备应急处理物资的时间,大大提高应急响应效率。2011年,武江锑浓度异常,平台发挥有效作用,沿线水厂及时掌握信息,通过模拟结果,开展水厂应急,为沿线城市应急供水和用水安全提供有力支撑(图9-1)。

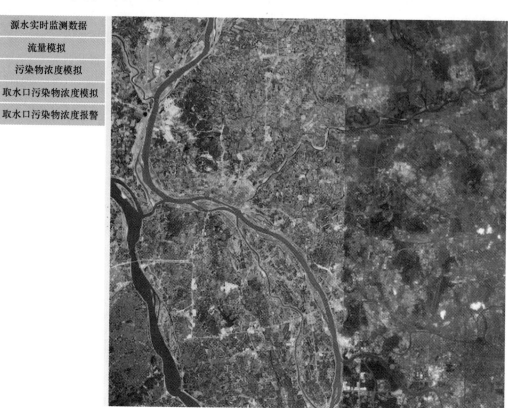

图9-1 北江流域水源水质监测与污染预警平台界面示意图

9.3.2 沙口水厂技术改造示范工程

1. 工程总体情况

沙口水厂技术改造示范工程于2016年8月建设完成,工程规模为50万 m³/d,技术改造工程总投资约5000万元,采用"高纯二氧化氯预氧化+管式混合+折板反应+平流沉淀+深层均质滤料过滤+氯胺消毒"组合工艺,并建有原水水质在线监测和应急投加系统等。工艺流程图如图9-2所示。水厂实景如图9-3所示。

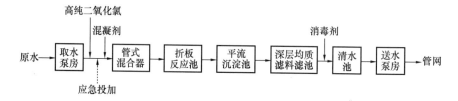

图9-2 沙口水厂示范工程工艺流程图

2. 工程示范技术及运行情况

该工程主要示范技术为"水厂消毒工艺优化及副产物控制技术""北江流域水源水质预警安全保障技术"等。

1）水厂的水处理工艺中，将前加氯预氧化改为投加高纯二氧化氯预氧化，并对氯、氨投加设备设施进行更新改造。通过此措施，将水厂从重大危险源降至一般危险源。高纯二氧化氯系统设计投加量为

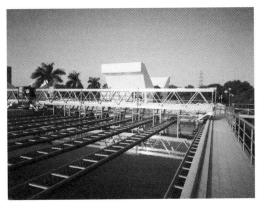

图 9-3　沙口水厂现场展示图

0.6mg/L，原料采用稀硫酸及氯酸钠、双氧水混合液，通过负压投加，主要用于应对水源异嗅味、藻类等水质问题。同时，通过严格把控原材料质量、采用多级加热的发生器、计量泵精准投加、控制系统升级、精确控制投加量、残液分离等措施有效控制消毒副产物。运行以来，消毒副产物氯酸盐未检出，亚氯酸盐浓度不高于 0.10mg/L。

2）结合北江流域水源水质监测与污染预警体系，水厂建有原水水质在线监测站，可在线监测 10 余项关键水质指标。原水的水质数据实时接入北江流域水源水质监测与污染预警平台，并进行实时监控和预警，及时了解水质及其变化状况，从而起到有效预警作用。

3）水厂内部建立污染物应急处理工艺单元联动机制，定期进行设备维护及开展应急预案演练。通过原水水质在线监测站、应急投加系统、高纯二氧化氯系统等工艺联动，可在突发污染时实现快速响应，在应急处理中发挥关键作用。如原水监测到浊度异常升高时，立即启动高浊度水应急预案，在应急投加系统中做好投加助凝剂准备工作；再如原水监测到异嗅味污染时，立即启动异味水应急预案，采取投加粉末活性炭进行吸附或加大二氧化氯投加量加强预氧化等应对措施，保障供水安全达标。

9.3.3　合水水厂消毒工艺优化改造示范工程

1. 工程总体情况

合水水厂位于佛山市高明区，消毒工艺优化改造示范工程于 2018 年 9 月建设完成，工程规模为 3.5 万 m³/d，工程总投资约 230 万元。示范工程改造前，采取"网格反应＋斜管絮凝沉淀＋气水反冲过滤"工艺，无强化处理措施。水厂原水存在季节性有机污染、突发性氨氮污染等情况，原工艺无法很好处理，出厂水消毒副产物三氯乙醛最高超过 8μg/L，存在超标风险。针对以上存在问题，在水专项技术成果支撑下，工程技术人员对原工艺进行改造，改造后的水厂工艺流程图如图 9-4 所示。

2. 技术内容和工程运行情况

该工程主要示范技术为次氯酸钠消毒工艺优化及消毒副产物控制技术，主要包括：消毒副产物前体物强化去除技术（应急投加强化预处理）、消毒副产物前体物优化处理技术

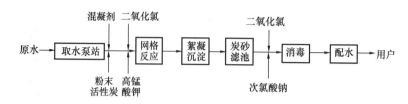

图 9-4　合水水厂技术改造示范工程工艺流程图

（强化过滤处理工艺）和三氯乙醛生成抑制技术。

1）消毒副产物前体物强化去除技术

水厂应急加药间，储备高锰酸钾、活性炭应急加药装置。在突发水源污染或原水水质异常时，如原水 COD_{Mn}＞6mg/L、有异臭异味、色度较高、藻类增多、氨氮大于 1mg/L 等情况，启动应急加药系统。利用高锰酸钾的强氧化性，有效破坏有机物的不饱和官能团，强化去除三氯乙醛前体物，适用于三氯乙醛高藻类前体物处理。利用粉末活性炭，吸附去除三氯乙醛前体物，适用于三氯乙醛溶解性有机物前体物处理。高锰酸钾投加量控制在 0.3～0.6mg/L 之间，三氯乙醛前体物削减量在 60％左右。粉末活性炭根据需求投加量一般为 10～30mg/L，三氯乙醛前体物削减量在 50％左右。

2）消毒副产物前体物优化处理技术

水厂工艺改造中，将传统砂滤池改为炭砂滤池，利用活性炭的吸附性能以及石英砂的过滤特性，吸附三氯乙醛前体物，以应对潜在的三氯乙醛高风险，并保证滤后水浊度达标。炭砂滤池炭层高度为 0.4m，采用 ϕ1.5mm、长 1.25～5.00mm 的柱状活性炭，砂层厚度为 1.2m，采用 0.95～1.05mm、K_{80}＜1.4 的石英砂，炭砂滤池对三氯乙醛前体物的削减量在 45％左右。

3）三氯乙醛抑制技术

水厂增设高纯二氧化氯消毒设施，季节性开启预氧化工艺，避免三氯乙醛的生成。二氧化氯投加控制出厂水含量不超过 0.8mg/L，以保证亚氯酸盐达标。

3. 工程运行效果

工程改造前后水厂出水水质效果对比见表 9-6。

工程改造前后水厂出水水质效果对比　　　　　　　　　　　　　　　　　　表 9-6

项目	改造前			改造后		
	最大值	平均值	最小值	最大值	平均值	最小值
浊度（NTU）	0.37	0.27	0.21	0.37	0.19	0.10
COD_{Mn}（mg/L）	2.37	1.55	1.02	1.73	1.26	0.80
TOC（mg/L）	3.75	2.80	2.06	2.00	1.45	0.88
三氯乙醛（μg/L）	8.21	6.68	6.00	2.10	1.24	0.50
菌落总数（CFU/mL）	6	1	未检出	9	1.17	未检出
总大肠菌群（CFU/100mL）	0	0	0	0	0	0
氨氮（mg/L）	0.03	0.016	0.01	0.03	0.015	0.01
硝酸盐氮（mg/L）	3.5	2.42	1.95	2.51	1.66	1.35

9.3.4 新城区优质水厂技术改造示范工程

1. 工程总体情况

新城区优质水厂技术改造示范工程于 2018 年 9 月建设完成，工程规模为 1.5 万 m^3/d，工程总投资约 3200 万元，水厂主体采用"颗粒活性炭＋浸没式超滤膜＋高纯二氧化氯消毒"深度处理组合工艺。工艺流程图如图 9-5 所示。

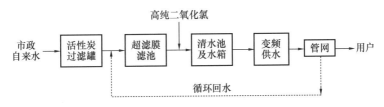

图 9-5 新城区优质水厂示范工程工艺流程图

2. 工程示范技术

该工程主要示范技术为"基于消毒工艺优化及副产物控制的优质水生产系统""饮用水处理用膜工艺运行故障诊断方法"及"膜工艺系统安全运行决策系统"等，将水专项研究的技术成果在水厂进行示范性应用，对水厂原有的工艺单元和运行参数进行改进及优化。

1）二氧化氯系统优化。工程中，优化改造了消毒剂的投加点，使消毒剂能充分混合、精准投加，从而确保二氧化氯余量稳定。研究人员在工程中对二氧化氯发生器进行了技术性能提升，选用多级反应的发生器，利用逐级升温的方式，确保原材料充分反应，提高原材料的转化率。通过气液分离，将高纯二氧化氯气体通入水中，而未完全转化的原料、反应残余物等则分离出来，有效地控制消毒副产物的产生和降低消毒副产物进入水体的量级。

2）超滤膜系统优化。在控制系统中应用膜工艺运行故障诊断方法和膜工艺系统安全运行决策系统，可自动对工艺运行及设备故障进行诊断，并进行修复决策，保证出水水质。

3. 工程运行效果

1）浸没式超滤膜系统。示范工程超滤膜的膜材料为 PVC 复合膜（一期）和 PVDF 复合膜（二期），单个膜池最大过滤水量分别为 150m^3/h、167.5m^3/h，设计跨膜压差绝对值小于 60kPa，设计通量约为 35$L/(m^2 \cdot h)$；过滤周期为 180min，气冲/气水冲时间为 10s/35s；超滤膜水回收率为 97％。

2）高纯二氧化氯消毒系统。原料转化率达到 95％以上，二氧化氯纯度达到 98％以上。根据出厂水二氧化氯余量，合理控制二氧化氯投加量（小于 0.3mg/L），二氧化氯消毒副产物氯酸盐浓度为 0.02～0.13mg/L，亚氯酸盐浓度为 0.13～0.25mg/L，均远低于《生活饮用水卫生标准》GB 5749—2006 中 0.7mg/L 的标准，消毒副产物控制效果明显。

9.3.5 高明区农村分散式供水示范工程

1. 工程总体情况

高明区农村分散式供水示范工程于 2019 年 1 月完成验收，单项水处理设备的水处理规模根据用水需求为 $20 \sim 800 \mathrm{m}^3/\mathrm{d}$，全区共建成 85 处水处理设施。工程总投资 4577 万元。工程覆盖高明区 97 个自然村，受益人口约 2.7 万人。水处理设施的工艺流程图如图 9-6 所示。

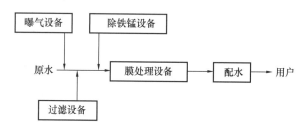

图 9-6 高明区农村分散式供水工艺流程图

2. 工程改造内容

在示范工程建设之前，各自然村的供水系统多采用自然沉降的净化模式。在雨季，泥沙难以有效沉降，多出现浊水情况。另外，部分村庄的水源原水存在铁、锰超标的情况。针对不同村庄原水问题，科研团队针对性地设计了不同预处理设备（预处理包括了曝气、滤罐过滤、除铁锰设备等）＋超滤膜的组合工艺。除铁锰设备和膜处理设备分别如图 9-7、图 9-8 所示。通过设备工艺组合，提高饮用水水质，并通过加压系统加压输配水为当地居民实施供水。

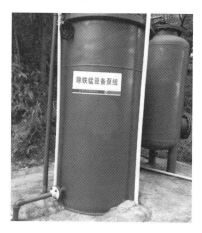

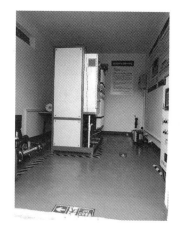

图 9-7 农村分散式供水除铁锰设备
现场展示图

图 9-8 农村分散式供水膜处理设备
现场展示图

3. 工程运行管理费用核算

高明区农村分散式供水示范工程的生产成本主要包括膜系统运行维护费用（电耗、维护费用、膜清洗药耗）、水资源费和出水加压水泵电费。膜系统费用按 10 年周期计算，膜系统运行成本约 0.17 元/m³；水资源费为 0.02 元/m³；出水加压水泵电费约为 0.06 元/m³。该工程自来水生产成本平均为 0.25 元/m³。

4. 工程运行出水水压、水质情况

高明区农村分散式供水示范工程建设完成后，供水水质也大幅度提升。水质对比见表 9-7。同时，农村管网的供水压力达 0.18MPa 及以上，较之前水塔供水压力 0.06～0.08MPa，有很好的改善，村民用水条件明显好转。

改造前后水质对比表　　　　　　　　　　　　　　　　　　　表 9-7

对比项目	pH	浊度 （NTU）	COD_Mn （mg/L）	锰 （mg/L）	铁 （mg/L）	菌落总数 （CFU/mL）	总大肠菌群 （MPN/100mL）
标准限值	6.5～8.5	≤1	≤3	≤0.1	≤0.3	≤100	不得检出
改造后平均值	7.14	0.14	0.74	<0.01	<0.01	6.50	未检出
改造前达标率（%）	79	33.6	95.5	73.1	95.8	—	—
改造后达标率（%）	95.8	100.0	100.0	98.0	100.0	100.0	100

9.4　科技成果在全市的推广应用情况

水专项科研成果，包括原水水质预警安全保障技术、中小水厂消毒工艺优化及副产物控制技术、超滤膜工艺系统安全运行与管理技术、农村分散式供水超滤膜处理技术、重金属污染物应急处理技术、新兴污染物检测验证技术等，在佛山市供水安全管理中得到全面推广应用，取得了良好的应用效果。

1. 监测检测技术集成应用

北江流域水源水质监测与污染预警平台示范工程 2010 年建立以来在佛山市三水、南海、禅城、顺德等区的北江流域沿线供水单位中得到推广应用并持续发挥重要作用。针对 25 种药物及 31 种激素等新兴污染物，建立的标准检验方法，填补了国内饮用水中药物和个人护理品标准检验方法的空白，在国家城市供水水质监测网佛山监测站得到实施应用。

2. 全过程处理技术集成应用

中小水厂消毒副产物优化技术在佛山市沙口水厂、新城区优质水厂、合水水厂等得到应用，有效控制了消毒副产物，显著改善出厂水余氯及余二氧化氯的稳定性，提升了饮用水的品质，为解决类似二氧化氯消毒的中小水厂问题提供了技术支撑，具有良好的示范作用，水厂及其供水范围内龙头水质稳定达到《生活饮用水卫生标准》GB 5749—2006，其中二氧化氯消毒副产物亚氯酸盐、氯酸盐均低于 0.5mg/L，取得良好的经济效益和社会效益。

超滤膜深度处理工艺安全运行与管理研究技术依托佛山市新城区优质水厂及佛山高明农村分散式供水示范工程，建立饮用水处理用超滤工艺运行维护管理指南、运行过程故障诊断方法和安全运行决策系统，为超滤膜系统设计及运行提供技术支持及示范；完善超滤膜的建管并重的长效机制，为超滤膜水厂的运行管理提供经验借鉴。

重金属污染物应急处理技术在佛山市沙口水厂、西江水厂、北江水厂、高明水厂等多座主力水厂得到应用推广，各厂均建有应急药剂投加系统、粉末活性炭投加系统等，具备水源重金属、油污、异嗅味微污染等的应急处理能力，有效保障佛山市在突发事件下的城市供水安全。

9.5 实 施 成 效

佛山市经过多个水专项研究任务的组织实施，开展了水源、水厂等重要供水环节的关键技术攻关和示范工程建设，形成了适合佛山市特点的地表水源供水系统的全流程保障技术方案，有效地保障了城市供水水质，增强了应对突发事件能力，提高了供水服务水平。同时，通过水专项的长期支持，佛山市的城市供水技术能力也大幅度提升，科技成果的产业化工作也取得了长足的进步，大部分技术已得到广泛的推广应用，产生了良好的经济社会效益。

目前，佛山市城市供水水质良好且稳定，根据2021年佛山市供水水质监管检查结果，全市水厂出厂水、管网水水质合格率100%，达到《生活饮用水卫生标准》GB 5749—2006水质要求。水专项的研究成果针对佛山市供水存在的薄弱环节，着力提高供水水质、应急保障能力和服务水平，构建了适合于佛山市本地特色的城市饮用水保障技术，有力保障了佛山市城市供水安全。

9.6 城市供水安全保障未来发展展望

在"十四五"期间，佛山市城市供水工作将重点关注以下几个方面：

1）加强饮用水水源建设与保护

加强集中式饮用水水源地的建设管理及保护，确保饮用水源安全，推动水源水文水质数据的共享交换；增加水源水质在线监测点及设备，将沿线供水单位、相关部门的在线监测点纳入体系；扩展现有流域的水质模型，能够利用相关部门的水文水质数据，使水质模型中所需数据及时更新；全面掌握整个流域的水源水质情况，为各级政府提供智能化决策手段。

2）进一步提升全流程保障饮用水安全保障技术水平

全面开展风险评估，增强风险管控意识。评估"从源头到龙头"饮用水安全保障体系各环节风险，分析研判各类风险的危害程度，从源头治理风险，将风险关口前移。在饮用水安全保障系统前端、中端等过程充分考虑安全裕度，健全质量控制标准，形成科学合理的应对方案。加强管网精细化管理，摸清管网基础信息，采取分区计量管理和优化管网运行压力等多种有效技术管理，对症施策，实现管网漏控目标。加强管网水质、水压监测，加强管网生物安全控制，推进管网、泵房智能化建设与维护管理，完善系统实时调度，推进管网精细化、智能化管理。加强二次供水设施布局与管理。推动供水企业全面接管二次供水工作，因地制宜选择科学合理、技术可行的加压调蓄方式和设施布控，严格把好二次供水工程质量，推动在线检测与二次供水设施建设统筹，并将相关信息统一纳入供水运行调度管控平台，积极推广使用先进安防技术等。保障用户室内供水安全。推动供水系统"微循环"技术，推行户外立管和户户并联进户的方式，缩短室内管道自来水停留时间。鼓励建筑内管道优先选用不锈钢管材等优质管材。推进分户计量，一户一表，抄表到户。

3）有序推进智慧水务建设

建设全自动化管理安全高效运行的智能供水厂，通过自动控制系统、设备管理系统、存储系统的建设，基于历史运行大数据的分析和未来预测模型，辅之以物联网、云计算等技术，形成加药、排泥、反冲洗、工艺参数调控等关键环节智能模型，实现水厂运行优化和辅助决策支持，保证水厂运行高效、水质稳定达标和节能降耗。充分利用地理信息技术、信息采集系统、管理系统、服务系统以及模型等信息化手段，通过智慧水务的建设与发展，达到"物在线、人在线、管理在线、服务在线"的要求，整体提升佛山市城市供水精细化管理水平。

第 10 章　济南市饮用水安全保障科技成果综合示范应用成效

济南市是山东省省会，是全省政治、经济、文化中心和交通枢纽，是环渤海地区和黄河中下游地区中心城市之一。因泉水众多，被称为"泉城"。《山东省国民经济和社会发展第十四个五年规划和 2035 年远景目标纲要》中明确在济南建设国家中心城市。中共济南市委、济南市人民政府《关于贯彻落实强省会战略的实施意见》提出，着力打造国内大循环的战略节点、国内国际双循环的战略枢纽，加快建设国家中心城市，努力把济南建设成为具有全球知名度和影响力的"大强美富通"现代化国际大都市。

截至 2021 年年底，济南市城区有水厂 25 座，供水规模 181.75 万 m³/d，供水管网总长度 5387km，供水服务面积约 2600km²，服务人口约 450 万人。

通过水专项的实施，济南市聚焦多水源供水复合污染条件下全流程检测预警与多级屏障处理等技术难题，研究构建了从"源头到龙头"饮用水安全保障技术体系、系列示范工程与全链条标准规范，为实现城市供水由主要满足水量需求向更加注重安全保障、品质提升的服务性转变提供了济南案例。

10.1　水专项实施前城市供水情况

济南市地处黄河下游、南水北调东线工程受水区，人均水资源占有量仅 250m³，不足全国的 1/8，为我国北方严重缺水地区，资源型缺水和水质型缺水并存，城市水环境质量和饮用水安全保障形势异常严峻。南水北调东线工程 2013 年年底正式建成通水后，山东受水区湖库水系联通，城镇饮用水资源严重短缺的现状得到较大缓解，但因多水源调蓄引发的饮用水水质安全问题却日渐突出。济南市饮用水源主要由黄河水、南水北调水、地下水和山区水库水四种水组成，形成以外调水为主，多水源联合调度、不同水源掺混的供水格局。水专项实施前，存在着水源类型复杂、污染问题严重、工艺设施落后、监测预警能力不足等问题。主要表现为：

1）多水源供水水质风险加大，水量水质安全保障调控技术缺乏

济南城市水源类型多样，但供水水源单一，黄河水占到实际公共供水量的 90% 以上。引黄水库水具有低浊高藻高嗅味、小分子有机物和溴离子含量高等水质特征，富营养化严重。南水北调水有机物、藻类、嗅味及无机盐等问题较为突出，溴离子浓度较高。平阴和济阳地下水硬度较高。多水源掺混后水质复合污染问题突出，现有的供水安全保障调控技术不足以保证多水源供水情况下的水量水质安全供给。

2）多水源切换和混合水源并存，供水系统应对难度加大

受常规工艺处理微污染源水的局限，在多水源掺混或切换条件下，现有水厂工艺运行和管理均面临挑战。高含盐湖库水与水厂工艺存在适配性及多水源条件管网水质达标等"瓶颈"问题，高浓度嗅味（2-MIB超标 100 倍以上）去除缺乏适配技术，复杂基质、高溴离子（Br＞300μg/L）条件下溴酸盐生成特性不明确，多水源切换或掺混，管网水质不稳定性加剧，易引发"黄水"问题，输配水过程仍存在安全隐患，二次供水设施管理不规范，管网存在二次污染问题。管网运行监控及漏损控制技术集成度不够，智慧水务建设与管理缺乏顶设计及标准。

3）供水系统突发污染风险加剧，监测预警应急措施不足

济南市现有水源以引黄水为主，容易受到黄河上游突发污染的影响，并且南水北调东线大部分是明渠输水，造成突发污染的风险进一步加剧，而目前城市供水系统监测预警技术单一，应急技术储备不足，信息化支撑能力欠缺。依托水专项的实施，以《生活饮用水卫生标准》GB 5749—2006 为目标，针对济南水源水质和水厂工艺特性，系统评估突发性水源污染风险源，研发水源地突发污染应急处理技术，开展供水全过程水质预警监控技术研究，研发适于水厂工艺改造的强化常规处理、深度处理集成技术，构建从"源头到龙头"饮用水安全多级屏障和安全监管体系技术，提升济南市水源水质监测预警、应急处理、水厂净化处理、管网安全输配等供水安全保障水平。

10.2　饮用水安全保障科技成果

"十一五""十二五"及"十三五"期间，在"黄河下游地区饮用水安全保障技术研究与综合示范""城市供水水质预警监控技术研究与综合示范""南水北调山东受水区供水安全保障技术研究与示范""地下水源饮用水卤代烃及硬度控制技术研究与工程示范""城镇供水系统关键材料设备评估验证及标准化"等水专项项目和课题的支持下，水专项科研团队针对济南市供水安全需求，研究提出了适于湖库型水源供水系统的"全流程监测-全过程处理"技术体系，为济南市城市供水安全保障提供有力支撑。

10.2.1　城市多水源调度技术

科研人员在分析区域水资源禀赋条件及开发利用现状的基础上，剖析水资源开发利用存在的主要问题和优化配置长江水源的迫切需求，开展了多水源多目标情景下水量水质联合调度技术研究。研究人员结合南水北调东线一期工程山东供水区工程总体布局以及调水时间、供水目标和供水次序，考虑受水区需水量、多水源输供水能力、水质约束以及供水的社会、生态和经济效益目标，遵循总量控制、优水优用和资源短缺条件下整体最小破坏的原则，构建水量水质联合调度模型，利用自适应遗传算法与反向传播算法耦合（GABP）的响应分析算法进行模型求解。自适应寻优过程由响应分析单元和自适应寻优单元构成，分别经由响应分析模型和自适应寻优模型完成计算。研究人员通过构建人工神经网络方

法，建立不同水源的供水量与各类用水户需水量、经济效益、污染物排放量之间的非线性函数，经过人工神经网络训练，预测各水源调水量，并得到调度目标函数的中各组指标的相应权重。该技术方法结合 BP 神经网络构建的响应分析模型，通过自适应遗传算法，可在约束条件内寻求目标函数的最优解。

研究人员根据济南市各县市区水资源状况和近年来干旱缺水的实际情况，考虑到区域社会经济发展对水资源的需求，结合南水北调东线一期工程山东供水区工程总体布局以及调水时间、供水目标和供水次序等，基于优水优用、优化调配的原则，运用研发的多水源多目标情景下水量水质优化调度技术，提出济南市水资源优化配置方案。研究结果表明：充分引调长江客水，能够满足区域用水需求且有利于置换地下水源，为南水北调山东受水区水资源优化配置与水质安全保障提供技术和应用示范。

10.2.2 水厂强化常规处理工艺改造技术

水专项科研人员和工程技术人员针对济南市引黄水库水氨氮、有机物、藻、嗅味物质以及季节性亚硝酸盐氮、锰超标等水质问题，在对现有水厂常规工艺进行优化研究的同时，开展生物预处理、强化混凝、以气浮为核心的浮沉池及浮滤池工艺、活性过滤等常规强化工艺技术研发、工艺优化集成与组合研究，构建了适于引黄水库不同水质条件下净水剂的研发应用体系；开发了以气浮为核心的一体化除藻技术，有效推进了常规工艺强化的技术应用与推广。该技术方法的应用可大幅度提升水厂出水水质。技术在济南玉清水厂等进行示范应用，运行效果稳定，对藻类、嗅味物质的去除效果明显提升，实现了常规工艺条件下的供水水质稳定达标，提高了常规工艺强化的技术水平。

南水北调东线工程通水后，济南受水区调蓄水库存在引江水与引黄水、本地水库水掺混问题，有机污染加重，富营养化风险加大，多水源切换下水源水质变化给现有水厂处理工艺带来的巨大的冲击。针对南水北调济南受水区水源水质特征，科研人员进一步优化水厂混凝技术，提出了不同掺混水源的最佳混凝条件；同时，调整了高密池沉淀池体结构与运行参数，优化浮沉和浮滤池体结构和流场特征，提出了浮沉/浮滤的切换条件，研究了不同池型的运行效果，构建了水厂常规工艺强化集成技术体系，应用于济南东区水厂、雪山水厂等示范依托工程，进一步提升常规工艺强化技术水平和应用范围。

10.2.3 水厂深度处理技术

1. 臭氧化溴酸盐控制技术

针对济南市引黄水库含有较高溴离子，在臭氧化技术应用中易产生溴酸盐风险的问题，研究人员解析了臭氧化溴酸盐的生成机制，研究了提出臭氧化过程中溴酸盐的控制技术：利用"氨氮/臭氧"联合技术或"过氧化氢/臭氧"联合技术，有效控制溴酸盐生成；利用氯或高锰酸钾预氧化处理，再投加氨，使次溴酸与氨反应生成溴胺，然后再投加臭氧，使臭氧化过程中溴酸盐的生成得到有效控制。

2. 基于 UV/H$_2$O$_2$ 高级氧化的嗅味控制技术

在济南市地表水源藻类致嗅风险中，土臭素（GSM）和 2-甲基异莰醇（2-MIB）所引发的饮用水嗅味污染是重中之重，然而现行的水厂处理工艺对两种嗅味的去除效率却非常低。针对上述两类嗅味物质，研究人员通过向原水中加入适量的 H$_2$O$_2$，利用 UV 照射 H$_2$O$_2$ 裂解形成反应速率快和无选择氧化性的·OH，·OH 氧化水中的 GSM、2-MIB 等嗅味物质和天然有机物。氧化后的含过氧化氢水进入活性炭处理单元，过氧化氢可促进活性炭的生物降解作用，延长活性炭使用寿命。活性炭通过微生物作用和催化还原作用降解过氧化氢，通过生物降解和吸附作用降低水中嗅味物质含量。经过前续处理后的水，进入消毒单元，消毒副产物生成风险可明显降低，出水符合《生活饮用水卫生标准》GB 5749—2006。

3. 基于超滤/纳滤双膜法的无机盐强化去除技术

针对南水北调东线通水后，济南市引江水源无机盐和溶解性有机物污染问题，科研人员构建了"超滤-纳滤＋反渗透"双膜处理组合工艺。工艺流程为"原水＋预处理＋超滤＋纳滤（或反渗透）＋消毒"。原水经过预处理之后进入超滤装置过滤时，科研人员依据原水水质选取预处理工艺，以减少或防止膜元件的堵塞和结垢。超滤出水进入纳滤（或反渗透）装置进行无机盐等的去除，从而达到标准要求的水质。

10.2.4　特殊污染物处理技术

1. 地下水卤代烃固定填料床曝气吹脱技术

水专项科研团队研发的固定填料床曝气吹脱系统，包括曝气吹脱池、固定填料床和曝气系统。曝气吹脱池内布置多层固定填料床，其底部设置曝气系统，曝气系统采用微孔曝气盘，顶部设置机械排风系统和尾气收集装置。相比单纯的曝气系统，固定填料床曝气吹脱系统对四氯化碳的脱除效果可提高 20％，较常规的吹脱塔建设和运行成本明显降低，容易实现工程化应用，曝气系统耗电量和供气量明显减少。该系统不仅可有效脱除水体中的四氯化碳，而且能有效解决曝气吹脱后释放出的四氯化碳对环境的污染，可应对水体中不同浓度的四氯化碳污染问题，保证出水水质符合《生活饮用水卫生标准》GB 5749—2006。

2. 地下水诱晶软化硬度去除技术

诱导结晶除硬技术在荷兰等国家和地区均有很多成功的工程案例。水专项科研人员在对国外除硬技术研究吸纳基础上，研发了新型的诱导结晶除硬池。除硬池包括诱晶接触区、诱晶沉淀区和诱晶分离区和配套的药剂投加系统。该技术是强化的药剂软化法，产生的沉淀物可附着在石英砂等诱晶材料表面，可同步去除钙镁硬度，去除率可达 90％以上。诱导结晶池具有自成核功能，仅需在启动阶段投加诱晶核，后续运行过程中通过定期排除粒径较大晶核即可满足工艺的稳定运行。运行过程中产生的废渣主要来源于诱晶单元和滤池反冲洗单元，主要成分为碳酸钙，可以通过相应处理实现资源化利用。

10.2.5　管网分区与管网漏损控制技术

水专项科研团队针对济南市供水管网水质保障和漏损治理，开展了系统性的研究。针对多水源供水容易引发的水质不稳定性问题，通过研究筛选示范区影响铁释放的关键水质指标，建立基于铁释放速率的水质化学稳定性判定指数，对供水管网水质化学稳定性进行评估和控制；针对城镇供水管网老旧漏失率偏高，爆管频发，示范建设 DMA 分区管理系统，提高管网监测、漏损控制水平，降低管网漏损率，提高了城市饮用水安全性；针对城市管网供水分区不合理，数字化系统建设滞后，基础数据不完善等问题，研究建立以水力模型为核心的管网数据采集与监控系统，实时对供水系统进行数据采集与控制，实现供水系统的管网预测、优化调度，达到科学调度、提升水质、保障供水、节能降耗的目的；针对供水管网最后一公里存在的水质污染风险问题，研究基于自动冲洗的超滤-叠压等 4 种二次供水水质改善技术，开展二次供水改造，提升管网末端水质。

10.2.6　饮用水水质检测技术

水专项在关注提升水质的同时，注重先进水质检测技术的研发。科研人员针对《生活饮用水标准检测方法》GB/T 5750—2006 标准中部分方法低效繁琐、适应性差等问题，以及新污染物检测技术落后、方法标准缺乏等问题，综合运用高灵敏高通量富集和检测的技术手段，引入高效、简便的水样前处理替代技术，改进标准方法中的水质指标仪器检测方法，同时，针对水体中的新污染物，研发高通量检测技术方法，并开展标准化研究、验证和应用，构建高效实用的城市供水水质检测规范化技术体系。

1. 基于高效能谱色谱质谱技术的检测方法优化

科研人员通过长时间摸索和验证，对《生活饮用水标准检验方法》GB/T 5750—2006（表 10-1 中简称国标方法）中灵敏度低、准确度低的气相色谱法或液相色谱法进行了优化，开发了系列色谱-质谱联用检测方法，方法具有灵敏度高、准确性高、自动化程度高等特点，解决了许多复杂基体的分离、鉴定和含量测定问题。研究内容包括 29 个指标检测方法的优化和改进，具体见表 10-1。通过这些水质检测技术的提升，显著提高了饮用水水质指标检测的准确度和便捷性。

水质指标检测方法优化对比表　　　　　　　　　表 10-1

项目类别		国标方法	改进方法	技术特点
高效液相色谱技术	微囊藻毒素（包括微囊藻毒素-LR，微囊藻毒素-YR，微囊藻毒素-RR）	固相萃取-高压液相色谱	在线固相萃取-HPLC	完善了仅检测两种微囊藻毒素（MC-LR、MC-RR）国标方法；使用常压液相色谱代替了国标方法中高压液相色谱，在线固相萃取的使用简化了微囊藻毒素的测定过程
	灭草松、2，4-D	液液萃取-气相色谱	固相萃取-高效液相色谱	液相色谱法比气相色谱法更稳定，检测过程无需衍生化，副产物较少，因此更适合对水中的灭草松、2，4-D 进行定性定量测定
	呋喃丹	衍生液液萃取-HPLC	固相萃取-高效液相色谱	检测过程无需衍生化，简化操作步骤，副产物较少，采用固相萃取代替液液萃取，平行性更好，因此更适合对水中的呋喃丹进行定性定量测定

项目类别		国标方法	改进方法	技术特点
高效液相色谱技术	毒死蜱	液液萃取-气相色谱	固相萃取-高效液相色谱	检测过程无需衍生化,副产物少,固相萃取代替液液萃取,减少有机试剂的使用,提高了回收率,使用液相色谱代替气相色谱,提高了稳定性,因此更适合对水中的毒死蜱进行定性定量测定
气相色谱技术	对硫磷、甲基对硫磷、内吸磷、马拉硫磷、乐果、敌敌畏	液液萃取-气相色谱	固相萃取-气相色谱	采用了自动固相萃取及浓缩技术,相对于传统液液萃取在实现自动化高效的同时,减少了有机试剂的使用量;改进国标方法中填充柱气相色谱法改用毛细管柱气相色谱法进行测定
	吡啶	分光光度法	固相萃取-气相色谱	避免使用氰化钾等剧毒试剂进行前处理,简化了前处理步骤,气相色谱技术代替分光光度法,提高了检测的准确度和灵敏度
	苦味酸	液液萃取-气相色谱法	液液萃取-GC	液液萃取采用正己烷替代毒性较大的苯进行萃取,采用毛细管柱替代填充柱,可进行复杂基质样品的检测,弥补硬质玻璃填充柱无法有效分离氯化杂质峰的缺陷
色谱-质谱联用技术	联苯胺	—	固相萃取/LC-MS-MS	弥补了国标方法的空白,使用固相萃取提高了样品回收率和平行性,质谱技术大大提高了检测方法的检测下限,提高了方法的灵敏度
	丙烯酰胺	液液萃取-气相色谱	直接进样-LC-MS-MS	检测过程无需衍生化,简化分析过程,克服热不稳定问题,操作过程无需富集净化,简化了检测步骤,提高了效率,色谱质谱联用技术大大提高了测定的灵敏度和准确度
	致嗅物质(包括二甲基异莰醇、土臭素、2-异丙基-3-甲氧基吡嗪、2-异丁基-3-甲氧基吡嗪、2,4,6-三氯苯甲醚、2,3,6-三氯苯甲醚、2,3,4-三氯苯甲醚、β-环柠檬醛、异氟尔酮、β-紫罗兰酮)	—	固相微萃取/GC-MS-MS	采用顶空固相微萃取方法,简化操作步骤,提高分析效率、降低了成本、避免使用有机试剂,气相色谱/质谱检测更快速、简便、准确,提高了检测下限

项目类别		国标方法	改进方法	技术特点
色谱-质谱联用技术	己二酸二（2-乙基己基）酯	—	固相萃取/GC-MS-MS	固相萃取替代索氏提取前处理方法，节省了前处理时间，减少操作步骤，采用气相色谱/质谱检测更快速、简便、准确，提高了检测下限
	甲基汞	—	固相萃取/HPLC-ICP-MS	固相萃取代替巯基棉富集方法，平行性更好，利用液相色谱分离系统与电感耦合等离子体质谱联用技术实现对水中甲基汞的检测，提高了检测效率，更加简单、便捷

2. 新污染物检测方法开发

近年的研究表明，饮用水水源中新污染物频现，现行水质检测标准方法已无法涵盖这些污染物成分。目前，已发现的新污染物包括环境雌激素、塑化剂、消毒副产物、全氟化合物等。多数新污染物会对人体造成不同程度的致癌、致畸、致突变，对人类健康造成潜在威胁。

济南市地处黄河下游，供水水源为黄河水、南水北调水、山区水库水及地下水等，供水来源复杂，多水源掺混后水质风险增加，急需全面建立水中新污染物指标的检测方法并形成标准规范。自"十一五"起，水专项科研人员利用色谱-质谱技术，结合固相萃取前处理富集技术，先后开发建立了 11 种环境雌激素、9 种塑化剂、10 种全氟酸、7 种亚硝胺、7 种金属形态的高通量检测方法，具体内容见表 10-2，并应用于黄河流域及南水北调东线水质调研中，为济南市水质风险评估奠定了基础。

新污染物检测方法 表 10-2

项目类别		GB/T 5750—2006	增加项目	检测关键技术
有机物指标	类	无	17β-雌二醇、雌三醇、17α-炔雌醇、壬基酚、4-正辛基酚、双酚 A、四溴双酚 A	固相萃取＋三重四极杆液质联用法
	塑化剂类	邻苯二甲酸二（2-乙基己基）酯	邻苯二甲酸二甲酯、邻苯二甲酸二乙酯、邻苯二甲酸二丁酯、邻苯二甲酸二戊酯、邻苯二甲酸二己酯、邻苯二甲酸二丁氧基乙酯、邻苯二甲酸二环己酯、邻苯二甲酸二苯酯	固相萃取＋三重四极杆气质联用法
	全氟酸类	无	全氟庚酸、全氟己酸、全氟丁烷磺酸、全氟辛酸、全氟己烷磺酸、全氟壬酸、全氟癸酸、全氟辛烷磺酸、全氟十二烷酸、全氟十四烷酸	固相萃取＋三重四极杆液质联用法
金属指标	硒形态	无	硒酸根、亚硒酸根	HPLC-ICP-MS
	砷形态	无	砷酸根、亚砷酸根	
	铝形态	无	总单核铝、无机单核铝、有机单核铝	荧光分光光度法
消毒副产物指标	亚硝胺类	无	N-亚硝基二甲胺、N-亚硝基甲乙胺、N-亚硝基二乙胺、N-亚硝基二丙胺、N-亚硝基哌啶、N-亚硝基二丁胺、N-亚硝基吡咯烷	固相萃取＋三重四极杆气质联用法

3. 检测方法标准化体系构建

针对《生活饮用水卫生标准》GB 5749—2006 全面实施后，新型环境污染物、突发污染物频现，以及城市供水检测技术和标准规范体系不完善等现状，水专项科研人员在开展城市供水水质检测关键技术研发的基础上，全面梳理《生活饮用水卫生标准》GB 5749—2006、《地表水环境质量标准》GB 3838—2002 和《地下水质量标准》GB/T 14848—1993 等标准及相关检测方法、规范，以城市供水水质检测技术体系为主线，编制并发布《水质 藻类计数 视野计数法》DB 37/T 4163—2020 等山东省地方标准 19 部，构建了适于山东省地方特点的水质检测方法标准化体系，研究成果在济南市水质监督检测及水质调研中得到全面应用。

为加强城市饮用水水质检测能力建设，济南市先后投资 8000 多万元用于实验室检测仪器及配套设施建设。在水专项技术成果的引领和支持下，2021 年，依托济南市供排水监测中心的国家城市供水（排水）监测网济南监测站，共有 5 大类 47 种产品 416 项 1168 个认证参数通过国家认证认可监督管理委员会资质认定，监测能力涉及水、气体、污泥以及净水剂、消毒剂、输水管材、水处理滤料及水处理设备等。其中，针对供水用关键材料设备监测评估能力的行业空白，结合"十三五"水专项课题研究成果，新建的过氧化氢、次氯酸钠、二氧化氯、聚氯化铝铁 4 种水处理剂 13 项指标，以及臭氧发生器、紫外线消毒设备、次氯酸钠发生器、二氧化氯发生器、膜组件等 8 种水处理设备 27 项指标，首次通过国家认证认可监督管理委员会 CMA 资质认定，填补了我国市政给排水行业资质认定领域的空白。

10.2.7　饮用水水质预警技术

针对我国城市供水水源污染严重、净水工艺落后、水质管理薄弱以及突发事故频发等现状，在水专项的技术支持下，济南市以构建城市供水水质监测、预警和应急技术体系为目标，开展了城市供水系统水质安全管理技术研究，通过关键技术设备研发、检测方法开发、预警技术优化和信息化技术集成应用，建成了济南市"城市供水水质监测预警和应急处理技术平台"。科研人员研发了 2 套水质在线水质监测预警设备，建立了 7 项规范化水质流动监测方法，建立了包含城市供水全过程 83 个水质指标的多层级、多维度的水质监测预警技术方法体系，构建了水质信息网络化采集系统和多源异构水质信息管理系统，集成建设了城市供水水质监测网络化系统和多级应急保障系统，实现了"从源头到龙头"全流程水质监测数据的综合应用、平台化管理和对水质安全的监控，为城市供水突发性污染的应急处理处置和其他灾害情况下应急供水提供了科技支撑。

针对城市供水行业水质管理信息化程度低、监测预警平台建设标准不统一等造成的检测资源分散、"信息孤岛"现象严重等行业共性问题，科研人员系统研究了城市供水系统水质预警监控系统建设中的网络构建、水质信息的采集与安全传输、基础信息的加工处理、多信源水质信息的共享、可视化平台构建、水质安全评价及风险预警等关键技术，研发了全过程水质在线监测规范化应用、多源异构数据标准化管理和监测预警平台化设计等关键技术，集成设计了国内首个城市供水水质监测预警系统技术平台，并在济南市开展平台系统的综合示范建设和业务化运行。水专项的科研团队在以上实践的基础上，共同研究制定了相应的技术规程和技术导则，形成了基于山东城市供水系统现状的水质预警监控系统技术体系、标准规范体系和示范工程体系框架，大幅提升了水质监测信息化建设水平。

10.2.8 供水应急保障技术

科研人员针对济南市突发污染问题，研究了有机物、石油等突发环境污染情况下的应急处理技术，研发了藻类、藻毒素、藻类代谢致嗅产物等污染物的应急去除技术，提出了二氧化氯、高锰酸钾预氧化除藻、粉末活性炭除嗅等应急处理工艺，形成了应对藻类爆发的综合应急处理技术体系，开发了车载式基于药剂分段投加的应急处理系统，形成了突发污染应急处理预案，以上技术成果有效提高了济南市应急供水保障能力。

为了加强应急供水水质监测的时效性和稳定性，科研人员开展了车载样品检测技术筛选和检测方法优化开发，检测指标范围基本覆盖《生活饮用水卫生标准》GB 5749—2006、《地表水环境质量标准》GB 3838—2002、《地下水质量标准》GB/T 14848—2017等主要水质标准。结合以上方面，济南市供排水监测中心自2020年，先后开展了涵盖物理指标、金属指标、有机综合指标、农药指标、生物指标及消毒副产物指标等10类85个参数的方法验证及优化，可保证水质指标在原位现场条件下得到适时准确检测，满足应急监测的时效性要求。

为提升应急保障水平，济南市供排水监测中心根据《检验检测机构资质认定管理办法》《检验检测机构资质认定能力评价　检验检测机构通用要求》RB/T 214—2017和《移动实验室通用要求》GB/T 29479—2012，建立《应急监测工作程序》《移动实验室管理办法》《移动实验室管理作业指导书》等应急检测管理体系文件，规范了移动检测实验室的空间布局与设施环境，组建了应急管理队伍。应急检测所需仪器设备及技术物资长期处于热备状态（见表10-3），定期检定/校准仪器设备，并按照检定/校准实际情况，采用统一规定的标识标明仪器状态。应急队伍具备应急检测技能，熟悉移动实验室结构与安全防护等相关知识，定期演练，并具备应急处置实践经验能力。

应急检测所需仪器设备及技术物资一览表　　　表10-3

序号	类别	仪器设备
1	采样及样品保存设备	便携式抽滤仪、水质采样箱、固定剂保存箱、常规水质采样器等
2	前处理及通用设备	纯水仪、培养箱、快速定量盘、紫外灯、封口机、高速冷冻离心机、"两虫"压力过滤系统、吹扫捕集装置、固相萃取装置、具塞比色管、蒸馏器、水浴锅、电恒温干燥箱、锥形瓶、烧杯、滴定管、分液漏斗等
3	检测仪器	气相色谱质谱联用分析仪、电感耦合等离子体质谱仪、荧光显微镜、标准比色列、浊度计、pH计、分析天平、电位滴定仪、紫外-可见分光光度计、高效液相色谱仪、气相色谱仪、离子色谱仪、低本底α、β测量系统

10.3　示　范　工　程

10.3.1　鹊华水厂臭氧-活性炭示范工程

1. 工程总体情况

鹊华水厂工艺改造示范工程于 2011 年 6 月改造完成，工程规模为 20 万 m³/d，工程总投资 1.34 亿元。该示范工程建设后，该水厂的工艺流程图如图 10-1 所示。

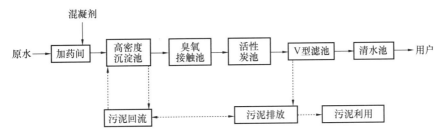

图 10-1　鹊华水厂工艺流程图

2. 工程示范技术

该工程主要示范技术为高锰酸盐预处理技术、中置式高密度沉淀池、溴酸盐控制技术、臭氧-活性炭深度处理技术等关键技术。

3. 工程运行管理情况

经过各种工艺处理措施分析及中试试验论证，水厂采用"高锰酸盐预处理＋中置式高密度沉淀池＋臭氧接触池＋上向流生物活性炭滤池＋V 型滤池"的工艺流程，并在臭氧接触池内设置臭氧催化氧化用的固体催化剂填料，控制溴酸盐的产生，同时设置臭氧前 H_2O_2 投加点，保障出水溴酸盐达标。

各工艺单元的运行情况如下：

1）中置式高密度沉淀池

新建中置式高密度沉淀池 1 座（图 10-2），规模为 20 万 m³/d，分独立 4 格，双排布置，2 格之间为污泥回流泵房。整个池体按功能可分为混合区、机械絮凝区、自然絮凝区，污泥浓缩区、斜管分离区 5 部分。

回流污泥、矾液及预氧化药剂等加注后与原水一起进入混合室进行机械混合，有效混合时间为 30s。絮凝区中加入 PAM 助凝剂，帮助沉淀或进一步去除水

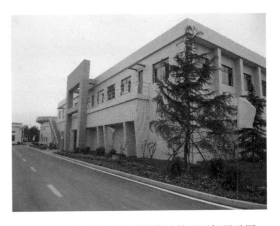

图 10-2　中置式高密度沉淀池外观现场展示图

体中有机物，投加量为 1mg/L。高浓度泥水经斜管快速沉淀后，清水经上部的指型槽出水，通过连接管进入臭氧接触池，清水区上升流速为 4.3mm/s。

2）臭氧接触池

水厂建有臭氧接触池 1 座，投加量为 1~2mg/L。接触池的臭氧分三段投加，投加比例为 3:1:1。采用密闭对流接触方式，在接触池下部采用微孔曝气，臭氧向上流，水向下流，使其反应充分。臭氧接触池设计停留时间约为 15min，容积约为 2200m³，有效水深约为 6.6m。在接触池上设臭氧尾气处理装置，以防止臭氧尾气散逸到大气中产生二次污染。引黄水库水溴离子含量较高，采用臭氧氧化有形成溴酸盐类致癌物质的风险，因此工程改造时在臭氧接触池进水口设置 H_2O_2 加注点，$H_2O_2:O_3$ 的摩尔比为 0.5:1~1:1，该方法可有效控制溴酸盐的产生。

3）上向流活性炭池

水厂上向流活性炭滤池分为 12 格，如图 10-3 所示，分双排布置，设中间管廊。活性炭池单格有效面积为 60.48m²，设计空床滤速为 12m/h，活性炭滤层厚 3.0m，接触时间为 15min。活性炭池采用气冲方式，气冲强度为 15L/(m²·s)。选用的颗粒活性炭粒径为 20~50 目，有效粒径为 0.85mm，不均匀系数为 1.4，水浸湿颗粒密度小于或等于 1.4g/cm³。支承层粒径 $D=2.0~16.0mm$，厚度为 0.45m。

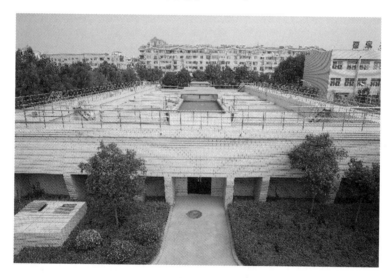

图 10-3　上向流活性炭滤池外观现场展示图

4. 工程运行效果

鹊华水厂的吨水投资成本约为 670 元/m³，吨水制水成本约为 0.2 元。工程投产运行后，出水浊度平均降幅达 48%；COD_{Mn} 去除率平均值由 24% 提升至 48%；溴酸盐、土臭素和 2-甲基异莰醇等关键污染指标均低于检出限，示范水厂供水区域嗅味问题投诉降低了 90%，对氯消毒副产物前体物去除效果显著，对三卤甲烷（THMs）和卤乙酸（HAAs）前体物的去除率分别达到 69.8% 和 49.4%，示范工程整体工艺长期运行稳定，出水水质在稳定达标基础上有所提升。

10.3.2　玉清水厂强化常规处理工艺示范工程

1. 工程总体情况

玉清水厂强化常规处理工艺示范工程于 2011 年 6 月建设完成，工程规模为 20 万 m^3/d，工程总投资 3400 万元。示范工程建设后，该水厂的工艺流程图如图 10-4 所示。

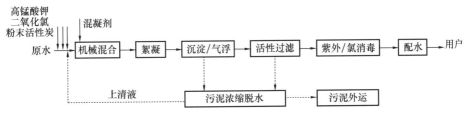

图 10-4　玉清水厂强化常规处理工艺流程图

2. 工程示范技术

该工程主要示范技术为预处理技术优化、机械混凝及优化技术、浮沉技术、活性过滤技术、紫外消毒技术等。

1）预处理技术优化

预处理技术包括粉末活性炭吸附技术、高锰酸钾复合药剂/稳定型二氧化氯预氧化技术，可根据水质变化投加不同的预处理药剂，有效应对水质突变及突发污染。

2）机械混凝及优化技术

科研人员针对高藻期、低温低浊期、春秋季等不同水质期开展了混凝优化研究，通过正交试验，确定了适用于不同混凝剂的最佳水力条件；水厂机械搅拌混合可根据水量变化实时调节混合强度，有效应对不同水质污染的冲击负荷。

3）浮沉技术

科研人员结合水厂实际运行，开展了浮沉池最佳投药量确定、运行特性研究和运行参数优化研究，可根据水质变化切换工艺，有效应对高藻和低温低浊。

4）活性过滤技术

科研人员结合活性炭滤池的运行需求，开展了滤料筛选、反冲洗参数优化等研究工作，提出了活性过滤工艺设计及运行参数，活性炭滤池可有效保证出水浊度达标，同时还进一步提高了水体中有机物的去除率，对解决出水嗅味问题有很大帮助。

5）紫外消毒技术

科研人员在紫外消毒中试研究基础上，在玉清水厂提出了紫外/氯联合消毒工艺路线。该技术工艺可有效应对活性炭滤池的出水微生物泄漏风险，提高水质生物安全性。

3. 工程运行管理情况

水厂投产后，各工艺单元运行稳定，处理效果良好。各工艺单元参数具体如下：

1）加药间

药剂投加间土建规模按 40 万 m^3/d 规模一次完成。前期按 20 万 m^3/d 规模，配置药剂投加设备，并预留远期机位（图10-5）。高锰酸盐平均投加量为1.0mg/L，作为应急使用时，投加量为5.0mg/L。粉末活性炭平均投加量为5.0mg/L，作为应急使用时，投加量为30.0mg/L。氧化氯平均投加量为0.3mg/L，作为应急使用时，投加量为1.0mg/L。

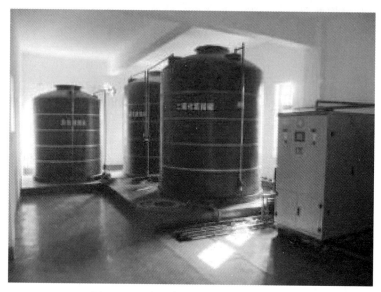

图10-5 二氧化氯投加设施现场展示图

2）浮沉池

水厂工艺改造时，将沉淀池缩短，出水槽前移，后续改造为气浮区，沉淀池外设溶气回流系统（图10-6）。气浮区包括导流区、接触室、分离区，总长度为20.45m。10万m³/d规模的气浮池按宽度方向均分为4格，单格宽度为5.9m。

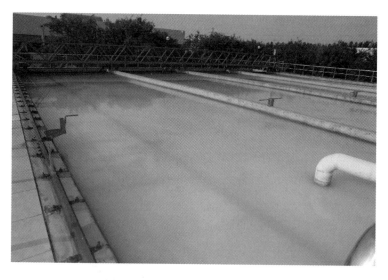

图10-6 浮沉池气浮区现场展示图

回流泵房土建规模为40万m³/d，近期按20万m³/d规模进行设备配置，设置回流水泵和气浮供气设备。回流比按照10%进行设计。

3）活性炭滤池

水厂原有 V 型滤池改造为活性炭滤池。活性炭采用煤质压块破碎炭，颗粒度为 12～40 目，滤层厚度 1.1m，承托层采用 ϕ2-4mm 石英砂垫层，厚度为 0.2m，ϕ4-8mm 石英砂垫层，厚度为 0.1m。活性炭滤池滤速为 8m/h，气冲强度为 6～8L/($m^2 \cdot s$)，水冲强度 8～10L/($m^2 \cdot s$)。

4）紫外消毒间

水厂采用紫外/氯联合消毒，可降低氯使用量和消毒副产物生成量（图 10-7）。车间共配备 3 台 DN800 紫外消毒反应器，紫外剂量为 40mJ/cm^2。

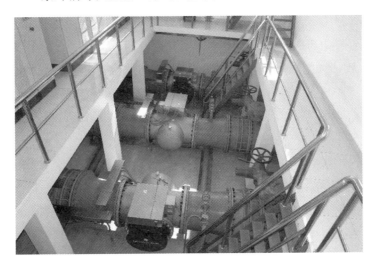

图 10-7　紫外消毒间现场展示图

4. 工程运行效果

水厂示范工程投产运行以来，较工程改造前，COD_{Mn}、2-甲基异莰醇平均去除率分别提高 30％和 32％，出厂水平均浊度由 0.46NTU 降至 0.30NTU，藻类和叶绿素 a 的去除率分别提高 30％和 32％，同时滤池负荷得到有效缓解，藻类和有机物去除能力大幅度提升。示范工程吨水投资成本约 170 元，吨水运行成本 0.59～0.64 元。

10.3.3 凤凰路水厂臭氧-活性炭示范工程

1. 工程总体情况

凤凰路水厂臭氧-活性炭示范工程于 2016 年 12 月建设完成，工程规模为 10 万 m^3/d，办公管理设施、臭氧发生间、加药间、加氯间等按 20 万 m^3/d 建设，设备按 10 万 m^3/d 购置，工程总投资 20375.8 万元。示范工程建设后，该水厂的工艺流程图如图 10-8 所示。

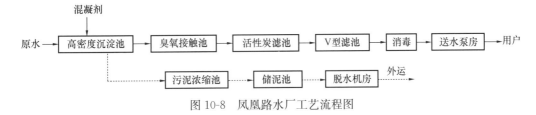

图 10-8　凤凰路水厂工艺流程图

水厂水源来自济南鹊山水库。水源水主要特征污染物为藻、嗅味和小分子有机物。水厂采用"高密度沉淀池＋臭氧＋上向流活性炭＋砂滤"组合工艺。主要工程内容包括高密度沉淀池、活性炭吸附池、臭氧接触池、V型滤池、加药间、加氯间、清水池、吸水井及外输泵房等。生产区的高密度沉淀池、臭氧接触池、活性炭吸附池、V型滤池、清水池等呈直线布置，紧凑合理，连接方便，有利于减小水头损失。

2. 工程示范技术

1）高密度沉淀池优化技术

高密度沉淀池分为混合区、机械絮凝区、自然絮凝区、污泥浓缩区和斜管分离区。回流污泥、矾液及预氧化药剂等与原水一起进入混合室进行机械混合，有效混合时间30s。向絮凝区中加入PAM助凝剂，进一步去除水体中有机物。絮凝区采用机械回流式提升搅拌絮凝功能，使原水与数倍回流水混合，絮凝强度提升，由导流墙导入两侧沉淀区。沉淀区下部为机械浓缩絮凝，利用周边传动式旋转刮泥机均匀浓缩，一部分污泥经污泥循环泵反复投加到絮凝区，其余部分则通过排污泵直接排入污泥平衡池中进行污泥脱水处理。沉淀区上层为斜管，高浓度泥水经斜管快速沉淀后，清水经上部的指形槽出水。

2）臭氧化溴酸盐控制技术

当水源水含溴化物时，采用臭氧氧化，有形成溴酸盐类致癌物质的风险。为了控制副产物的产生，技术人员在臭氧接触池进水口处设置过氧化氢加注点，构成臭氧催化氧化工艺以控制溴酸盐的产生。臭氧三点投加比例分别为40%、30%、30%，总接触时间为15min，三点接触时间分别为3.75min、3.75min、7.50min。

3）上向流活性炭滤池

科研人员对活性炭滤池的工艺运行提出系统化改造。研究发现，运行中，上向流活性炭的炭层呈微膨胀状态，悬浮物与红虫等不易集积在炭层内而可被水流带出，减少了对炭滤层的堵塞，延长了过滤工作周期。活性炭粒度较小，炭层厚度较大，增加了炭层对有机物的吸附量和生物量。膨胀床使炭粒略悬浮于上升水流中，使炭粒表面更新加快，炭粒对水中污染物处理能力更强，充分发挥吸附效率，减少消毒副产物的产生。工艺流程中，如果使臭氧化水至滤池表面路径变长，臭氧与活性炭或水中物质可继续反应，将余臭氧消耗至最小，提高了效率，且有效控制了余臭氧量。滤池采用上向流方式，可使炭滤池水头损失较小，冲洗可仅采用气冲方式，从而减少冲洗过程，节约工程投资、运行费用和耗水量，延长反冲洗周期。另外，科研人员为了保证出水浊度，并避免微生物泄漏，在工艺流程中将砂滤池后置，从而通过砂滤池的过滤作用，对水中颗粒及微生物进行有效拦截。

4）全流程在线监测技术

在水厂各核心工艺段设置水质质控点，并通过管道将水样引至质控间，实现各工艺单元的水质实时监测，为水厂工艺运行和水质管理提供支撑。采集到的水质数据上传至监控中心的数据服务器，用户可以通过Web浏览在线监测数据，也可通过手机访问监测数据。该平台具有实时监控、信息管理、数据报表、系统权限管理、系统帮助等功能模块。

3. 工程运行管理情况

水厂厂区布置图、综合净水车间、综合控制系统、臭氧发生车间的现场图分别如图 10-9～图 10-12 所示。水厂通过在线监测各单元工艺运行效果，根据原水水质适时调整各工艺单元参数，控制出水浊度在 0.2NTU 以下。

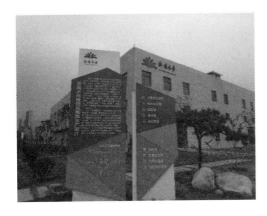

图 10-9　凤凰路水厂厂区示意图

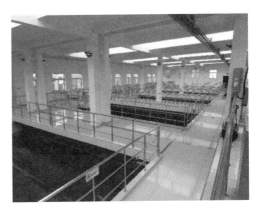

图 10-10　综合净水间现场展示图

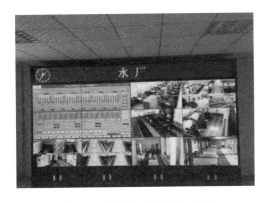

图 10-11　控制系统现场展示图

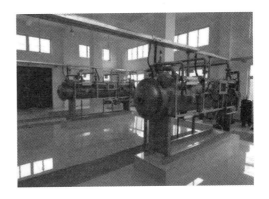

图 10-12　臭氧发生间现场展示图

各工艺单元参数如下：

1）高密度沉淀池

斜管沉淀区设计沉速为 14.4m/h。机械混合池共 2 组，平面尺寸为 4.0m×4.0m，池深为 5.5m。絮凝反应池共 2 组，平面尺寸为 6.0m×6.0m，池深为 7.4m。沉淀池共 2 组，直径为 14.0m，池深为 7.4m。

2）臭氧接触池

臭氧接触池 1 座，平面尺寸为 12.5m×25.2m，有效水深为 6m，分 2 格。设计臭氧最大投加量为 2.5mg/L，曝气盘数量 94 个。

3）活性炭吸附池

活性炭吸附池设计滤速为 7.89m/h，强制滤速为 9.02m/h。滤池分 8 格，采用双排布置，单格过滤面积为 66m²，单格平面尺寸为 11.0m×6.0m。

滤层分为 2 层，上层为活性炭层，层高 2m，粒径为 0.9～1.1mm，堆积密度为 0.40g/cm²，均匀系数为 1.5～2.0。下层为石英砂层，层高 0.4m，粒径为 0.8～1.2mm。承托层厚度为 0.25m，粒径为 2～16mm。

4）V 型滤池

滤池共 8 格，双排布置。单池过滤面积为 70m²，设计滤速为 7.8m/h，滤料采用均粒石英砂，粒径为 0.9～1.2mm，K_{80}<1.25，滤层厚 1.1m。承托层厚 400mm，分两层，上层厚 200mm，粒径为 2～8mm，下层厚 200mm，粒径为 8～16mm，滤池反洗水强度为 5L/(m²·s)，表面扫洗强度为 1.5L/(m²·s)，反洗气强度为 15L/(m²·s)，过滤周期为 24～36h。

5）臭氧发生间

臭氧系统包含 2 台氧气源 10kg/h 臭氧发生器（1 用 1 备）、氮气投加及补加空气系统、臭氧投加系统、尾气破坏器、检测仪器、自动控制系统、闭路循环水冷却系统。

6）清水池

清水池调节容量为 15%，设 2 座 7500m³ 清水池，有效水深为 3.8m，平面尺寸为 45m×45m，清水池每座可独立运行，为地下式钢筋混凝土结构。

4. 工程运行效果

示范工程投入运行后，可有效控制水中藻类及嗅味物质，水厂出水符合《生活饮用水卫生标准》GB 5749—2006 要求，其中出水浊度平均值 0.19NTU，嗅味物质 2-MIB<5ng/L，三卤甲烷总量为 0.07～0.08，溴酸盐的含量均低于 5μg/L。

10.3.4 平阴县田山水厂地下水硬度去除示范工程

1. 工程总体情况

平阴县田山水厂地下水硬度去除示范工程于 2018 年 12 月建设完成，工程规模为 3.0 万 m³/d，工程总投资 1400 万元。示范工程建设后，该水厂的工艺流程图如图 10-13 所示。

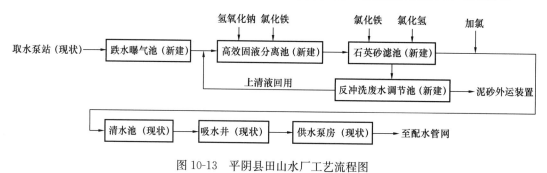

图 10-13 平阴县田山水厂工艺流程图

2. 工程示范技术

该工程主要示范技术为基于高效固液分离的诱晶软化技术（图 10-14）。该技术基于碳酸盐平衡原理，促进碳酸钙和碳酸镁沉淀析出，通过铁盐水解产物的作用，强化沉淀颗粒的聚集。示范核心技术主要包括除硬度药剂优化、诱晶核优选、沉淀物强化析出、沉淀物截留、附着及后续分离等，工程通过以上技术控制出水中颗粒物的浓度，从而降低后续

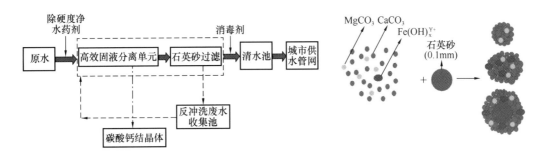

图 10-14 高效固液分离除硬度技术原理示意图

过滤工艺的负荷。

3. 工程运行管理情况

示范工程工艺单元主要包括诱导结晶软化池、石英砂滤池和加氯加药间。其中诱导结晶软化池（图 10-15）是工艺核心，包括跌水曝气池、配水井和诱晶池。诱晶池分为 8 格，有氢氧化钠和氯化铁投加点，水力负荷为 6.5m³/(m²·h)，诱晶接触时间为 18min，诱晶材料石英砂有效粒径 100 目，上升流速为 6～9m/h。投加的药剂与原水中的重碳酸盐硬度组分反应生成碳酸钙、碳酸镁沉淀并从水中分离，出水经石英砂过滤进入清水池，当 pH 不符合要求时适当调节 pH，加氯消毒后进入市政管网。粘附细微颗粒物的诱晶核长大后定期适量排出，排渣周期约 60～90d。

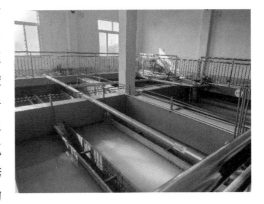

图 10-15 平阴田山水厂诱导结晶软化池
现场展示图

4. 工程运行效果

工程投产运行以来，原水总硬度在 480～530mg/L 之间，出水总硬度稳定在 250～300mg/L 之间，去除率达 62% 以上，pH 控制在 8.3 以内，浊度在 0.5NTU 以内，钠离子浓度增加 60mg/L 以内，去除 100mg/L 总硬度（以 $CaCO_3$ 计）的吨水运行成本在 0.15～0.18 元。

10.3.5 东源水厂曝气吹脱示范工程

1. 工程总体情况

东源水厂曝气吹脱示范工程于 2018 年 11 月 9 日建设完成，工程规模为 5 万 m³/d，工程总投资 500 万元。示范工程建设后，该水厂的工艺流程图如图 10-16 所示。

2. 工程示范技术

该工程主要示范技术为"原水-固定填料床曝气吹脱-活性炭吸附尾气-二氧化氯消毒-出水"。受卤代烃污染的原水经固定填料床曝气吹脱技术吹脱，之后进行除湿，再采用活性炭罐中的活性炭进行吸附，最后经过二氧化氯消毒之后进入市政管网。主要技术参数：曝气池水力停留时间不小于 15min，曝气水深不小于 2m，填充比不小于 30%，可应对超

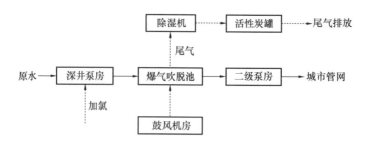

图 10-16 济南东源水厂曝气吹脱水处理工艺流程图

标 10～100 倍的卤代烃污染物。主要经济参数：曝气吹脱技术的费用约为 0.04 元/m³，为活性炭运行费用的 1/4～1/2，与常规曝气技术相比，由于吹脱效率的提升，达到相同去除效果需要的气水比更小，运行费用是常规曝气工艺的 60%～70%。

3. 工程运行管理情况

工艺运行操作规程、运行记录和水质监测报告等运行资料齐备、完整、合规，水厂示范工艺运行稳定，处理效果良好。工程填料采用自主研发的组合式风叶结构填料，填充比为 50%；曝气系统采用三台罗茨鼓风机，总供气量 60m³/min，微孔曝气盘曝气，气水比为 2～4；活性炭吸附设施采用 φ4mm 柱状气体吸附专用炭，填充层厚度 2m，通气速度 0.2～0.4m/s。

4. 工程运行效果

工程投产运行以来，四氯化碳浓度平均值控制在 0.6μg/L 左右，新增处理成本 0.04 元/m³，出水水质符合《生活饮用水卫生标准》GB 5749—2006 的要求。工程出水水质稳定，处理效果好，运行费用低。

10.3.6 济南市城市供水系统监测预警平台

1. 工程总体情况

济南市城市供水系统监测预警平台，示意图如图 10-17 所示，覆盖济南水源、水厂、

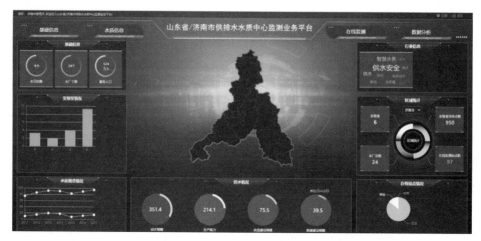

图 10-17 济南市城市供水系统监测预警平台首页示意图

管网及二次供水全流程水质在线监测站点 82 处，建设数据中心 1 处，预警调度指挥平台 1 处，总投资额约 6000 余万元。该平台为济南市的供水主管部门、水质监测中心、供水企业、水厂等提供服务。平台可用于供水水质监测、管理和应急可视化信息等服务，可实现供水企业运行状况、水厂水质状况的实时监控及可视化表达分析，可实现水质上报信息的多样化查询、统计及专题输出，可实现在线监测信息、月报信息和历史监测信息的组合查看、对比分析、地图可视化展示等功能。

2. 工程示范技术

1) 供水水质监管业务化平台构建技术

平台集成了城市供水水质安全专业知识、城市供水水质在线监测设备及站点建设等多个方面的数据，并具备工业中控用的实时数据库和设备控制、网络组网安全等软硬件，适用于不同情形的水质监测网络组网方式。针对平台监管需求，科研人员建立了城市供水管理信息系统的管理指标体系，从城市供水水厂水源、净水工艺、在线监测布局、人工监测布局、水厂供水水质日检报告、供水企业分类供水量、供水企业水源水、出厂水、管网水不同频率的供水水质全分析报告等多角度出发，提炼描述城市供水水质状态和影响的关键指标。采用 Web Service 技术，平台工程技术人员建立统一的身份认证体系及数据交换接口。在技术上，采用目前计算机异构系统的"单点登录"原理和目前较为通用的 XML 数据交换技术。平台采用统一的身份认证体系，既保证了软件开发后的用户编码安全，也保证了同一用户在不同系统中的唯一性。

2) 城市供水数据质量保证技术

为保障城市供水信息系统数据质量，使数据发挥出巨大的经济效益和社会效益，在信息系统建设和运行管理过程中，科研人员构建了包含数据信息编码、数据采集与传输、数据清洗转换与转载、数据存储与备份等四个面的技术保障体系，以解决城市供水信息系统建设中存在的"信息孤岛"、数据质量不高等问题，有利于数据的有效分析与价值挖掘。在系统研发和建设过程中科研人员按照技术保障体系对数据进行筛选、加工、浓缩、整理、去粗取精和去伪存真等加工处理，使得零散、无序、彼此独立的信息具有条理性和系统性，对企业的决策产生积极的指导意义。平台中，供水信息系统基础信息加工处理常规基本流程可分为分类编码、采集、清洗转换及装载、存储与备份、分析与展示等五个阶段，基本流程图如图 10-18 所示。

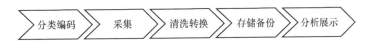

图 10-18 平台供水信息系统基础信息加工处理流程示意图

3. 工程运行管理情况

该平台集成城市供水水质安全专业知识、计算机软硬件、网络组网与安全、城市供水水质在线监测设备及站点建设（包括优化监测布局、统一编码规则、建立标准化通信协议等）；建立了指标管理体系、供水水质指标编码体系、统一用户认证体系、数据接口与混合组网、数据库等，解决水质信息分散、编码不统一和数据异构等原因导致的系统间数据共享困难问题。

系统采用面向服务的 SOA 架构进行系统开发建设，为行业主管部门提供水质信息管理、展现、分析、监控、预警、应急等各类信息服务，并建成可扩展的示范应用体系。按照满足政府监管、服务企业管理、支持信息发布的业务需求，完成平台的层级结构设计和系统结构设计；综合考虑数据采集业务管理和数据应用业务管理，结合数据来源（系统内部数据、系统外部数据）、类型（数字型数据、图形数据、文字数据）、性质（直接数据、间接数据）和动态特征（静态数据、动态数据、实时数据）及云计算服务系统的架构，完成水系统基础数据库、动态数据库、实时数据库的建设。

4. 运行效果

目前平台整合及新填报城市、供水企业、水厂的单位基础信息、在建及规划项目信息、水源地基础信息、检测能力、工艺设计参数及供水基础信息等 6 类基础数据共 1500 余条数据，整合 2005 年至今水质监测报告 8000 余份，接入 86 个供水水质在线监测点数据，水质在线监测数据约 10.2 亿条，通过大数据和模型分析，为济南市供水日常监测监管和突发污染应急处理处置提供了大量的数据支撑，在第十一届全运会等重大活动期间完成供水安全保障任务，具有良好的社会效益。

10.4 科 研 基 地

10.4.1 鹊华水厂中试基地

鹊华水厂中试基地主要依托"十一五"水专项"黄河下游地区饮用水安全保障技术研究与综合示范"项目设计建设，并在"十二五"水专项"南水北调山东受水区饮用水安全保障技术研究与综合示范"课题、"十三五"水专项"城镇供水系统关键材料设备评估验证及标准化"课题连续支持下，功能得到不断提升和完善。

基地主要包括全流程给水处理工艺中试系统、应急处理导试水厂、智能化模块化全流程饮用水安全保障装备 3 部分。

1）全流程给水处理工艺中试系统，规模为 $15m^3/h$，集生物和化学预处理、强化常规处理、深度处理工艺于一体，包括生物流化池、生物滤池、预臭氧、高效沉淀池、浮沉池、浮滤池、活性滤池、砂滤池、臭氧接触池、活性炭滤池、砂滤池、超滤装置和紫外消毒器等 16 套独立水处理工艺装置，涵盖当前应用的绝大多数给水处理工艺，通过管道连接和阀门切换能够满足 20 种以上组合工艺的中试试验研究及相关材料设备的验证评估。

2）应急处理导试水厂，规模为 $1m^3/h$，系统构成主要包括常规处理、臭氧-活性炭深度处理、消毒等工艺单元、药剂配制和投加系统、自控系统和在线水质监测系统；装置安装在集装箱内，满足汽车载运要求，可以在不同水源地进行试验；系统中各工艺单元之间设置活接口，可以快速组装，为改变工艺单元提供条件，可实现多流程自由组合。该中试系统具有中试研究、导试水厂、应急供水等作用。

3）智能化模块化全流程饮用水安全保障装备，规模为 $5m^3/h$，包括气浮过滤模块、高级氧化模块、超滤-纳滤模块和集成监控模块，可实现各模块间的独立/联合运行，开展 7 种工艺组合研究及相关设备材料的验证评估。

鹊华水厂中试基地通过搭载以上工艺设备设施，可实现臭氧发生器、超滤膜组件及装置、纳滤膜组件及装置、紫外线发生器、活性炭、次氯酸钠发生器及在线水质监测仪表等 30 余项设备材料中试规模的运行评估，基本涵盖了城镇供水系统主要材料设备。

10.4.2　设备材料评估验证基地

针对设备材料在我国供水行业被广泛应用，但行业生产水平参差不齐，缺乏检测机构对其进行专业检测的问题，水专项在济南市建立了设备材料评估验证基地。目前已具备覆盖水处理剂、水处理用滤料、水处理设备等 3 大类 24 个产品 159 项指标的检测能力（见表 10-4），其中臭氧发生器、膜组（元）件、次氯酸发生器、二氧化氯发生器、紫外线发生器等首次通过国家认证认可监督管理委员会 CMA 认证，填补了行业空白，为城镇供水设施的使用与维护提供了技术支撑，对于有效提升我国城镇供水行业安全保障能力、促进行业技术进步意义重大。

设备材料评估验证基地检测能力一览表　　　　　表 10-4

序号	产品类别	产品编号	评估验证能力
1	水处理剂	《生活饮用水用聚氯化铝》GB 15892—2009	氧化铝（Al_2O_3）的质量分数、盐基度、密度、不溶物的质量分数等 10 项
2		《水处理剂 氯化铁》GB/T 4482—2018	铁（Fe^{3+}）的质量分数、亚铁（Fe^{2+}）的质量分数等 9 项
3		《水处理剂 硫酸亚铁》GB/T 10531—2016	硫酸亚铁的质量分数、不溶物的质量分数等 8 项
4		《水处理剂 聚硫酸铁》GB/T 14591—2016	全铁的质量分数、盐基度、密度、还原性物质（以 Fe^{2+} 计）的质量分数等 13 项
5		《水处理剂 硫酸铝》HG 2227—2004	氧化铝（Al_2O_3）的质量分数、不溶物的质量分数等 9 项
6		《水处理剂 阴离子和非离子型聚丙烯酰胺》GB/T 17514—2017	阴离子度、固含量、丙烯酰胺单体含量、溶解时间等 11 项
7		《工业过氧化氢》GB/T 1616—2014	游离酸（以 H_2SO_4 计）的质量分数、过氧化氢（H_2O_2）、稳定度、不挥发物、总碳（以 C 计）等 5 项
8		《次氯酸钠》GB/T 19106—2013	有效氯（以 Cl 计）、游离碱（以 NaOH 计）、铁（Fe）、重金属（以 Pb 计）、砷（As）等 5 项
9		《二氧化氯消毒剂卫生标准》GB/T 26366—2010	有效成分二氧化氯含量、砷含量、重金属（以 Pb 计）、消毒剂对微生物的杀灭效果等 4 项
10		《水处理剂聚氯化铝铁》HG/T 5359—2018	氧化铝、盐基度、不溶物的质量分数、pH、砷的质量分数、铅的质量分数、镉的质量分数等 14 项

序号	产品类别	产品编号	评估验证能力
11	水处理用滤料	《生活饮用水净水厂用煤质活性炭》 CJ/T 345—2010	漂浮率、水分、强度、装填密度、碘吸附值、亚甲蓝吸附值等17项
12		《木质净水用活性炭》 GB/T 13803.2—1999	强度、表观密度、粒度、水分、灰分、pH等6项
13		《水处理用滤料》CJ/T 43—2005 水处理用石英砂滤料	破碎率及磨损率、密度、有效粒径及均匀系数、含泥量、轻物质含量、灼烧减量、盐酸可溶率等7项
14		《水处理用滤料》CJ/T 43—2005 水处理用无烟煤滤料	破碎率及磨损率、密度、有效粒径及均匀系数、重物质含量、盐酸可溶率等5项
15		《水处理用滤料》CJ/T 43—2005 砾石承托料	砾石密度、明显扁平、细长颗粒含量、砾石含泥量、砾石盐酸可溶率等5项
16	水处理设备	《次氯酸钠发生器卫生要求》 GB 28233—2020	消毒剂对微生物的杀灭效果、有效氯含量范围（以 Cl 计）、pH、流量、盐耗、电耗等6项
17		《二氧化氯消毒剂发生器安全与卫生标准》GB 28931—2012	出口溶液外观、二氧化氯纯度、二氧化氯与氯气的质量比值、二氧化氯收率、出口溶液 pH、产量波动范围等6项
18		《城镇给排水紫外线消毒设备》 GB/T 19837—2019	紫外线剂量、紫外灯老化系数、紫外线穿透率（UVT）等3项
19		《饮用水处理用浸没式中空纤维超滤膜组件及装置》 CJ/T 530—2018	纯水通量、切割分子量、外形尺寸、完整性等4项
20		《纳滤膜及其元件》 HY/T 113—2008	产水量、脱盐率等2项
21		《卷式聚酰胺复合反渗透膜元件》 GB/T 34241—2017	产水量、脱盐率等2项
22		《柱式中空纤维膜组件》 HG/T 5111—2016	通量、完整性等2项
23		《水处理用臭氧发生器技术要求》 GB/T 37894—2019	臭氧产量、臭氧电耗、稳定性、调节性能、臭氧浓度、臭氧泄露6项

10.4.3 国家应急救援中心华北基地

国家供水应急救援中心华北基地设置在济南水务集团鹊华水厂院内，交通位置便捷，车辆出行顺畅，满足应急救援快速启动的要求。为保养保护好应急救援车辆及车载设施设备，济南市筹措资金近千万元，高标准建设了近 $2000m^2$ 配套管理用房，包含 7 个应急救援车库及 1 个维修检修车库。同时，在位于水厂院内的水专项中试基地开辟了专门场地用于应急检测车的日常演练，基本满足了应急检测车辆及其设施设备的安全以及日常维护备用的需要。

国家供水应急救援中心华北基地现配备包括 $5m^3/h$ 移动式应急净水车 4 台、应急监测车 2 台、应急保障装置车 1 台（包括通信工具、动力保障、照明及物资材料储备、水样采集设备等）。现应急监测车系统具备检测能力的水质项目共 145 项指标，基本覆盖《生活饮用水卫生标准》GB 5749—2006、《地表水环境质量标准》GB 3838—2002、《地下水质量标准》GB/T 14848—2017 等主要水质标准及其他项目。2020 年以来,科研人员借助水专项项目支持,开展了涵盖物理指标、金属指标、有机综合指标、农药指标、生物指标及消毒副产物指标等 10 类 85 个参数的方法验证及优化,可为移动式应急净水车的出水水质提供了有力的保障。

10.5 科技成果在全市的推广应用情况

水专项建立的"多级屏障处理-全过程监管"的饮用水安全保障集成技术体系,在济南市供水安全管理中得到全面推广应用,取得了良好的应用效果。

1. 多级屏障处理技术集成应用

水专项研究成果应用于济南市五库联通工程,构建了多水源水质保障的联合调控管理系统,实现了不同水源的优化配置,特别是在南水北调调水期间,研究成果有效支撑了多水源调配比例的确定,保障了供水水质安全。在引黄水库水、山区水库水及南水北调来水监测调研的基础上,重点突破应对复合高藻、高嗅味、高溴离子及高含盐污染调蓄湖库水的高级氧化、膜过滤等工程化应用关键技术。这些技术示范应用于济南市的玉清水厂、鹊华水厂、凤凰路水厂等工艺提升改造工程中,并推广到目前在建的东湖水厂、南康水厂、分水岭水厂、南郊水厂等的水厂建设工程和深度处理技术改造工程中,为水厂工艺优化提供技术支撑。水专项研究的管网水质稳定性识别及控制、漏损控制及二次供水水质净化技术等技术,在济南应用于济南西客站片区和东部城区两个管网示范区,实现了 100 万人口的龙头水水质稳定达标。针对济南市东部地下水卤代烃及硬度偏高问题,水专项科研人员研究开发新型固定填料床曝气吹脱技术、流化床结晶软化技术,并分别在东源水厂、田山水厂、白泉水厂等示范工程中应用,保障水厂的出水水质稳定达到《生活饮用水卫生标准》GB 5749—2006。

2. 全过程监管体系集成应用

水专项科研人员通过研究痕量毒害有机物筛查鉴定技术、高通量水质检测方法标准化技术、水质监管规范化技术,建成城市供水全流程监测监管平台,有效的服务了济南市供水安全监管。利用应对突发污染的多维度预警响应技术、多源异构水质数据交互融合及大数据挖掘技术、水质信息可视化平台构建关键技术,建立了省市两级水质监测预警业务化平台。平台可全天候监测供水水质变化情况,每天接收济南市约 1 万条实时水质数据,并对其进行分析管理,形成日报、周报和月报,并对异常数据进行报警等,同时建立完善了城市供水系统多级应急保障机制和预案,实现了济南市多水源切换时浊度突变、季节性藻致嗅味污染及二次供水微生物超标等多起突发事件的水质预警和快速响应。通过平台的水质实时在线监督检测,及时掌握水质变化情况,有效解决了无法现场采样监测的问题,大大提升了城市供水安全管理水平,具有显著的社会效益。

10.6 实施成效

水专项"多级屏障处理-全过程监管"的饮用水保障集成技术体系支撑了济南示范水厂及示范区建设，为市域范围内供水设施提标建设改造提供技术支撑。供水设施升级改造后水厂水质达标率100%，居民对"黄水""嗅味"投诉率大幅度降低。建立的"企业自检-行业监管-政府督查-公众参与"的水质监管模式，对供水水质实施水质督查和监测能力等级评估。搭建了"三位一体"的供水监管业务化平台，为全流程水质监管及预警应急提供数据支持，确保了济南市第十一届全运会大型活动期间的供水安全。采用水专项饮用水安全多级屏障和安全监管理念，集成水专项研发的关键技术在济南市饮用水水质预警、监测、修复、净化、应急、输配等多个层面的进行了综合示范，提升了城市水质监测预警应急、自来水厂处理和管网水质保障技术水平，保障了城镇居民饮水安全。

水专项成果应用于山东省"十一五"示范城市供水项目改造建设和"十二五""十三五"城市供水设施改造与建设规划、山东省城乡饮用水水质改善三年行动计划（2018—2020年）等政府规范性文件及《城镇供水水质应急监测技术规范》DB37/T 5041—2015、《城镇供水水质现场快速检测技术规程》DB37/T 5039—2015等22项山东省地方标准的编制与发布实施。水专项实施以来，技术支撑全省城市新建扩建供水能力达223.51万m^3/d，改造供水能力达315.01万m^3/d，水厂深度处理能力占全省总供水能力的41%。

在水专项成果支撑下，山东省成立省级供水水质监测中心，组建山东省城市供水监测网，建立省市两级水质监督检测运行管理机制，发布实施山东省城市供水水质检测机构能力等级评定标准和运行管理制度，全省的28家A/B级和132家C级水质实验室全部纳入省供水监测网统一管理。上述管理措施有力保障了国家供水应急救援中心华北基地日常运行管理，支撑了全省供水水质监督检测常态化和规范化考核精准化开展，设市城市供水厂出厂水质合格率由2011年的82%提升到2019年的100%，提升了全省城镇供水水质监测监管能力。

水专项实施期间，项目牵头单位山东省城市供排水监测中心获批山东省给水排水标准化技术委员会依托单位和山东省城镇供排水继续教育培训基地，定期组织水专项技术成果推广，目前累计培训供水专业技能人员3000余人，全省供水行业从业人员专业素养和技能水平获得整体提升。

10.7 城市供水安全保障未来发展展望

饮用水安全关系到广大人民群众身体健康和社会和谐稳定，做好饮用水安全保障工作，是落实以人民为中心、增进人民福祉的基本要求，对提升济南市城镇居民饮水安全意义重大。在未来的城市饮用水安全保障工作过程中，济南市将进一步发挥规章制度、关键工艺技术研发、日常监管的重要作用。

1. 制度先行，推进行业健康发展

完善水资源保护和开发利用制度，促进水源优化配置，提高水资源综合利用率；促进供水企业水质实验室建设和管理，提升供水企业水质安全保障能力；推动标准化体系建设，形成一系列工程技术标准，指导供水行业科技进步和高质量发展。

2. 技术引领，促进行业快速发展

针对济南市多水源供水、水质复杂多变的特点，系统开展强化常规工艺，增加预处理，深入开展高级氧化、活性炭吸附、膜过滤等深度处理关键工艺技术研究，选择典型水厂进行工程示范和标准化提升，在全市进行水专项成果的整体推广应用。

3. 监管托底，保障城市供水安全

建立"企业自检-行业监管-政府督查-公众参与"的水质管理模式，强化供水水质监督检测和监测能力等级评估，规范城市供水企业的生产行为，提高规范化管理水平，保障城市供水安全。

第11章 东营市饮用水安全保障科技成果综合示范应用成效

东营市为山东省地级市，是国务院批复确定的黄河三角洲中心城市、国家重要的石油基地，位于华东地区、山东东北部、黄河入海口的三角洲地带，东临渤海，北靠京津唐经济区，南连山东半岛蓝色经济区，向西辐射广大内陆地区，是环渤海经济区的重要节点。东营市属暖温带大陆性季风气候，地势沿黄河走向自西南向东北倾斜。

在城市供水安全保障方面，截至 2020 年年底，东营中心城目前共有水厂 10 座，东城2 座（南郊水厂、国中水厂），供水能力为 25 万 m^3/d；西城及胜北 4 座，供水能力为 51万 m^3/d；垦利区 4 座，供水能力为 12 万 m^3/d。供水能力总体趋势为西高东低，其中西城及胜北供水能力占总供水量的 41.86%，东城供水能力占总供水量的 40.69%。目前，全市已实现深度处理工艺水厂 5 座，处理水量达 34 万 m^3/d，其中包括高品质供水500m^3/d。

在水专项的支持下，东营市积极开展饮用水深度处理技术的科技研究，特别是以超滤为核心的水厂组合工艺，通过技术研究和工程应用，为我国国产超滤膜在净水处理工程的规模化应用，奠定了良好的基础。水专项在东营市建立的超滤膜水厂示范工程，首次采用国内具有完全自主知识产权的超滤膜产品，并首次由国内市政工程设计院进行独立设计，水厂的建设、施工、安装、调试、运行等工作也主要由国内工程技术人员和建设队伍完成。此项技术的探索与应用，填补了国内空白，开启了国产超滤膜大规模应用于自来水厂深度处理的序幕。同时，经过不断的实践探索和科技成果的推广应用，东营市水厂的水处理技术整体水平也显著提高，城市供水安全得到有效保障，人民群众满意度大幅提升。

11.1 水专项实施前城市供水情况

东营市城市水资源主要为外来引水，多年平均年引水量在 10 亿 m^3 左右。以 2016 年数据为例，东营市全年引黄取水为 11.37 亿 m^3。按照水资源分配，农业用水为 6.21 亿m^3，非农业用水为 5.16 亿 m^3，其中胶东地区城市供水为 878.2 万 m^3。随着城市经济社会的快速发展，东营市水资源量显著不足，存在较大的用水缺口。同时，水库引蓄水具有时令性，供水安全存在较大的风险。

东营市主要饮用水水源地为南郊水库、永镇水库和耿井水库。水库原水均具有典型的黄河下游平原水库的水质特征，冬季低温低浊，夏季高温高藻，秋冬季因藻类繁殖和死亡导致嗅味问题严重，有机微污染和溴化物的含量偏高。

为了解决城市供水安全问题，"十一五"初期，东营市拟进一步加强水厂供水能力建设，提升市区水厂的水处理工艺水平，计划在水厂常规处理的基础上，增加深度处理工艺，可以选择的技术路线为超滤膜过滤深度处理工艺单元，或臭氧生物活性炭深度处理工艺单元。在当时，超滤膜是一种新兴的水处理技术，虽然国外已经有一定规模的水处理工程，但是在国内尚未实现规模化应用。超滤膜的发展主要存在两个方面的壁垒：一是进口超滤膜价格昂贵，而国产超滤膜材料在强度、通量、寿命等方面，又难以满足水厂实际生产的需求；二是在水厂实际运行过程中，超滤膜工艺与其他工艺的组合处理，还存在很多技术壁垒，运行成本高，缺乏实际工程运行经验的参考和借鉴。为了推进国产超滤膜的工程化应用，并通过工程实践指导国产超滤膜性能改进，"十一五"初期，水专项在东营市设置了研究项目，专门开展国产超滤膜水厂工艺技术的研究与探索，包括超滤膜污染控制技术、水厂超滤膜组合工艺技术与优化等，为国产超滤膜大规模的推广应用，奠定良好的基础。

11.2　饮用水安全保障科技成果

11.2.1　水厂超滤膜组合工艺预处理技术优化

1. 预处理强化酸碱度平衡

黄河下游平原水库在夏季高藻期时，pH 偏高，可能会导致超滤组合工艺出水水质阶段性铝超标。针对该问题，研究人员在原水投药混凝前，增设二氧化碳投加点，通过二氧化碳溶于水形成的碳酸，调节原水 pH。东营地区引黄水库水的氯化物、硫酸盐含量较高，使用盐酸或硫酸调节 pH，会使水质进一步恶化。二氧化碳溶于水，无其他副产物，能够在实现原水酸碱度调节的同时，不改变原水的其他性质，不影响后续工艺的处理效果。研究发现，当原水 pH 大于 8.3 时，采用铝盐絮凝剂形成的絮体易溶出残铝，造成出水铝超标，投加 2mg/L 的二氧化碳气体，将原水的 pH 控制低于 8.1，可有效降低铝超标的问题。

2. 预处理强化预氧化

水库夏季高藻期时，水厂采用单一氧化剂进行除藻的效率不足，往往导致超滤组合工艺膜组件污染出现阶段性突增现象。研究人员采用二氧化氯与高锰酸盐复合药剂联合预氧化技术强化除藻效能，可以有效提高除藻的效果。但是，水厂使用的二氧化氯，多选择复合二氧化氯（有效成分 6%，需酸活化），随着投加量增加，出厂水中的氯酸盐和亚氯酸盐含量大幅升高，严重影响水质的安全。为解决这一问题，研究人员改用高纯二氧化氯气体由水射器直接投加，减少二氧化氯转化次数，降低二氧化氯在水中的歧化反应，减少氯酸盐和亚氯酸盐生成总量。研究发现，采用高纯二氧化氯气体投加之后，预氧化除藻稳定性大幅提高，氯酸盐和亚氯酸盐等消毒副产物的生成量降低了 50%～70%。

同时，研究还发现，高纯二氧化氯气体预氧化具有显著的助凝作用，可使混凝剂的使用量降低30%～50%。

3. 预处理强化吸附

水库夏季高藻期时，水源嗅味严重。水厂增加超滤膜工艺单元后，单元出水的嗅味也存在阶段性超标的问题。为了解决这一问题，水厂在砂滤池和超滤膜池之间嵌入生物活性炭池（投加纯氧进行复氧），在超滤膜前的预处理阶段进行强化吸附，形成常规水处理工艺＋生物活性炭＋超滤组合工艺。该工艺流程进一步强化了微污染有机物和嗅味物质的去除能力，保障了出厂水的生物安全性和化学安全性，大幅提升了出厂水的口感和品质。与原工艺相比，增加生物活性炭池后的工艺流程进一步加长，有效缓解了超滤膜长期运行的膜污染，降低了超滤膜过滤负荷，改善了出水水质，进一步保障了水质安全。但是，增加生物活性炭工艺，显著增加了水厂的制水成本。目前，生物活性炭池主要依靠投加纯氧进行复氧，工艺还预留臭氧投加空间，如需要，可实现"臭氧-生物活性炭＋超滤膜"双深度处理工艺，为后期有效应对原水水质变化带来的风险提供了空间。

11.2.2 水厂超滤膜深度处理技术

针对东营市黄河下游平原水库水源水质的微污染特征，以及夏季高藻、冬季低温低浊的水质特点，水专项研究了超滤膜系统在不同特征水质期、不同进水水质时的运行特性，形成以超滤膜过滤为核心的饮用水深度处理集成工艺。

针对水厂改造工程，超滤膜前预处理采用高锰酸钾、二氧化氯预氧化、粉末活性炭吸附等技术。研究人员集中开展了预处理技术与超滤膜适配技术的研究，通过将水厂常规处理工艺耦合超滤膜工艺，有效处理高藻、有机微污染、低温低浊的引黄水库水。

针对新建水厂，膜前预处理采用高锰酸盐复合药剂预氧化、生物接触氧化、浓缩炭泥回流（投加粉末活性炭）等技术。基于活性炭吸附和生物作用，强化溶解性有机物的去除。研究人员构建了以超滤为核心的短流程深度处理工艺，力求优化水处理构筑物，降低建设成本，从而拓宽超滤技术的适用范围。

11.3 示范工程

11.3.1 南郊水厂一期示范工程

东营市南郊水厂一期工程，始建于1993年3月，设计规模为10万 m^3/d，1998年5月投产运行5万 m^3/d，2005年6月投产运行5万 m^3/d。水源主要来自东营市南郊水库，水库水为黄河水，经过沉砂处理后进入水库。水厂直接从水库取水，采用"二氧化氯预氧化＋混凝＋沉淀＋砂滤＋消毒"的常规处理工艺。

水专项实施之前，净水构筑物的设计均以执行建设年代的水质标准为基础，主要以感观性状和细菌为处理目标。尽管对原有部分设施进行不断的改进和完善，但随着新水质标准的颁布实施，仅靠现有设施无法进一步提高水质，达不到《生活饮用水卫生标准》GB 5749—2006 的要求。因此，在水专项的支持下，经过科研人员深入研究探索，南郊水厂一期工程中增加了超滤膜深度处理工艺单元。

经改造后，南郊水厂一期工程的工艺流程为：预氧化＋混凝＋沉淀＋砂滤＋炭滤＋超滤，为典型的长流程超滤组合工艺，是以超滤为核心的深度处理工艺在已建常规处理水厂进行改造应用的代表性工程案例。工艺流程如图 11-1 所示，超滤膜单元的运行参数见表 11-1。改造后的水厂超滤膜单元，于 2009 年投入运行，于 2017 年 8 月第一次更换超滤膜。此外，为了解决嗅味的问题，于 2018 年 12 月预处理工艺增设投加液氧的活性炭滤池单元，投加量为 0.5mg/L。

南郊水厂一期工程中超滤膜系统的运行参数　　　　表 11-1

参数	一期长流程超滤组合工艺
膜类型	中空纤维膜
膜材质	PVC；PVC 复合；PVDF 复合
膜外径（mm）	1.6；2.0；2.0
膜孔径（μm）	0.01；0.02；0.03
膜丝长度（mm）	2200
膜池数量（个）	12
膜池尺寸 $L \times W \times H$（m）	5.9×5.4×3.4
单池膜面积（m²）	12500
膜组件形式	浸没式
膜组件出水方式	双侧；单侧；双侧
过滤模式	恒通量
过滤通量 [L/(m²·h)]	23～28；23～30；28～36
过滤时长（min）	300～360
反洗通量 [L/(m²·h)]	60
反洗时长（s）	90
曝气强度 [m³/(m²·h)]	50
曝气时长（s）	90
维护清洗（d）	30～60
化学恢复清洗（月）	6～12
清洗方式	离线清洗

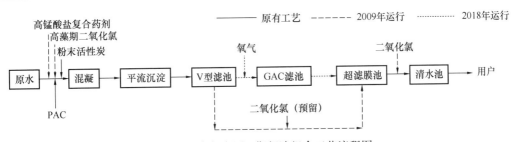

图 11-1　南郊水厂一期超滤组合工艺流程图

一期工程的处理工艺，以粉末活性炭作为预吸附剂，高锰酸盐复合药剂和二氧化氯作为预氧化剂，聚合氯化铝作为混凝剂，其中长流程工艺中以上四种药剂的投加量分别为 $2.2 \sim 5.0 mg/L$、$0.2 \sim 0.3 mg/L$、$0.5 \sim 0.7 mg/L$ 和 $3.0 \sim 5.0 mg/L$。

超滤膜单元的维护清洗方法为：$1000 \sim 1500 mg/L$ NaClO 浸泡 12h。

超滤膜单元的化学恢复清洗方法为：碱洗（2000mg/L NaClO，$0.5wt\%$ NaOH）循环 24h，漂洗后酸洗（$0.2wt\%$ HCl，$1.0wt\%$ 柠檬酸）循环 24h。

1. 浊度去除效能

南郊水厂一期工程中，超滤组合工艺的浊度去除特性如图 11-2 所示。由图可见，原水、预处理出水和膜滤出水的浊度分别为 10.56NTU±5.40NTU、0.78NTU±0.17NTU 和 0.10NTU±0.03NTU，工艺的浊度平均去除率为 99.05%，其中预处理流程和超滤去除浊度的占比分别为 92.61% 和 6.44%。可见，预处理流程显著降低了超滤的浊度去除负荷，从膜滤出水长期运行的变化来看，超滤具有非常可靠的浊度保障能力。

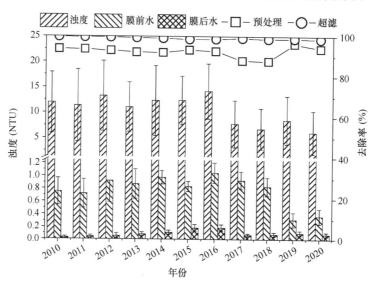

图 11-2　南郊水厂一期超滤组合工艺的浊度去除特性

2. COD_{Mn} 去除效能

南郊水厂一期工程超滤组合工艺的 COD_{Mn} 去除特性如图 11-3 所示。由图可见，一期原水、预处理出水和膜滤出水的 COD_{Mn} 分别为 3.36mg/L±0.57mg/L、2.27mg/L±0.27mg/L 和 1.79mg/L±0.15mg/L，工艺的 COD_{Mn} 平均去除率为 46.91%，其中预处理流程和超滤去除 COD_{Mn} 的占比分别为 32.64% 和 14.27%。增加的活性炭滤池将长流程工艺的 COD_{Mn} 平均去除率由 45.46% 增加到 53.45%，提高了 7.99%，其中预处理流程的 COD_{Mn} 平均去除率由 29.94% 增加到 44.81%，提高了 14.87%，而超滤的 COD_{Mn} 平均去除率由 15.52% 下降到 8.64%，降低了 6.88%，可见活性炭滤池显著提高了一期工艺预处理流程的 COD_{Mn} 去除能力，有效缓解了超滤膜的 COD_{Mn} 去除负荷。

3. DOC 去除效能

超滤组合工艺的 DOC 去除特性如图 11-4 所示。由图可见，一期原水、预处理出水和

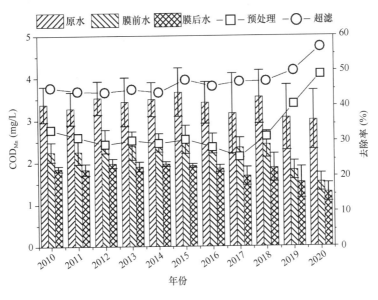

图 11-3　一期超滤组合工艺的 COD_Mn 去除特性

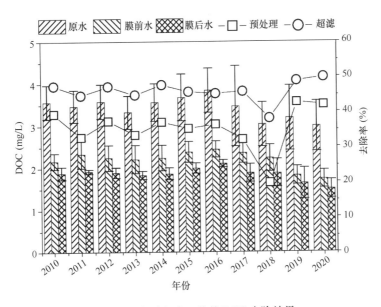

图 11-4　超滤组合工艺的 DOC 去除效果

膜滤出水的 DOC 分别为 3.42mg/L±0.54mg/L、2.20mg/L±0.26mg/L 和 1.85mg/L± 0.17mg/L，工艺的 DOC 的平均去除率为 45.90%，其中预处理流程和超滤去除 DOC 的占比分别为 35.27% 和 10.63%。增加的活性炭滤池将长流程工艺的 DOC 平均去除率由 45.14% 增加到 49.29%，提高了 4.15%，其中预处理流程的 DOC 平均去除率由 33.69% 增加到 42.37%，提高了 8.68%，而超滤的 DOC 平均去除率由 11.45% 下降到 6.92%，降低了 4.53%，可见活性炭滤池提高了一期工艺预处理流程的 DOC 去除能力，可缓解超滤膜的 DOC 去除负荷。

4. UV$_{254}$去除效能

超滤组合工艺的UV$_{254}$去除特性如图11-5所示。由图可见，一期原水、预处理出水和膜滤出水的UV$_{254}$分别为0.073cm^{-1}±0.024cm^{-1}、0.034cm^{-1}±0.005cm^{-1}和0.027cm^{-1}±0.004cm^{-1}，工艺的UV$_{254}$平均去除率为62.65％，其中预处理流程和超滤去除UV$_{254}$的占比分别为52.71％和9.94％。增加的活性炭滤池将工艺的UV$_{254}$平均去除率由61.45％增加到68.04％，提高了6.59％，其中预处理流程的UV$_{254}$平均去除率由51.32％增加到58.94％，提高了7.62％，而超滤的UV$_{254}$平均去除率由10.13％下降到9.10％，降低了1.03％，说明活性炭滤池虽然提高了一期工艺预处理流程的UV$_{254}$去除能力，但对于超滤膜去除UV$_{254}$负荷的缓解作用并不显著。

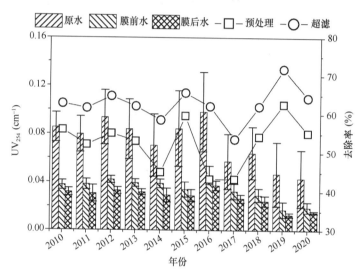

图11-5　一期超滤组合工艺的UV$_{254}$去除效果

5. NH$_3$-N去除效能

超滤组合工艺的NH$_3$-N去除特性如图11-6所示。一期原水、预处理出水和膜滤出水

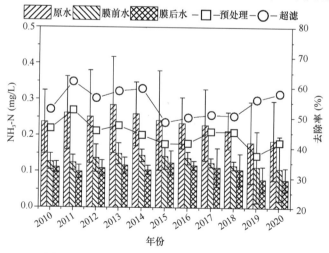

图11-6　一期超滤组合工艺的NH$_3$-N去除效果

的 NH₃-N 分别为 0.24mg/L ± 0.10mg/L、0.13mg/L ± 0.04mg/L 和 0.11mg/L ± 0.03mg/L，工艺的 NH_3-N 平均去除率为 54.85%，其中预处理流程和超滤去除 NH_3-N 的占比分别为 44.40% 和 10.45%。增加的活性炭滤池将工艺的 NH_3-N 平均去除率由 54.38% 增加到 56.99%，提高了 2.61%，其中预处理流程的 NH_3-N 平均去除率由 45.47% 下降到 39.57%，降低了 5.90%，而超滤的 NH_3-N 平均去除率由 8.91% 增加到 17.43%，提高了 8.52%，说明活性炭滤池降低了一期工艺预处理流程的 NH_3-N 去除能力，同时会加重超滤膜去除 NH_3-N 的负荷。

6. 微生物去除效能

藻类及微生物去除特性如图 11-7 所示。一期工艺原水的总大肠菌群、菌落总数和藻类总数平均为 1737CFU/100mL、906CFU/mL 和 624 万个/L，出水的菌落总数平均为 7CFU/mL，总大肠菌群和藻类均未检出。一期工艺原水藻类微生物呈现显著的季节性增长，但膜滤出水偶尔检出少量菌落分布（受取样条件限制），但远低于《生活饮用水卫生标准》GB 5749—2006 的限值 100CFU/mL，表明超滤组合工艺具有优异的微生物和藻类去除效果。

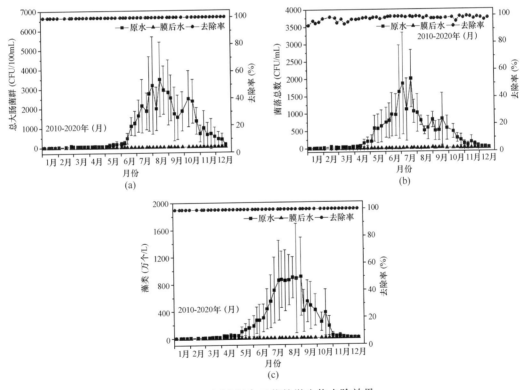

图 11-7　超滤组合工艺的微生物去除效果

（a）总大肠菌群；（b）菌落总数；（c）藻类

11.3.2　南郊水厂二期示范工程

为缓解辖区供水紧张的局面，东营市南郊水厂在 2012 年 5 月建设二期扩容工程，设计规模为 10 万 m^3/d，水源来自永镇水库。南郊水厂二期工程，在充分总结了一期工程实践经验的基础上，在工程示范前，通中试研究，确定采用"高锰酸盐复合药剂预氧化＋浓缩炭泥回流＋超滤膜过滤"的组合处理工艺。处理工艺流程中，去掉了一期工程中使用的砂滤单元，将超滤膜池直接设置在沉淀池末端，组成了综合的沉淀膜池。与一期工程相比，二期扩容工程的构筑物大幅减少，降低了建设和运行费用，主要通过高浓度的含炭污泥回流，提升了生物接触氧化和絮凝效果，充分利用活性炭吸附作用，体现了超滤膜组合工艺应对微污染原水的优势。该工程是以超滤为核心的深度处理工艺在新建水厂的应用。

二期扩容工程于 2014 年 4 月正式运行，处理规模为 10 万 m^3/d，2017 年沉淀池增加单层斜管以改善出水浊度，2019 年 4 月第一次更换超滤膜。水厂工艺流程图如图 11-8 所示，超滤膜运行参数见表 11-2。

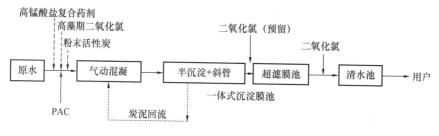

图 11-8　南郊水厂二期工艺流程图

南郊水厂二期超滤膜系统的运行参数　　　　　　表 11-2

参数	二期短流程超滤组合工艺
膜类型	中空纤维膜
膜材质	PVC；PVC 复合
膜外径（mm）	2.0；2.0
膜孔径（μm）	0.01；0.02
膜丝长度（mm）	2200
膜池数量（个）	16
膜池尺寸 $L \times W \times H$（m）	$6.0 \times 6.0 \times 3.6$
单池膜面积（m^2）	12500
膜组件形式	浸没式
膜组件出水方式	单侧；单侧
过滤模式	恒通量
过滤通量 [L/($m^2 \cdot h$)]	15～20；23～30
过滤时长（min）	60～120
反洗通量 [L/($m^2 \cdot h$)]	60
反洗时长（s）	90
曝气强度 [m^3/($m^2 \cdot h$)]	50
曝气时长（s）	90
维护清洗（d）	7～24
化学恢复清洗（月）	6
清洗方式	在线清洗（原位）

二期工艺以粉末活性炭作为预吸附剂，高锰酸盐复合药剂和 ClO_2 作为预氧化剂，聚合氯化铝（PAC）作为混凝剂，投加量分别为 $2.2\sim5.0mg/L$、$0.2\sim0.5mg/L$、$0.5\sim0.7mg/L$ 和 $2.5\sim4.0mg/L$。

超滤膜单元的维护清洗方法为：$1000\sim1500mg/L$ NaClO 浸泡 12h。

超滤膜单元的化学恢复清洗方法为：碱洗（2000mg/L NaClO，$0.5wt\%$NaOH）循环 24h，漂洗后酸洗（$0.2wt\%$HCl，$1.0wt\%$柠檬酸）循环 24h。

1. 超滤组合工艺水质保障

1）浊度去除效能

超滤组合工艺的浊度去除特性如图 11-9 所示。工艺的原水、预处理出水和膜滤出水浊度分别为 $7.26NTU\pm5.16NTU$、$3.37NTU\pm1.83NTU$ 和 $0.19NTU\pm0.11NTU$，工艺的浊度平均去除率为 97.38%，其中预处理流程和超滤去除浊度的占比分别为 53.58% 和 43.80%。虽然工艺膜滤出水的平均浊度比一期工艺的高 0.09NTU，但从膜滤出水长期运行的变化来看，二期工艺膜滤出水的浊度与一期相同均具有优异的稳定性（σ 分别为 0.03 和 0.11），表明超滤组合工艺中超滤具有非常可靠的浊度去除能力。

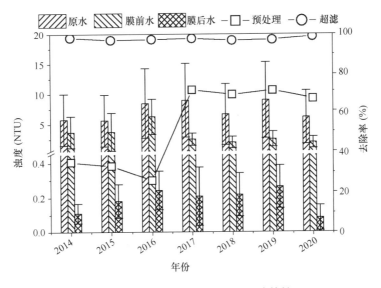

图 11-9　超滤组合工艺的浊度去除特性

2）COD_{Mn} 去除效能

超滤组合工艺的 COD_{Mn} 去除特性如图 11-10 所示。由图可见，工艺的原水、预处理出水和膜滤出水的 COD_{Mn} 分别为 $2.92mg/L\pm0.54mg/L$、$2.25mg/L\pm0.52mg/L$ 和 $1.85mg/L\pm0.36mg/L$，工艺的 COD_{Mn} 平均去除率为 36.44%，其中预处理流程和超滤去除的占比分别为 22.70% 和 13.74%。可见，一期工艺的 COD_{Mn} 去除效能高于二期工艺。

3）DOC 去除效能

超滤组合工艺的 DOC 去除特性如图 11-11 所示。工艺的原水、预处理出水和膜滤出水 DOC 分别为 $2.84mg/L\pm0.54mg/L$、$2.24mg/L\pm0.52mg/L$ 和 $1.96mg/L\pm0.38mg/L$，

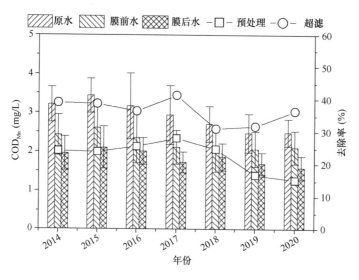

图 11-10 超滤组合工艺的 COD$_{Mn}$ 去除特性

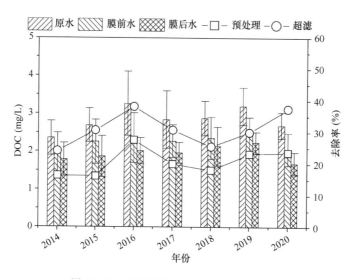

图 11-11 超滤组合工艺的 DOC 去除效果

工艺的 DOC 的平均去除率为 30.94%，其中预处理流程和超滤去除的占比分别为 20.72% 和 10.22%。可见，一期工艺 DOC 的去除效能优于二期工艺。而以上 2 种工艺中超滤膜的 DOC 去除效率无明显差别，表明提高预处理流程的有机物去除效能是缓解超滤组合工艺中有机膜污染的重要技术手段之一。

4) UV$_{254}$ 去除效能

超滤组合工艺的 UV$_{254}$ 去除特性如图 11-12 所示。工艺的原水、预处理出水和膜滤出水 UV$_{254}$ 分别为 0.056cm^{-1} ± 0.033cm^{-1}、0.027cm^{-1} ± 0.007cm^{-1} 和 0.026cm^{-1} ± 0.003cm^{-1}，工艺的 UV$_{254}$ 平均去除率为 54.23%，其中预处理流程和超滤去除的占比分别为 49.76% 和 4.47%。可见，一期工艺的 UV$_{254}$ 去除效能高于二期工艺的主要原因与 DOC 和 COD$_{Mn}$ 一样，一期工艺预处理流程的 UV$_{254}$ 去除率比二期工艺更高。

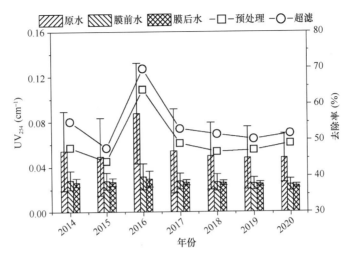

图 11-12　超滤组合工艺的 UV$_{254}$ 去除效果

5）NH$_3$-N 去除效能

超滤组合工艺的 NH$_3$-N 去除特性如图 11-13 所示。工艺的原水、预处理出水和膜滤出水 NH$_3$-N 分别为 0.21mg/L ± 0.07mg/L、0.18mg/L ± 0.05mg/L 和 0.12mg/L ± 0.05mg/L，工艺的 NH$_3$-N 平均去除率为 42.41%，其中预处理流程和超滤去除的占比分别为 15.85% 和 26.56%。可见，一期工艺主要通过预处理流程去除 NH$_3$-N，二期工艺主要通过超滤膜去除 NH$_3$-N，二期工艺中超滤膜的 NH$_3$-N 去除负荷是一期工艺的 2.54 倍，由于 NH$_4^+$ 的吸附会增加腐殖酸在超滤膜表面的吸附能力，故增加的活性炭滤池虽然会加重超滤膜去除 NH$_3$-N 的负荷，但一期工艺预处理流程较高的有机物去除效能可有效降低超滤膜表面吸附腐殖酸的量，形成的有机膜污染应明显小于二期工艺。

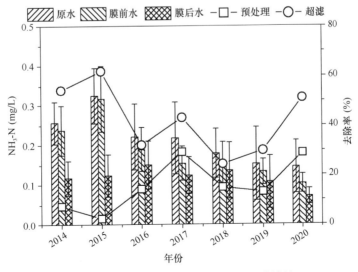

图 11-13　超滤组合工艺的 NH$_3$-N 去除效果

6）微生物去除效能

藻类及微生物去除特性如图 11-14 所示。由图 11-14（a）、（b）、（c）可以看出，二期工艺原水的总大肠菌群、菌落总数和藻类总数平均为 1311CFU/100mL、613CFU/mL 和 484 万个/L，出水的菌落总数平均为 5CFU/mL，未检出总大肠菌群和藻类。膜滤出水偶尔检出少量菌落分布（受取样条件限制），但远低于《生活饮用水卫生标准》GB 5749—2006 的限值 100CFU/mL，表明二期工艺具有优异的微生物和藻类去除效果。

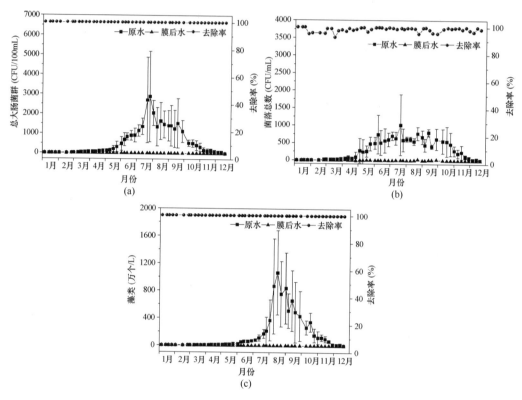

图 11-14　二期超滤组合工艺的微生物去除效果（2014—2020 年）

（a）总大肠；（b）菌落总数；（c）藻类

2. 超滤组合工艺消毒副产物生成势去除特性

如图 11-15 所示为超滤组合工艺膜前水和膜后水的消毒副产物生成势（DBPFP）分布特性，一期和二期超滤组合工艺原水的 DBPs 总量分别为 381.00μg/L 和 349.48μg/L，其中一期超滤组合工艺原水的三卤甲烷（THMs）、卤乙酸（HAAs）、卤代乙醛（HALs）、卤乙腈（HANs）、卤代硝基甲烷物（HNMs）含量分别为 108.34μg/L、156.10μg/L、70.96μg/L、26.45μg/L 和 19.14μg/L；二期超滤组合工艺原水五种物质含量分别为 97.38μg/L、150.69μg/L、61.34μg/L、28.50μg/L 和 11.57μg/L。可见，两种原水 DB-PFP 的分布相似，均以三卤甲烷生成势（THMFP）、三卤乙酸生成势（HAAFP）和卤代乙醛生成势（HALFP）为主。

如图 11-15（a）所示，原水经膜前工艺处理，出水 DBPs 的去除率为 12.31%，其中

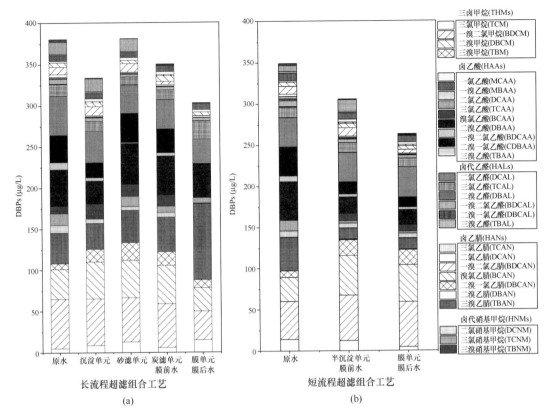

图 11-15　超滤组合工艺 DBPs 生成势分布特点

（a）一期工艺；（b）二期工艺

THMs、HAAs、HALs、HANs 和 HNMs 的去除率分别为−4.54％、13.22％、3.88％、−0.71％和 0.36％（负号表示增长）；砂滤单元出水与沉淀单元出水相比，DBPs 增长了 14.31％，其中 THMs 和 HAAs 分别增长了 2.35％和 15.88％，HALs、HANs 和 HNMs 的去除率分别为 2.08％、1.07％和 0.36％；炭滤单元出水（膜前水）与砂滤单元出水相比，DBPs 的去除率为 8.17％，其中 THMs、HAAs、HANs 和 HNMs 的去除率分别为 2.97％、3.51％、0.18％和 3.78％，而 HALs 却增长了 3.03％；膜后水 DBPs 的去除率为 13.59％，其中 THMs、HAAs、HANs 和 HNMs 的去除率分别为 8.95％、2.89％、2.11％和 0.28％，而 HALs 增长了 1.12％。其中，膜后水中的 MBAA 和 TCAL 含量显著增加，分别为膜前水的 2.19 倍和 1.86 倍。

一期工艺中不同预处理单元由于除污机制不同导致 DBPFP 呈不同的分布趋势，膜前处理工艺可显著去除 HAAFP，但会致 THMFP 和卤乙腈生成势（HANFP）增长；砂滤单元可部分去除 HALFP、HANFP 和 HNMFP，但会致 THMFP 和 HAAFP 显著增长；炭滤单元可去除部分 THMFP、HAAFP、HANFP 和 HNMFP，但会致 HALFP 增长；超滤膜可显著去除 THMFP 和部分 HAAFP、HANFP、HNMFP，但会致 HALFP 增长，以 BDCM、DBCM、MBAA、DBAA 和 DCAL 为主，占比分别为 11.47％、9.40％、30.53％、12.78％和 9.99％。可见，预氧化藻细胞释放的藻类有机物（AOM）是 THM-

FP 和 HANFP 主要的来源,虽然砂滤单元有去除 HANFP 的作用,但 THMFP 和 HAAFP 会显著增长,说明砂滤单元截留的颗粒物和絮体中有大量的藻细胞,藻细胞长时间停留(砂滤池反洗时间通常为 48~72h)并持续释放藻源 DBPs 前体物—AOM,使砂滤单元成为长流程超滤组合工艺中最主要的 THMFP 和 HAAFP 来源,炭滤单元可去除部分 DBPFP,但会增加 HALFP,说明炭滤单元微生物可同化去除部分 AOM 并代谢出微生物源 DBPs 前体物—胞外聚合物(EPS)和溶解性微生物产物(SMP),成为 HALFP 的增长来源。

由图 11-15(b)可知,原水经膜前处理出水 DBPs 的去除率为 12.46%,其中 HAAs、HALs 的去除率分别为 21.27% 和 1.86%,而 THMs、HANs 和 HNMs 分别增长了 9.74%、0.25% 和 1.47%。膜后水 DBPs 的去除率为 13.88%,其中 THMs、HAAs、HALs、HANs 和 HNMs 的去除率分别为 3.19%、1.77%、0.55%、1.78% 和 3.85%。

可见,二期工艺中的膜前处理流程去除 DBPFP 的趋势与一期工艺中相似,可显著去除 HAAFP,但会致 THMFP 和 HANFP 增长,不同的是超滤膜可去除较多的 THMFP 和 HNMFP,同时还可少量提升 HAAFP、HALFP、HANFP 和 HNMFP 的去除率。与一期工艺相比,二期工艺膜后水 DBPs 主要以 THMFP、HAAFP 和 HALFP,其中以 BDCM、DBCM、TBM、MBAA、DBAA 和 DCAL 为主,占比分别为 20.79%、17.05%、5.07%、6.96% 和 14.06%。

综上所述,超滤组合工艺的预处理流程中不同预处理单元除污效能的不同会显著影响膜后水 DBPFP 的分布特性,在一期超滤组合工艺的 DBPFP 主要来源于预氧化除藻和炭滤单元、超滤单元的微生物新陈代谢,其中砂滤池是藻源 DBPFP 的主要生成单元,炭滤池和超滤膜池是微生物源 DBPFP 的主要生成单元;二期组合工艺的 DBPFP 主要来源于预氧化除藻。两种超滤组合工艺膜后水的 DBPFP 均以 THMFP、HAAFP 和 HALFP 为主。

3. 超滤组合工艺长期运行的膜污染变化规律

1)一期工艺膜污染阻力的变化规律

一期工艺 PVC 膜、PVC 复合膜和 PVDF 复合膜长期运行的膜污染阻力(R_F)变化规律如图 11-16 所示。由图 11-16(a)可见,PVC 膜在运行期间的平均膜污染阻力(R_F)、不可逆污染阻力(R_{irr})和可逆污染阻力(R_r)分别为 $7.68 \times 10^{10}\,\mathrm{m}^{-1}$、$6.40 \times 10^{10}$ m^{-1} 和 $1.28 \times 10^{10}\,\mathrm{m}^{-1}$,其中 R_{irr} 的平均值为 R_r 的 5 倍。PVC 膜在维护清洗和化学恢复清洗介入前(Ⅰ阶段)的平均 R_F、R_{irr} 和 R_r 分别为 $3.84 \times 10^{10}\,\mathrm{m}^{-1}$、$2.85 \times 10^{10}\,\mathrm{m}^{-1}$ 和 $0.99 \times 10^{10}\,\mathrm{m}^{-1}$,而维护清洗和化学恢复清洗介入后的平均 R_F、R_{irr} 和 R_r 分别为介入前的 2.48 倍、2.84 倍和 1.43 倍,可见长期运行过程中 PVC 膜的 R_{irr} 显著增加。

由图 11-16(b)和(c)可见,PVC 复合膜和 PVDF 复合膜在运行期间的 R_F 显著低于 PVC 膜,平均 R_F、R_{irr}、R_r 分别为 $3.29 \times 10^{10}\,\mathrm{m}^{-1}$、$2.42 \times 10^{10}\,\mathrm{m}^{-1}$、$1.01 \times 10^{10}\,\mathrm{m}^{-1}$ 和 $2.42 \times 10^{10}\,\mathrm{m}^{-1}$、$1.76 \times 10^{10}\,\mathrm{m}^{-1}$、$0.66 \times 10^{10}\,\mathrm{m}^{-1}$,与 PVC 膜的 R_F、R_{irr} 和 R_r 相比分别下

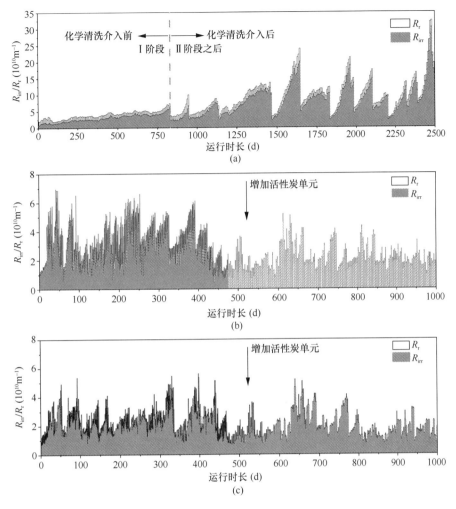

图 11-16　一期工艺长期运行的膜污染阻力变化规律

(a) PVC 膜；(b) PVC 复合膜；(c) PVDF 复合膜

降了 57.22%、64.45%、21.28% 和 86.88%、72.50%、48.72%，说明 PVC 复合膜和 PVDF 复合膜的膜污染更低，过滤稳定性显著提高。其中，PVC 复合膜和 PVDF 复合膜在增加活性炭滤池单元之前的平均 R_F、R_{irr}、R_r 分别为 $3.62 \times 10^{10}\,\mathrm{m}^{-1}$、$2.37 \times 10^{10}\,\mathrm{m}^{-1}$、$1.25 \times 10^{10}\,\mathrm{m}^{-1}$ 和 $2.53 \times 10^{10}\,\mathrm{m}^{-1}$、$1.76 \times 10^{10}\,\mathrm{m}^{-1}$、$0.78 \times 10^{10}\,\mathrm{m}^{-1}$，而增加活性炭滤池单元后的 R_F、R_{irr}、R_r 与增加前的相比分别下降了 34.81%、14.56%、73.21% 和 17.41%、-0.44%、57.78%。可见，一期长流程工艺中增加活性炭滤池单元不仅可有效缓解 PVC 复合膜的 R_r，还能有效缓解 R_{irr}，而对于 PVDF 复合膜仅能部分缓解 R_r，说明一期长流程工艺中增加活性炭滤池单元的缓解膜污染对 PVC 复合膜比 PVDF 复合膜更有效。

2）二期工艺膜污染阻力的变化规律

二期工艺 PVC 膜和 PVC 复合膜长期运行的 R_F 变化规律如图 11-17 所示。如图 11-17 (a) 所示，PVC 膜运行期间的平均 R_F、R_{irr} 和 R_r 分别为 $8.25 \times 10^{10}\,\mathrm{m}^{-1}$、$6.20 \times 10^{10}\,\mathrm{m}^{-1}$

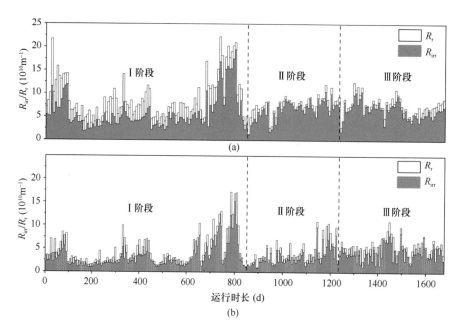

图 11-17 二期工艺中长期运行的膜污染阻力变化规律

（a）PVC 膜；（b）PVC 复合膜

和 $2.05 \times 10^{10} \, m^{-1}$。与一期长流程工艺中的 PVC 膜的相比，二期工艺 PVC 膜的平均 R_F 和 R_r 分别增长 7.42% 和 60.16%，R_{irr} 下降 3.13%，可见二期工艺中 PVC 膜的 R_r 显著增加。Ⅰ、Ⅱ 和Ⅲ阶段 PVC 膜的平均 R_F 分别为 $9.04 \times 10^{10} \, m^{-1}$、$7.60 \times 10^{10} \, m^{-1}$ 和 $7.30 \times 10^{10} \, m^{-1}$，其中，Ⅰ、Ⅱ、Ⅲ 阶段 R_{irr} 和 R_r 的占比分别为 65.34%、88.76%、86.19% 和 34.66%、13.24%、13.81%，可见随运行时间的增加，PVC 膜的 R_{irr} 逐步加重，PVC 膜的 R_r 在Ⅱ阶段因增加的斜管控制了膜前进水的浊度而显著降低，在Ⅲ阶段因维护清洗频率增加使 PVC 膜的 R_{irr} 略有下降。

如图 11-17（b）所示，PVC 复合膜整个运行期间的平均 R_F、R_{irr} 和 R_r 分别为 $4.94 \times 10^{10} \, m^{-1}$、$3.40 \times 10^{10} \, m^{-1}$ 和 $1.54 \times 10^{10} \, m^{-1}$。与工艺中的 PVC 膜相比，PVC 复合膜的平均 R_F、R_{irr} 和 R_r 分别降低 40.12%、45.16% 和 24.88%，而与一期工艺中的 PVC 复合膜相比，二期工艺中 PVC 复合膜的平均 R_F、R_{irr} 和 R_r 分别增长 36.46%、43.56% 和 23.20%，可见二期工艺的膜污染比一期工艺严重，PVC 复合膜比 PVC 膜更适合在二期工艺中使用。PVC 复合膜在Ⅰ、Ⅱ 和Ⅲ阶段的平均 R_F 分别为 $4.85 \times 10^{10} \, m^{-1}$、$4.45 \times 10^{10} \, m^{-1}$、$5.90 \times 10^{10} \, m^{-1}$，其中 R_{irr} 的占比分别为 66.96%、70.11% 和 71.01%，R_r 的占比分别为 33.04%、29.89% 和 28.99%，可见 PVC 复合膜在长期运行中 R_{irr} 和 R_r 的占比无明显变化，说明增加斜管控制膜前进水浊度和增加维护清洗频率并不能缓减 PVC 复合膜的膜污染。

11.3.3 耿井水厂臭氧-活性炭深度处理示范工程

耿井水厂在建厂初期采用了"脉冲澄清池＋双阀滤池"工艺，出厂水浊度为 0.8～

1.5NTU，COD$_{Mn}$ 为 2.5～3.5mg/L，工艺缺乏高效的预氧化手段，处理微污染水体效果很差，混凝澄清效果不好，澄清池出水浊度大于或等于 3NTU，滤池滤料板结，过滤效果差，反冲洗洗净度低，出厂水浊度 0.6～1.2NTU，COD$_{Mn}$2.5～3.5mg/L，三卤甲烷总量为 0.9～1.6，无法满足《生活饮用水卫生标准》GB 5749—2006 对出厂水水质的要求。2007～2010 年，水厂对技术工艺进行改造。工艺改造分为南北两组：南组工艺采用立管式微涡混合器进行混合，絮凝阶段采用小网格折板反应池，在斜管沉淀池中进行絮体沉淀，经 V 型滤池过滤、氯气消毒后蓄存于清水池供用户使用，2007 年 9 月改造完成投产；北组工艺采用机械混合＋折板反应＋斜管沉淀＋助滤＋V 型滤池，2010 年 5 月改造完成投产。

耿井水厂常规处理工艺改造后，水厂出水水质有了较为明显的改善，达到了《生活饮用水卫生标准》GB 5749—2006 常规 42 项指标的要求，其中浊度指标达到 0.5NTU 以下。但是对照《生活饮用水卫生标准》GB 5749—2006 106 项指标的要求，水厂出水仍存在一定的有机污染物等非常规指标超标的风险。因此，在水专项的支持下，科研人员对耿井水厂开展二期技术改造工程的研究与示范。改造工程主要采用的工艺为：臭氧预氧化＋机械搅拌混合＋折板反应池＋斜管沉淀池＋臭氧接触池＋下向流活性炭滤池工艺，总投资7670 万元，2014 年 6 月正式验收运行。

耿井水厂二期技改示范工程工艺流程如图 11-18 所示。

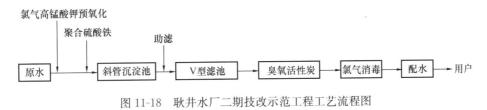

图 11-18　耿井水厂二期技改示范工程工艺流程图

工程建设内容主要包括提升泵房及臭氧接触池、活性炭滤池、臭氧发生器间、鼓风机房及配电间、预臭氧投加系统等。

1）提升泵房及臭氧接触池

后臭氧接触池前设中间提升泵房。提升泵房与臭氧接触池合建，平面尺寸为 28m×20m，规模为 20 万 m³/d。提升泵房内设潜水轴流泵 4 台，3 用 1 备，考虑进水室上下水位变化对流量的影响采用全变频控制，单台流量为 2340～2920m³/h，扬程为 6.5～7.5m；臭氧接触池采用全封闭结构，分为独立两格，有效水深为 6m，接触时间为 13min，接触池分 3 次曝气头曝气接触，三阶段反应，最后经跌落出水，通过管道接至活性炭滤池。曝气头采用微孔曝气，臭氧向上，水流向下，充分接触。接触池内逸出的臭氧经负压收集、热催化剂破坏分解成氧气后排入大气。臭氧接触池采用全封闭结构，分为南北独立两格，有效水深为 7m。接触池采用曝气头曝气接触反应，分 3 点投加，三阶段投加比例为11：5：4。曝气头采用微孔曝气，臭氧向上，水流向下，充分接触。接触池内逸出的臭氧经设置在接触池顶部的尾气破坏器分解成氧气后排入大气。两台尾气破坏器采用 1 用 1 备运行方式。目前主臭氧投加量为 0.5～1.0mg/L。

2）生物活性炭滤池

生物活性炭滤池规模为 20 万 m³/d。采用翻板滤池池型，平面尺寸为 50m×45m，共设 10 格，南北双排布置，单格尺寸为 11m×8m，面积为 88m²。填料层由上而下分别为：活性炭粒径为 8～30 目，厚 2.2m，空床停留时间为 12.1min；下设砂层，有效粒径为 0.6mm，厚度为 0.5m；支承层厚 0.45m，采用 2～4mm、4～8mm、8～16mm 三层砾石，每层 0.15m。目前 10 组炭滤池已全部投运，每天反冲洗两组炭滤池，反冲洗周期为 5d，采用单独气、水冲模式。活性炭吸附池进水阀门为 DN700 气动蝶阀，冲洗时通过大流量气冲和水冲轮流冲洗，需采用增大气水与炭粒之间摩擦提高冲洗净度，气冲阀门为 DN400 气动蝶阀。管廊内设两台水箱补充水泵，流量为 346m³/h，扬程为 15m，功率为 22kW，水箱为 400m³。

3）臭氧发生器

臭氧发生器间、鼓风机房及配电间采用合建布置，规模为 20 万 m³/d。臭氧设计正常加注量为 1mg/L，设备最大加注量为 1.8mg/L。其中前、后臭氧各为 0.5mg/L，臭氧发生器间内设 3 台臭氧发生器，单台 5kg/h，2 用 1 备，必要时设备软备用，即当一台发生故障或检修时通过加大另两台负荷达到臭氧供气量；炭滤反冲洗采用罗茨鼓风机，鼓风机房内设鼓风机和空压机各 2 套，1 用 1 备，单台鼓风机达 5000m³/h，扬程为 6m。用液氧制臭氧，可使处理水中的溶解氧达到超饱和状态，有利于提高后续生物活性炭处理效果。因此本次设计采用以液氧为气源的臭氧发生器，液氧通过外购方式获得，液氧罐向厂家租用。

耿井示范工程水厂进水 pH 在 8.1～9.5 之间，均值为 8.38；浊度在 0.87～20.5NTU 之间，9～11 月浊度较高，但一般不超过 15NTU，12 月至次年 1 月浊度较低，一般不超过 3NTU，具有明显的低温低浊特点。进水氨氮浓度在 0.15～0.3mg/L，均值为 0.18mg/L，COD_{Mn} 浓度在 2.16～6.09mg/L 之间，氨氮、COD_{Mn} 在 12 月～次年 1 月间浓度均较低。

进水硫酸盐浓度在 190～210mg/L 之间，均值为 204mg/L；氯化物在 120～140mg/L 之间，均值为 129mg/L；硝酸盐在 2.4～4.5mg/L 之间，均值为 2.87mg/L；溴离子在 0.18mg/L 左右，硫酸盐、氯化物、溴离子浓度波动不大，硝酸盐在 4 月浓度较高。进水致嗅物质以二甲基异莰醇为主，浓度在 8～57ng/L 之间，藻类总数在 76 万～3500 万个/L，致嗅物质、藻类总数均呈现随着季节温度升高而升高的现象。

1）对浑浊度的去除效果

工程出水浊度变化如图 11-19 所示，进水浊度在一般在 0.87～20.5NTU 之间，均值为 7.6NTU，出水浊度一般在 0.1～0.2NTU 之间，均值为 0.18NTU，平均去除率达 97.6%。

2）对 COD_{Mn} 的去除效果

耿井示范工程进水 COD_{Mn} 在 1.8～3.5mg/L 之间，均值为 2.64mg/L，出水在 0.8～2.0mg/L 之间，均值为 1.34mg/L，平均去除率达 56.4%。进出水 COD_{Mn} 及去除率情况如图 11-20 所示。

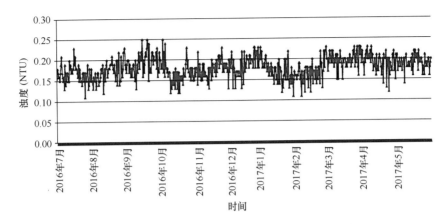

图 11-19 耿井水厂臭氧-活性炭改造后出厂水浊度

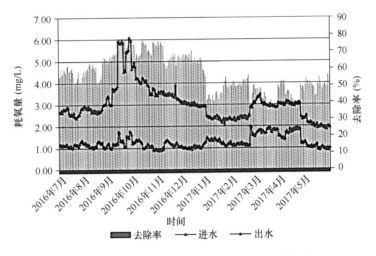

图 11-20 耿井水厂进出水 COD_{Mn} 变化及去除率

11.4 科技成果在全市的推广应用情况

东营市南郊水厂一期示范工程、二期示范工程，分别针对水厂超滤膜工艺改造和新建，开展了从规划、设计、建设及工艺组合的创新性研究与实践。其中，一期工程提出了多种工艺组合模式，并根据引黄水库水的水质特点进行了工艺参数优化和工艺稳定性研究，解决了超滤过程存在的难以截留溶解性有机物和膜污染的技术问题，实现了超滤工艺在大规模水处理工程的应用，并长期稳定运行。二期工程新建水厂的建设过程中，将水厂的混凝、沉淀、过滤等工艺进行组合集成，有效减少土地使用面积，有效解决超滤技术对溶解性污染物去除能力弱等问题，溶解性有机物指示性指标 DOC 和 UV_{254} 的去除率分别可达到32%和34%，有效提升超滤膜的产水效率和产水水质。

目前，受东营南郊水厂规模化超滤膜应用示范影响，山东省内多个城市供水企业开展了水质提升改造，济南东湖水厂、雪山水厂、南康水厂、泰安三合水厂、青岛白沙河水厂、济宁长江水厂、莱山水厂、烟台第三水厂等多家水厂积极选用了超滤膜作为水厂改造核心工艺，总处理规模达到 150 万 m^3/d，推动山东省内的超滤膜规模化工程应用局面。

在东营市对超滤膜处理饮用水开展规模化的示范应用并取得良好成效的基础上，全国各地水厂陆续开始采用国产超滤膜的饮用水深度处理工艺。在水专项后续的支持下，上海青浦水厂、无锡中桥水厂、深圳沙头角水厂、北京郭公庄水厂等一系列大规模的超滤膜示范工程进一步实施。太湖流域、黄河流域、珠江流域、南水北调受水区等重点流域和区域的自来水水厂，分别针对当地水源水质的特点，探索超滤深度处理组合工艺和技术参数，通过超滤膜工艺的应用，实现了供水系统的升级改造。水专项持续 15 年的研究和推广应用，形成了针对不同流域特点、不同水质问题、不同工艺组合的饮用水超滤处理工程成套技术，为各地供水水质提升发挥了重要作用。据不完全统计，截至 2020 年，全国国产超滤膜水厂的应用规模达 1000 万 m^3/d。

11.5 实 施 成 效

2008 年以来，水专项通过研究、集成、示范和应用，创新构建了"东营市城乡统筹供水安全保障技术体系"，全面支撑东营市推进水源地达标建设、双水源工程建设、水厂深度处理工艺优化、二次供水改造和城乡区域供水等重点供水工程的建设实施。东营已基本形成了"水源保护、原水互备、区域覆盖、清水互通、深度处理、预警防控"的饮用水安全保障格局。全市供水水质得到明显改善，有效解决了长期困扰居民用水的嗅味、浑水及口感咸涩等问题。全市水质得到显著提升，其中，浊度长期稳定在 0.1~0.5NTU，COD_{Mn} 稳定在 1.7~2.2mg/L，藻类及总大肠菌群全部去除，菌落总数得到有效控制，土臭素由常态化超标转变为偶尔超标，城市用水安全得到了有效保障，大幅提升了人民群众满意度和幸福感，助力东营市向着建设生态化宜居城市迈进。

11.6 城市供水安全保障未来发展展望

经过十余年的创新实践，东营市水厂已全部实现深度处理，城市供水能力大幅度提升，龙头水水质逐步提高。同时，水厂员工的科学素质和技能水平得到大幅提高，水厂运行管理体制已初步实现现代化。面向新的发展要求，东营市未来城市供水将着力于"双碳"目标实现，由节能减排入手，优化水源-制水-供水系统中存在的较高能耗节点工艺，并充分发挥科技创新引领作用，利用新技术逐步打造低能耗、生态化新型城市供水体系。

在超滤膜供水领域，虽然超滤膜净水技术已经实现跨越式发展，但面向大规模的超滤膜处理工艺，东营市将继续开展实践研究，致力于解决膜污染问题和提升膜通量。同时，面向国产超滤膜产品的应用，开展膜设备的规模化、集成模块化的关键技术研究，研发低成本、高性能的系列化和成套化超滤膜设备，进而完善饮用水行业的超滤膜评价体系及其规范的检测方法。超滤膜水处理工艺技术的发展，需要不断探索和循序渐进，为城镇供水安全提供支撑，继续发挥更大的作用。

参 考 文 献

[1] 邹振裕，黄明珠，罗旺兴，等. 佛山新城水厂 ClO_2 应用优化及消毒副产物控制[J]. 中国给水排水，2018，34(14)：19-22.

[2] 邹振裕，黄明珠，罗永恒，等. 佛山新城浸没式超滤膜水厂设计经验及运行调试实践[J]. 中国给水排水，2016，32(22)：98-102.

[3] 林显增，陆少鸣，刘彦华，等. 地表水源嗅味污染预氧化工艺研究与工程实践[J]. 供水技术，2019，13(06)：14-17.

[4] 杜星，梁恒，瞿芳术，等. PPC 和 PFS 联用去除水源水中 Ti 和 Sb 复合污染[J]. 哈尔滨工业大学学报，2013，45(06)：33-37.

[5] 李庆云，曹国栋，徐廷国，等. 北江流域水质预警体系运行简介[C]. 中国原水论坛专辑，2010：126-128.

[6] 冯硕，张晓健，陈超，等. 炭砂滤池在饮用水处理的研究现状及前景[J]. 中国给水排水，2012，28(4)：16-19.

[7] 冯推平. 生物活性炭滤池在水处理中的应用浅析[J]. 工程技术(引文版)，2016(12)：00011.

[8] 黄文华，蔡广强，张金松，等. 二氧化氯预氧化对三氯乙醛前体物的去除与机制研究[J]. 环境科学学报，2018，38(4)：1514-1520.

[9] 曾植，杨春平. 炭砂滤池与砂滤池处理稳定性微污染地表水对比试验[J]. 工业水处理，2008，28(9)：43-46.

[10] 杨蕊竹，冯硕，张晓健，等. 炭砂滤池的活性炭滤料选型[J]. 中国科技论文在线，2012，5(2)：145-150.

[11] 高伟，王育，许嘉炯，等. 城镇水务 2035 年行业发展规划纲要[M]. 北京：中国建筑工业出版社，2021：23-29.

[12] 贾瑞宝，孙韶华，桂萍，等. 黄河下游地区饮用水安全保障技术研究与综合示范[J]. 给水排水，2012，48(11)：9-12.

[13] 孙韶华，贾瑞宝，张诺，等. 引黄供水地区水质风险评估技术研究与应用[J]. 给水排水，2012，48(11)：13-19.

[14] 桂萍，程小文，蒋艳灵，等. 引黄水库水源系统水质改善技术研究与示范[J]. 给水排水，2012，48(11)：19-26.

[15] 贾瑞宝，宋武昌，刘衍波，等. 高藻引黄水库水常规工艺强化集成技术研究与示范[J]. 给水排水，2012，48(11)：27-33.

[16] 刘文君，杨宏伟，张丽萍，等. 高臭味、高溴离子引黄水库水臭氧——生物活性炭处理技术研究与示范[J]. 给水排水，2012，48(12)：9-14.

[17] 李红卫，董深，吕谋，等. 黄河下游城市供水管网水质保障技术研究与示范[J]. 给水排水，

2012，48(12)：19-24.

[18] 贾瑞宝，邵益生，宋兰合，等. 济南市城市供水水质监测预警系统技术平台[J]. 建设科技，2014，(Z1)：84-85.

[19] 贾瑞宝，孙韶华，马中雨，等. 山东：建立两级城市水质监测平台[J]. 中国建设信息化，2017，(03)：16-19.

[20] 贾瑞宝，孙韶华. 水质监测预警技术创新与能力建设[J]. 给水排水，2019，55(10)：1-5.

[21] 马中雨，贾瑞宝，孙韶华. 城市供水水源水预警监测系统构建及应用研究[J]. 建设科技，2012，(05)：91-93.

[22] 李浩，贾瑞宝，刘衍波. 济南鹊华水厂深度处理改造工程设计及运行分析[J]. 给水排水，2012，48(04)：22-25.

[23] 李浩，贾瑞宝，李世俊. 济南玉清水厂强化常规处理工艺改造设计及运行分析[J]. 中国给水排水，2012，28(14)：90-93.

[24] 李桂芳，姜海英，陈家全，等. 济南某给水管网内壁腐蚀管垢特性及成因分析[J]. 中国给水排水，2015，31(01)：49-51.